Winkel   Vleeming   Meijer

Anatomie in vivo für den Bewegungsapparat

Mit herzlichem Dank an:

Loes Boonstra
Lex Doff
Frans Dijkgraaf
Klazien Flaton
Wim van Heyningen
Dr. Werner Klein
Gert-Jan Klein-Rensink
Edith Klink
Sándor László
Prof. Dr. Han Moll
Dr. Rob Pompe
Dr. Rob Stoeckart
Henk Jan Verkade
Bertie Winkel
Liesbeth Wolffenssperger

Dos Winkel · Andry Vleeming · Onno G. Meijer

Anatomie in vivo
für den Bewegungsapparat

3. Auflage

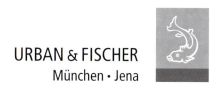

URBAN & FISCHER
München · Jena

Zuschriften und Kritik an:
Urban & Fischer, Lektorat Fachberufe, Karlstraße 45, 80333 München

Übersetzt und bearbeitet nach der 4. holländischen Auflage von
Dr. Wolfgang Vieten, Amsterdam
Titel der Originalausgabe:
Weke delen aandoeningen van het bewegingsapparat
© 1984 by Bohn, Scheltema & Holkema/Andry Vleeming, Dos Winkel

Bibliografische Information Der Deutschen Bibliothek
Die Deutsche Bibliothek verzeichnet diese Publikation in der Deutschen Nationalbibliografie; detaillierte bibliografische Daten sind im Internet über http://dnb.ddb.de abrufbar.

Alle Rechte vorbehalten
1. Auflage 1985
3. Auflage 2004
© Elsevier GmbH, München
Der Urban & Fischer Verlag ist ein Imprint der Elsevier GmbH.

04   05   06   07   08   5   4   3   2   1

Das Werk einschließlich aller seiner Teile ist urheberrechtlich geschützt. Jede Verwertung außerhalb der engen Grenzen des Urheberrechtsgesetzes ist ohne Zustimmung des Verlages unzulässig und strafbar. Das gilt insbesondere für Vervielfältigungen, Übersetzungen, Mikroverfilmungen und die Einspeicherung und Verarbeitung in elektronischen Systemen.

Lektorat: Esther Klare, München
Herstellung: Hildegard Graf, München
Zeichnungen: Dos Winkel und Wouter van Oudenalder
Fotografien: Lex Doff, Sándor László und Hans Knopper
Umschlaggestaltung: Spiesz Design, Neu-Ulm
Satz: abc.Mediaservice, Buchloe
Druck und Bindung: Stürtz, Würzburg

Printed in Germany
ISBN 3-437-45676-8

Aktuelle Informationen finden Sie im Internet unter
http://www.elsevier.com und http://www.urbanfischer.de

Geleitwort zur 1. deutschen Auflage

Das vorliegende Werk wird das erste seiner Art als «Anatomie in vivo» auf dem Weltmarkt sein.

Das Werk basiert auf der großen Erfahrung der Autoren, deren Hobby die Anatomie ist.

Jede der überhaupt erreichbaren Strukturen des Bewegungs- und Haltungsapparates ist genau beschrieben.

Der Autor Dos Winkel ist ein anerkannt hervorragender Lehrer in angewandter Anatomie der Orthopädischen Medizin.

Seitens der Ärzteschaft aller Fachrichtungen und aller Physiotherapeuten besteht ein großes Interesse an diesem didaktisch hervorragenden Werk. Damit ist eine Lücke in unserer Ausbildung ausgefüllt worden, die ein halbes Jahrhundert bestand und die Ursache war für Missverständnisse, Hilflosigkeit und Fehldiagnosen.

Es war nicht schwer, einen hervorragenden Verlag für dieses beachtenswerte Werk zu begeistern.

OMR Dr. med. Peter Hirschfeld
ehemaliger Chefarzt der Abteilung für Physiotherapie
Zentral-Krankenhaus, Bremen

Hinweise für den Leser

Unterricht in der Anatomie ist ein wesentlicher Bestandteil der medizinischen und paramedizinischen Berufsausbildungen. Überall strebt man in den Lehrgängen nach einer besseren Integration der Basisfächer. Dieses Lehrbuch der «Anatomie in vivo» übernimmt den Versuch, eine Brücke zu schlagen zwischen der scheinbar «toten» Kenntnis der Morphologie (vor allem des Bewegungsapparates) und der notwendigen Geschicklichkeit bei der Ausführung der allgemeinen Körperuntersuchung (wiederum des Bewegungsapparates) beim gesunden und kranken Menschen. Wir haben uns für die Lösung entschieden, die der Praxis am nächsten kommt, und beschränken uns ausschließlich auf die Teile der deskriptiven und topographischen Anatomie, von denen man bei der körperlichen Untersuchung des Bewegungsapparates Gebrauch machen sollte.
Aus den kulturphilosophisch getönten Betrachtungen am Beginn des Buches möge deutlich werden, warum Unterricht in der Anatomie in vivo so lange Zeit ein Stiefkind der medizinischen und paramedizinischen Ausbildungen geblieben ist.

Teil eins (Kapitel 1, 2 und 3) enthält eine Einführung in die Begriffswelt der Anatomie in vivo und vermittelt die notwendige Grunderfahrung zum Ausführen diagnostischer Handlungen. Wir möchten dem Benutzer dieses Buches nachdrücklich empfehlen, erst Teil eins ganz durchzuarbeiten; denn nur durch systematische Übung kann man sich die zur Untersuchung der verschiedenen Teile des Bewegungsapparates so unerlässliche Geschicklichkeit zu eigen machen. Man sollte Teil eins darum auch nicht als Lesetext, sondern als Übungsanleitung auffassen.

Teil zwei (Kapitel 4, 5, und 6) enthält eine ausführliche Beschreibung des Gebietes von Schulter, Arm und Hand.

Teil drei (Kapitel 7, 8, und 9) beschreibt ebenso ausführlich die Becken-, Bein und Fußregion.

Teil vier (Kapitel 10, 11 und 12) behandelt etwas weniger ausführlich die Gebiete von Rumpf, Hals und Kopf.

Die Teile zwei bis vier können in beliebiger Reihenfolge gelesen werden. Der Stoff eines jeden Teiles ist in sich abgerundet, auch wenn hier und da auf andere Abschnitte verwiesen wird. Wir empfehlen jedoch, innerhalb eines jeden Teiles der vorgegebenen Route zu folgen, d.h. mit der Orientierung anzufangen, gefolgt von Funktionsprüfung und detaillierter Palpation. Von entscheidender Bedeutung ist, dass man bereits beim Durchnehmen dieser drei Teile übt. Man sollte dies sowohl bei anderen tun als auch bei sich selbst tun lassen.
Gerade durch die Untersuchung am eigenen Leibe erfährt man lernenderweise, welche Handlungen richtig und welche falsch sind.
Das Lehrbuch «Anatomie in vivo» ist ein Buch im Werden. Als wir damit anfingen, gab es in unserem Land auf diesem Gebiet noch nicht die geringste Lehrbuchtradition. Wir stehen jederzeit für die kritischen Anmerkungen unserer Leser zur Verfügung.

Die Autoren

Inhalt

Bei lebendigem Leibe	1
Betrachtungen über die Anatomie in vivo	*1*

Teil I
Einleitung   5

1. Untersuchung des lebendigen Körpers   7
A. *Einleitung und Übersicht*   *7*
B. *Methodologische Erwägungen*   *8*
    Messen und Klassifizieren   8
    Genauigkeit   9
        Übereinstimmungsgrad   10
        Standard-Messfehler   10
        Korrelationskoeffizient   10
    Gültigkeit (Validität)   11
C. *Inspektion*   *12*
D. *Palpation*   *13*
E. *Funktionsprüfung*   *14*
F. *Einige anthropometrische Maße*   *18*
    Körperlänge   19
    Beinlänge   20
    Hautfalten   21
    Gewicht   24
    Verschiedene Maße   24
G. *Die Routineuntersuchung des Bewegungsapparates*   *26*

2. Praktische Ausführung der allgemeinen Inspektion und Funktionsprüfung   27
A. *Allgemeineindruck*   *27*
B. *Ausgangssituation*   *28*
C. *Allgemeine Inspektion*   *28*
   1. Die Allgemeinen Körperkonturen   28
      Inspektion von ventral   29
      Inspektion von dorsal   29
      Inspektion von lateral   32
   2. Die Haut   32
   3. Regionale Orientierung   32
D. *Allgemeine Funktionsprüfung*   *34*
E. *Spezielle Funktionsprüfung*   *34*

3. Praktische Durchführung der speziellen Inspektion und Palpation   37
A. *Spezielle Inspektion in Ruhe*   *37*
B. *Ausgangssituation bei Palpation*   *37*
C. *Praktische Durchführung der Palpation in Ruhe*   *38*
D. *Spezielle Inspektion bei Bewegung (oder Anspannung)*   *41*
E. *Spezielle Palpation bei Bewegung (oder Anspannung)*   *41*

Teil II
Das Gebiet von Schulter, Arm und Hand   43

4. Inspektion und Funktionsuntersuchung von Schultergürtel und Arm   45
  Allgemeine Inspektion von Schultergürtel und Arm   45
   Inspektion in Ruhe   45
   Inspektion bei Bewegung   46
  Funktionsprüfung des Schultergürtels – Schema   47
  Funktionsprüfung des Schultergürtels – Wesentliche Tests   48
   Schultergürtel – Aktive Bewegungen   48
  Funktionsprüfung des Schultergürtels/Art. scapulohumeralis – Schema   50
  Prüfung der oberen Thoraxapertur – Schema   50
   Schultergürtel / Articulatio scapulohumeralis – Aktive Bewegungen   51
   Schultergürtel / Articulatio scapulohumeralis – Passive Bewegungen   52
   Schulter – Widerstandstests   54
  Funktionsprüfung des Ellenbogens – Schema   56
  Funktionsprüfung des Ellenbogens – Wesentliche Tests   57
   Ellenbogen – Passive Bewegungen   57
   Ellenbogen – Widerstandstests   59
  Funktionsprüfung des distalen Radioulnargelenks – Schema   61
  Funktionsprüfung des distalen Radioulnargelenks – Wesentliche Tests   62
   Distales Radioulnargelenk – Passive Bewegungen   62
  Funktionsprüfung des Handgelenks – Schema   63
  Funktionsprüfung des Handgelenks – Wesentliche Tests   64
   Handgelenk – Passive Bewegungen   64
   Handgelenk – Widerstandstests   66
  Funktionsprüfung der Articulatio carpometacarpea pollicis – Schema   67
  Funktionsprüfung der Articulatio carpometacarpea pollicis   68
   Articulatio carpometacarpea pollicis – Passive Bewegungen   68
   Articulatio carpometacarpea pollicis – Widerstandstests   68
  Funktionsprüfung der Finger – Schema   70
  Funktionsprüfung der Finger – Wesentliche Tests   71
   Die Finger – Passive Bewegungen   71
   Die Finger – Widerstandstests   73

5. Palpation von Schultergürtel und Arm   75
  Palpation von Schulterregion, Arm und Hand   75
  Schulterregion: Palpation der Knochen- und Bandstrukturen   76
   Ausgangsstellung: Sitzend   76
    Articulatio sternoclavicularis   76
    Klavikula   77
    Processus coracoideus   77
    Ligamenta coracoclavicularia   78
    Articulatio acromioclavicularis   78
    Ligamentum coracoacromiale   78
    Akromion   79
     Schnelle und systematische Palpation von Akromioklavikulargelenk, Processus coracoideus, Ligamenta coracoclavicularia, Tuberculum minus, Sulcus intertubercularis und Tuberculum majus   79
    Skapula   86
     Margo vertebralis und Angulus inferior   86
     Angulus superior und Margo superior   87
     Margo lateralis   87

Spina scapulae	87
Ventral gelegene palpable Skapulateile	88
Palpation von Muskeln und anderen Weichteilen im Gebiet der Schulter	*88*
M. sternocleidomastoideus	89
Topographie der Skalenuslücken	90
M. trapezius	92
Auskultatorisches Dreieck	92
M. rhomboideus	94
M. serratus anterior	94
M. pectoralis major	95
M. pectoralis minor	97
M. latissimus dorsi	97
M. teres major	98
M. deltoideus	99
M. subscapularis	100
M. supraspinatus	101
M. infraspinatus und M. teres minor	102
Palpationsschema der knöchernen Insertion des M. infraspinatus, links	103
Topographie der Achselhöhle	106
Palpation von Muskeln und anderen Weichteilen des Oberarmes	*107*
M. biceps brachii	107
M. brachialis	110
M. coracobrachialis	110
M. triceps brachii	110
M. anconeus	112
Sulcus bicipitalis medialis	112
Sulcus bicipitalis lateralis	112
Ellenbogenregion: Palpation der Knochen- und Bandstrukturen	*113*
Articulatio cubiti	113
Caput radii	113
Palpation der Muskeln an der dorsoradialen Seite des Unterarmes	*114*
M. brachioradialis	114
M. supinator	115
M. extensor carpi radialis longus	115
M. extensor carpi radialis brevis	115
M. extensor digitorum communis	116
M. extensor digiti minimi	117
M. extensor carpi ulnaris	117
Mm. abductor pollicis longus und extensor pollicis brevis	118
M. extensor pollicis longus	118
Palpation der Flexoren am Unterarm	*118*
Fossa cubiti	118
M. pronator teres	118
M. flexor carpi radialis	118
M. palmaris longus	119
M. flexor carpi ulnaris	120
M. flexor digitorum superficialis	120
M. flexor digitorum profundus	120
M. flexor pollicis longus	121
Handgelenksregion: Palpation der knöchernen Strukturen	*121*
Lokalisation der Karpalia an der dorsalen Seite des Handgelenks	*122*
Proximale Begrenzung	122
Processus styloideus ulnae	122
Processus styloideus radii	123
Listersches Tuberkulum	124

Distale Begrenzung ... 125
    Tuberculum ossis metacarpalis III ... 125
    Proximales Ende des Os metacarpale I ... 125
    Proximales Ende des Os metacarpale V ... 125
    Palpation in der Tabatière (Fovea radialis) ... 129
    Os scaphoideum ... 130
    Os lunatum ... 131
    Os triquetrum ... 131
    Os trapezium und Os trapezoideum ... 131
    Os capitatum ... 131
    Os hamatum ... 131

Lokalisation der Karpalia an der volaren Seite des Handgelenks ... *133*
    Tuberculum ossis scaphoidei ... 133
    Os pisiforme ... 133
    Hamulus ossis hamati ... 134
    Tuberculum ossis trapezii ... 134

Palpation von Muskeln und anderen Weichteilen
an der volaren Seite des Handgelenks ... *134*
    Der Karpaltunnel ... 134

Palpation von Muskeln und anderen Weichteilen
an der dorsalen Seite des Handgelenks ... *134*
    Die dorsalen Sehnenfächer ... 135
    Fach I ... 135
    Fach II ... 136
    Fach III ... 137
    Fach IV ... 137
    Fach V ... 137
    Fach VI ... 137

Palpation der Knochen- und Bandstrukturen der Hand ... *137*
    Untersuchung am sitzenden Patienten ... 137
        Ossa metacarpalia ... 138
        Aponeurosis palmaris ... 139
        Articulationes metacarpophalangeae ... 139
        Phalangen und interphalangeale Gelenke ... 140

Palpation von Muskeln und anderen Weichteilen der Hand ... *141*
    Untersuchung am sitzenden Patienten ... 141
        Sehnen der Mm. flexor digitorum superficialis und profundus ... 141
        Thenarmuskeln ... 142
        Hypothenarmuskeln ... 142
        Sehnen des M. extensor digitorum ... 142
        Mm. interossei dorsales ... 143
        A. radialis ... 143
        A. ulnaris ... 143
        N. radialis ... 144
        N. ulnaris ... 144
        Hautvenen ... 144

6. Schematische Topographie der Gefäß- und Nervenbahnen des Armes — 145

Plexus brachialis — *145*
- N. radialis — 148
- N. medianus — 150
- N. musculocutaneus — 152
- N. ulnaris — 154

Arterien der oberen Extremität — *157*
- A. brachialis — 158
- A. radialis — 158
- A. ulnaris — 158

Venen der oberen Extremität — *161*
- V. cephalica — 162
- V. basilica — 162
- V. mediana cubiti — 162

Teil III
Das Gebiet von Becken, Bein und Fuß — 165

7. Inspektion und Funktionsuntersuchung der Becken-, Bein- und Fußregion — 167

Allgemeine Inspektion von Becken, Bein und Fuß — *167*
Orientierungslinien im Beckengebiet — *168*
- Arteria femoralis — 168
- Vena und Arteria glutea superior und Nervus gluteus superior — 168
- Vena und Arteria glutea inferior und Nervus gluteus inferior — 168
- M. piriformis — 169
- N. ischiadicus — 169
- Roser-Nélaton-Linie — 170
- Bryant-Dreieck — 171
- Schoenmaker-Linien — 172

Funktionsprüfung der Hüfte – Schema — *173*
Funktionsprüfung der Hüfte – Wesentliche Tests — *174*
- Hüfte – Passive Bewegungen in Rückenlage — 174
- Hüfte – Widerstandstests in Rückenlage — 176
- Hüfte – Passive Bewegungen in Bauchlage — 177
- Hüfte – Widerstandstests in Bauchlage — 178

Funktionsprüfung des Knies – Schema — *179*
Funktionsprüfung des Knies – Wesentliche Tests — *180*
- Knie – Passive Bewegungen — 180
- Knie – Passive Bewegungen — 182
- Knie – Widerstandstests — 184

Funktionsprüfung des Sprunggelenks und des Fußes – Schema — *185*
- Oberes Sprunggelenk — 185
- Kollateralligamente — 185
- Unteres Sprunggelenk — 185
- Midtarsalgelenk — 186
- Der Fuß im Allgemeinen — 186
- Grundgelenk der Großzehe — 186

Funktionsprüfung des Sprunggelenks und des Fußes – Wesentliche Tests — *187*
- Oberes Sprunggelenk (Articulatio talocruralis) – Passive Bewegungen — 188
- Prüfung der Kollateralligamente (Seitenbänder) — 189
- Unteres Sprunggelenk (Articulatio talocalcaneonavicularis) – Passive Bewegungen — 190

Midtarsalgelenk (Articulationes calcaneocuboidea und talonavicularis) – Passive Bewegungen	191
Der Fuß im Allgemeinen – Widerstandstests	192
Großzehengelenk (Articulatio metatarsophalangea I) – Passive Bewegungen	193

8. Palpation der Becken-, Bein- und Fußregion — 195

Beckenregion: Palpation der Knochen- und Bandstrukturen — *195*

Ausgangshaltung: Rücken-, Bauch- oder Seitenlage — 195

Spina iliaca anterior superior	195
Spina iliaca anterior inferior	195
Tuberculum pubicum	195
Ligamentum inguinale	197
Tuberkulum der Crista iliaca	198
Crista iliaca	198
Spina iliaca posterior superior	198
Os sacrum	199
Os coccygis	199
Articulatio sacroiliaca (Iliosakralfuge)	200
Tuber ischiadicum	200
Lig. sacrotuberale	200
Trochanter minor	200
Trochanter major	200

Palpation von Muskeln und anderen Weichteilen im Gebiet von Becken und Oberschenkel — *201*

M. sartorius	201
Trigonum femorale laterale	202
Ursprung des M. rectus femoris	202
M. tensor fasciae latae und Tractus iliotibialis	203
M. gluteus medius	204
M. adductor longus	205
M. gracilis	206
M. adductor magnus	206
Trigonum femorale mediale (Scarpa-Dreieck)	207
Kraniale Begrenzung	207
Mediale und laterale Begrenzung	207
Lacuna vasorum	207
Arteria, Vena und Nervus femoralis	208
Die inguinalen Lymphknoten	209
V. saphena magna	209
Canalis adductorius	209
M. iliopsoas und M. pectineus	209
M. gluteus maximus	210
Bursae	210
Die hinteren Oberschenkelmuskeln	210
M. semitendinosus	210
M. semimembranosus	210
M. biceps femoris	211
M. quadriceps femoris	212
M. rectus femoris	213
M. vastus medialis (und M. vastus medialis obliquus)	213
M. vastus lateralis	213

Palpation der Knochenstrukturen und Weichteile der Knieregion — *213*

Knie – Vorderseite — *214*

Ausgangshaltung	214
Patella	214
Ligamentum patellae	216
Tuberositas tibiae	217
Bursae infrapatellares	218
Sehne des M. quadriceps	218
Retinaculum patellae laterale und Retinaculum patellae mediale	218
Die interkondyläre Patellagrube	218
Knie – Innenseite	*218*
Ausgangshaltung: Sitzend, Knie in 90°-Flexion, hängender Unterschenkel	218
Medialer Gelenkspalt	218
Medialer Meniskus	219
Medialer Femurkondylus	219
Mediales Tibiaplateau	220
Ligamentum collaterale tibiale	220
Mediale Muskulatur	220
Pes anserinus superficialis	220
Knie – Außenseite	*221*
Ausgangshaltung: Sitzend, Knie in 90°-Flexion, hängender Unterschenkel	221
Lateraler Gelenkspalt	221
Lateraler Femurkondylus	221
Lateraler Meniskus (Außenmeniskus)	223
Sehne des M. biceps femoris	223
Caput fibulae	223
Ligamentum collaterale fibulare	223
Laterales Tibiaplateau	223
Tractus iliotibialis	223
N. peroneus communis	224
Knie – Rückseite	*225*
Ausgangshaltung: Bauchlage	225
Fossa poplitea	225
Systematische Palpation der Fossa poplitea	227
M. gastrocnemius	230
N. tibialis	231
Arteria und Vena poplitea	231
Vena saphena parva	233
Palpation des Unterschenkels	*233*
Ausgangshaltung bei Untersuchung der Vorderseite: Sitzend	
Ausgangshaltung bei Untersuchung der Rückseite: Stehend oder Bauchlage	233
Tibia	233
Fibula	233
Streckergruppe (Extensorenloge)	233
M. tibialis anterior	234
M. extensor hallucis longus	235
M. extensor digitorum longus	235
Peroneusgruppe	235
M. peroneus longus	235
M. peroneus brevis	237
Oberflächliche Beuger	237
M. gastrocnemius	237

M. soleus	237
Achillessehne	237
Tiefe Beuger	240
M. tibialis posterior	240
M. flexor hallucis longus	240
Arteria tibialis posterior	240
Nervus tibialis	241
Vena saphena parva und magna	241
Palpation der Knöchel- und Fußregion	*241*
Die wichtigsten palpablen Strukturen der Knöchel- und Fußregion	*241*
Orientierung – Innenseite	*242*
Ausgangshaltung: Sitzend.	
Der Untersucher sitzt auf einem niedrigen Hocker	242
Malleolus medialis	242
Sustentaculum tali	243
Tuberositas ossis navicularis	244
Articulatio tarsometatarsea I	244
Systematische Palpation – Innenseite	*245*
Hallux	245
Os metatarsale I	245
Os cuneiforme mediale	245
Os naviculare	246
Talus	246
Kalkaneus	247
Ligamentum calcaneonaviculare plantare	247
Ligamentum deltoideum	247
Mediales Retinakulum	248
Orientierung – Außenseite	*248*
Ausgangshaltung: Sitzend.	
Der Untersucher sitzt auf einem niedrigen Hocker	248
Malleolus lateralis	248
Trochlea peronealis	249
Processus lateralis tali	249
Tuberositas ossis metatarsalis V	249
Systematische Palpation – Außenseite	*250*
Kleine Zehe	250
Os metatarsale V	250
Os cuboideum	250
Talus	252
Kalkaneus	252
Sinus tarsi	252
M. abductor digiti minimi	252
Laterale Knöchelbänder	253
Laterales Retinakulum	253
Orientierung – Fußrücken	*253*
Ausgangshaltung: Sitzend.	
Der Untersucher sitzt auf einem niedrigen Hocker	253
Lisfranc-Gelenklinie	253
Chopart-Gelenklinie	253
Systematische Palpation – Fußrücken	*253*
Metatarsalia	253
Kuneiformia	254
Os naviculare	254

Talus	255
Os cuboideum	255
M. extensor digitorum brevis	255
M. extensor hallucis brevis	256
Dorsale Retinakula	256
A. dorsalis pedis	257
N. peroneus superficialis	257
N. peroneus profundus	258
N. saphenus	258
V. saphena magna	259
Knöchel und Fuß – Fußsohle	*259*
Ausgangshaltung: Bauchlage oder stehend mit gebeugtem Knie	259
Tuber calcanei	259
Metatarsalköpfchen (Capita ossium metatarsalium)	259
Die Sesambeinchen des M. flexor hallucis longus	259
Aponeurosis plantaris	259
9. Schematische Topographie der Gefäß- und Nervenstrukturen des Beines	**260**
Innervation der unteren Extremität	*260*
Nerven der unteren Extremität	262
N. ischiadicus	262
N. femoralis	264
N. saphenus	265
Arterien der unteren Extremität	*265*
A. femoralis	266
Venen der unteren Extremität	*267*
V. saphena magna	268
V. saphena parva	268

Teil IV
Das Gebiet von Kopf, Hals und Rumpf 271

10. Inspektion und Funktionsuntersuchung von Kopf, Hals und Rumpf	**273**
Allgemeine Inspektion von Kopf, Hals und Rumpf	*273*
Ausgangshaltung: Sitzend oder Bauchlage	273
Inspektion – Rückseite	273
Petit-Dreieck	275
Michaelis-Raute	275
Inspektion – Perineum	275
Inspektion – ventral	276
Funktionsprüfung von Kopf, Hals und Rumpf	*279*
Mimische Muskulatur	279
Articulatio temporomandibularis	279
Os hyoideum/Schluckakt	280
Thorax	280
Funktionsprüfung der Halswirbelsäule – Schema	*281*
Funktionsprüfung der Wirbelsäule – Wesentliche Tests	*282*
Halswirbelsäule – Aktive Bewegungen	282
Halswirbelsäule – Passive Bewegungen	283
Halswirbelsäule – Widerstandstests	284
Funktionsprüfung der Brust- und Lendenwirbelsäule – Schema	*286*

Funktionsprüfung der Brust- und Lendenwirbelsäule – Wesentliche Tests   *287*
    Brust- und Lendenwirbelsäule – Aktive Bewegungen   287
    Brust- und Lendenwirbelsäule – Widerstandstests   289
    Brust- und Lendenwirbelsäule – Passive Bewegungen   289
    Brust- und Lendenwirbelsäule – Fortsetzung Widerstandstests   290
    Ergänzende Tests   290

11. Palpation von Kopf, Hals und Rumpf   293

Palpation der Strukturen am Hinterkopf   *293*
    Ausgangshaltung: Sitzend.
    Der Untersucher sitzt hinter der Versuchsperson   293
        Protuberantia occipitalis externa   293
        Processus mastoideus   294
        Arteria und Vena occipitalis und Nervus occipitalis major   294
Palpation der Strukturen des Nackens   *294*
    Ausgangshaltung: Sitzend.
    Der Untersucher sitzt hinter der Versuchsperson   294
        Processus spinosi (Dornfortsätze)   294
        Processus transversi (Querfortsätze)   295
        M. splenius capitis   295
        M. semispinalis capitis   296
        M. levator scapulae   296
Palpation der Rückenstrukturen   *296*
    Ausgangshaltung: Stehend oder in Seitenlage mit maximal
    gebeugter Hüfte und Kinn auf der Brust   296
        Processus spinosi (Dornfortsätze)   296
        Processus transversi (Querfortsätze)   297
        Fascia thoracolumbalis   298
        M. erector spinae   298
Palpation der perinealen Strukturen   *300*
    Ausgangshaltung: Kniend oder in Seitenlage/Bauchlage mit
    angezogenen Beinen   300
        Regio analis   300
        Regio urogenitalis   300
Palpation der Bauchwand und der Bauchorgane   *300*
    Ausgangshaltung: Rückenlage   300
        M. rectus abdominis   301
        M. obliquus externus abdominis   301
        M. obliquus internus abdominis   302
        Canalis inguinalis (Leistenkanal)   303
Projektion der Organe des Bauchraums   *304*
    Colon ascendens   304
    Colon sigmoideum   306
    Aorta abdominalis   306
    Nieren   306
    Leber   307
    Milz   307
Palpation der thorakalen Strukturen   *307*
    Ausgangshaltung: Rückenlage   307
        Sternum   307
        Rippen   308
        Mammae   308
        Ictus cordis (Herzspitzenstoß)   308

Palpation der Strukturen im Halsgebiet *309*
   Ausgangshaltung: Sitzend oder Rückenlage 309
      Platysma 309
      Os hyoideum 309
      Trachea 309
      Larynx 309
      Glandula thyreoidea 309
      Tuberculum caroticum 311
      Gefäß-Nerven-Strang 311
      Skalenuslücken 311
      Punctum nervosum 311
      V. jugularis externa 311
      M. omohyoideus 312

Palpation der Strukturen am Kopf *313*
   Ausgangshaltung: Rückenlage 313
      Mandibula 313
      Processus transversus atlantis 313
      Articulatio temporomandibularis 313
      Glandula submandibularis 313
      A. facialis 313
      Glandula parotis 313
      Arcus zygomaticus 314
      M. masseter 314
      Mm. pterygoidei 314
      M. temporalis 314
      A. temporalis superficialis 314
      N. trigeminus 315
      N. facialis 316
      Cavum oris 316
      Regio orbitalis 316

12. Schematische Topographie der Gefäß- und Nervenstrukturen im Gebiet von Kopf, Hals und Rumpf 317

Hirnnerven *317*
Plexus cervicalis *318*
Dorsale Rückenmarksäste *319*
Ventrale Rückenmarksäste im Rumpfgebiet *319*
Arterielle Durchblutung *319*
   Aorta thoracica 319
   Arteriae carotides 320
   Aorta abdominalis 321
Venöse Durchblutung *321*

Literatur 323

Personen- und Sachregister 325

Bei lebendigem Leibe

Betrachtungen über die Anatomie in vivo

Im frühen Mittelalter war der Körper ein ganz und gar öffentliches Phänomen, der Körper und alle seine Funktionen waren deutlich sichtbar vorhanden. Menschen saßen unter freiem Himmel zusammen und flöhten und entlausten sich. In den Esssälen der Burgen urinierte man in der Zimmerecke, draußen im Freien wurde sichtbar der Stuhlgang verrichtet. Man liebte sich in Gegenwart anderer, Barbiere operierten, umdrängt von fasziniertem Zuschauern, Blasensteine – der Körper war damals mit einem Wort: Etwas ganz Gewöhnliches.

Dies veränderte sich schätzungsweise ab dem Jahre 1000, aber ganz sicher seit der Entstehung der Städte. In den Schlössern kommt Besteck auf den Tisch, die Speisen werden nicht mehr mit den Händen angefasst, sondern nur noch mit Instrumenten. Erst noch reinigt man seine Hände an den langen Haaren eines im Esszimmer herumstreunenden Hündchens, aber nach und nach erscheint die Serviette auf dem Tisch. Schnäuzte man sich früher in die Hand oder möglicherweise in den herabhängenden Teil der Tischdecke, so erscheint plötzlich an den Tafeln der Allerreichsten das Schnupftuch, ein Anfasser für die Nase, ursprünglich eines für die ganze Tischrunde, immer für den, der es gerade brauchte, später ein immer privaterer Gegenstand und schließlich das Taschentuch als persönliches Eigentum – es wurde unschicklich, den eigenen Körper zu berühren.

In der Renaissance erscheinen Handbücher über gutes Benehmen, die klar und deutlich feststellen, dass man sich in der Öffentlichkeit nicht kratzen darf und dass jemand, der nicht umhin kann, sich in die Hand zu schnäuzen, seinen Rotz schnellstens auf dem Boden zu zertreten hätte, und zwar so, dass niemand es sehe. Das Urinieren wurde aus den Esssälen verbannt, fand anfänglich noch statt im Gang hinter dem Esssaal, geriet jedoch immer mehr in die Verborgenheit. Für den Stuhlgang konstruierte man separate Aborte, erst für mehrere Personen, schließlich für den Einzelnen. Auf diese zog man sich zurück und verriegelte die Tür. Auch die Liebe verschwand innerhalb weniger Jahrhunderte aus dem Blickfeld. So weit selbst, dass man im achtzehnten Jahrhundert plötzlich entdecken musste, dass die Kinder nicht mehr wussten, wie dies so vor sich ging. Zum ersten Mal mussten Kinder aufgeklärt werden – die Scham war geboren.

Scham erfährt man bei etwas Unerwünschtem, bei etwas, das man bedauert. Es scheint, als ob der Europäer seit der Renaissance beim Betrachten des Körpers Bedauern empfindet. Man weiß sich keinen Rat mehr mit dem normalen Körper, und so werden neue Körper «entworfen», gerade als ob man den normalen verdrängen wollte. Zunächst der Körper als Ding, ein Gegenstand, aus der Ferne betrachtet, der Körper, der von Vesalius in seinem «*De humani corporis fabrica*» (1543) abgebildet wird: Eine tote Anhäufung von Organen, schließlich gar eine Maschine. «Der menschliche Körper ist eine Maschine, die ihre Feder selbst aufzieht, das lebende Beispiel des Perpetuum mobile», sagt Lamettrie im Jahre 1748. Dann jedoch der Körper als Subjekt, als «Ich»: Mein Körper, der eigentlich gar nicht mein Körper sein darf, er ist mein Denken, meine Erfahrung, mein Intellekt, ein Körper, der von Descartes zum «Denkding» verunstaltet werden sollte, ohne Konturen, Rotz und natürliche Bedürfnisse, ein Körper, der von Körperlichkeit nichts wissen will, ein «Ich», das sich seines normalen Körpers schämt.

Die Scham findet ihren Höhepunkt im neunzehnten Jahrhundert. Frauenbeine verbargen sich unter langen Röcken, die Sexualität verschwand offensichtlich endgültig unter der Bettdecke. Es wurde nicht mehr öffentlich über den Körper gesprochen, und künstlerische Abbildungen zeigen uns einen idealisierten Körper, einen, den es nie gegeben hat, den es nicht geben kann. Und doch müssen wir annehmen, dass auch der Mensch des neunzehnten Jahrhunderts über einen «normalen menschlichen Körper verfügte, natürliche Bedürfnisse hatte und die Liebe betrieb; denn der zum Körper geschaffene Abstand ist de facto ein unmöglicher, ein schizophrener Abstand. Einerseits die Einsicht, dass Menschsein auch Körpersein ist, eine Verkörperung, bei der der Körper immer ganz nah ist, nicht wegzudenken. Andererseits der krampfhafte Versuch, den Körper zu verdrängen, das immer wieder aufgefrischte Postulat von der Betrachtung des Körpers aus der Entfernung, dass er fern sein müsse, dass er womöglich gar verschwiegen werden könne.

Die Medizin ist die Wissenschaft, die sich mit dem Körpersein des Menschen beschäftigt, und daher musste es so kommen, dass der Verlust der normalen menschlichen Körperlichkeit seine Spuren in der Medizin hinterließ. Die oben umrissene Entwicklung hat für den Werdegang der Medizin zwei Konsequenzen, erstens:

Der Körper war zum Ding geworden, und auch der Medikus hatte gelernt, den Körper des Patienten als Ding zu sehen und zu behandeln. Der Körper des Patienten wurde eine interessante anatomische Abweichung, die zufällig in einen Mitmenschen verpackt war, dies jedoch nur nebenbei. Hieraus ergibt sich die zweite Konsequenz, und zwar für den Träger eines solchen Körper-Dings, das Objekt der Untersuchung: Für den Patienten war die Untersuchung unangenehm, sie konfrontierte mit der Scham und machte einem bewusst, dass man einen Körper hatte, etwas, wofür eigentlich kein Platz mehr war. Die Autorität des Arztes musste her, um den Patienten sich entblößen, sich erniedrigen zu lassen. Und vor allem der Arzt selbst war es, der sich nicht auf ähnliche Weise zum Objekt machen lassen wollte, der die Untersuchung des eigenen Körpers verweigerte. Selten haben Medizinstudenten am eigenen Körper Unterricht erhalten oder Erfahrung gewonnen am Körper von Kommilitonen. Der Unterricht fand statt an der Leiche, dem deutlichen Körper-Ding des Toten, im Anatomischen Institut. Und das hatte zu genügen.

Mit bemerkenswerter Hartnäckigkeit schießt die Medizin immer wieder über ihr eigenes Ziel hinaus. Hippokrates, der als Begründer der westlichen Medizin gesehen wird, mag dann davon ausgegangen sein, dass es um den individuellen Kranken ging und nicht um die Krankheit im Allgemeinen. Und doch artete die Medizin immer wieder in theoretische Debatten aus, bei denen der Patient weder zugegen noch seine Anwesenheit notwendig war. In der Renaissance versuchte Paracelsus, die Medizin wieder zum Kranken selbst zu bringen, genau der Aspekt seiner Arbeit, den seine Nachfolger vernachlässigt haben. In den Niederlanden war es Boerhaave, der im achtzehnten Jahrhundert mit Nachdruck deutlich machte, dass Medizinunterricht da stattzufinden habe, wo er hingehört, nämlich am Krankenbett. Aber die Rolle des Arztes am Krankenbett stellt sich im neunzehnten Jahrhundert höchst merkwürdig dar: Man sieht Gruppen Medici in Diskussion, gebeugt über ein Knie, einen Fuß, einen Bauch, ohne den Träger eben dieser Diskussionsgegenstände auch nur eines Blickes zu würdigen. Der Körper des Patienten ist vollständig zum Ding geworden, damit gleichzeitig Gegenstand größter Scham. Im zwanzigsten Jahrhundert wird an vielen Fronten versucht, den verlorenen Körper wiederzugewinnen und sich von der entstandenen Schizophrenie zu befreien – ein mühseliger Kampf. Anthropologen protestieren gegen die künstliche Trennung von Körper und Geist, Psychologen weisen auf den möglichen Einfluss psychosozialer Faktoren auf Gesundheit und Krankheit hin. Die Sexualität präsentiert sich mit noch nie dagewesener Unumwundenheit, Patienten protestieren dagegen, dass ihr Arzt sie nur als Nummer sieht und als Ding behandelt – sie drängen zu einer menschlicheren Medizin, zur Wiederherstellung des Bandes.

Es scheint, dass die historische Tragik der menschlichen Existenz darin besteht, dass jeder Durchbruch zum Guten und jede positive Entwicklung immer wieder übertrieben wird und in der Übertreibung zu ihrem Gegenteil führt, ja, in der Übertreibung gerade das Negative sichtbar werden lässt. Der Gedanke, den menschlichen Körper als eine Maschine beschreiben zu können, ist erhaben, ist ein Gedanke, der es uns ermöglicht, den Bau des menschlichen Körpers als *funktionelle Ganzheit* zu verstehen, bei der die Teile nur zu verstehen sind aus der Ordnung des Ganzen. Aber es gibt auch Einwände gegen das Maschine-Denken, zumindest, wenn es übertrieben wird. Nicht nur, dass es unzureichende Erklärungen für wichtige Aspekte der allgemein biologischen und spezifisch menschlichen Existenz bietet, es ermöglicht darüber hinaus eine *Haltung*, eine *Attitüde*, die sowohl dem Kranken Unrecht tut als das Fach Medizin in Gefahr bringt.

An vielen medizinischen Fakultäten auf der ganzen Welt (und einigen in den Niederlanden) wird kein oder nur wenig Unterricht in der Untersuchung des normalen menschlichen Körpers angeboten. Das ist bestürzend. Wie soll man jemals vom Körper des Kranken einen Eindruck bekommen ohne viel, sehr viel Erfahrung mit dem Körper des Gesunden, dem eigenen und dem des Studienfreundes? Möglicherweise hat die Scham dieser bizarren Entwicklung Vorschub geleistet, möglicherweise auch das Maschine-Denken und die Überzeugung, dass die Leiche im Sektionssaal genug von den Geheimnissen der Maschine preisgeben werde. In jedem Fall war es eine seltsame Unterlassung der medizinischen Ausbildung, ein unerwünschter Zustand. Bis vor kurzem gab es kaum ein vernünftiges niederländisches Lehrbuch zur Untersuchung des normalen Körpers. Zugegeben: Die medizinische Untersuchung von Brust und Bauch blickt zurück auf eine lange Tradition und kommt in der Ausbildung zum Mediziner vor. Chirurgische Disziplinen haben einige handliche und brauchbare Leitfäden zur Untersuchung in ein paar spezialistischen Gebieten hervorgebracht. Aber gewöhnlich fehlte der normale Körper.

Viele der Erkenntnisse, die man bei der Untersuchung des normalen Körpers erhält, betreffen den Bewegungsapparat; die Arme, die Beine, die Bauchwand, den Rücken. Die Heilgymnastik und die Massage waren es, die sich seit ungefähr 1830 auf die menschliche Bewegung konzentriert haben. Heute ist es die moderne Krankengymnastik, die von sich selbst behauptet, doch wohl vor allem eine Heilkunde der Bewegung zu sein. An den niederländischen Ausbildungsstätten für Krankengymnastik hat man sich seit den sechziger Jahren unseres Jahrhunderts in hohem Maße um den Unterricht in der Anatomie in vivo, der «lebendigen Anatomie», bemüht, die sich vor allem auf den Bewegungsapparat richtete. Es zeigt sich, dass die gewonnene Erfahrung langsam in die Medizinerausbildung durchdringt. Aber merkwürdigerweise bleibt es bei einem Platz am Rande. Der Wunsch, den Patienten bei lebendigem Leibe so nah wie möglich zu erleben, bleibt eine Kauzigkeit.

Darum an dieser Stelle zwei Bemerkungen: Will sich der Kranke dem Untersucher in seiner lebendigen Körperlichkeit offenbaren, dann darf der Körper zuallererst kein Ding sein. Er ist die Verkörperung eines Mitmenschen, eine Verkörperung, die angefasst werden darf und in einigen Situationen auch angefasst werden muss, dann aber einladend und freundlich. Dazu braucht man Übung. Man lasse sich schulen, und vor allem lasse man es an sich selbst ausführen. Nur wenn man selbst erlebt hat, wie es sein kann, weiß man, was richtig ist.

Zweitens: Der Körper des Kranken ist nur insofern etwas Besonderes, als er mit dem «Gesunden» vergleichbar ist. Das Menschliche unterliegt großer Vielfalt, einer viel größeren sogar, als Lehrbücher auch nur andeuten können. Darum ist es notwendig, Erfahrung zu sammeln, Erfahrung mit dem Normalen und seinen Variationen. Sonst würde man nämlich nur zu schnell da eine Abweichung konstatieren, wo es sich nur um eine Spielart des Normalen handelt, oder eine wichtige Abweichung entginge einem durch Mangel an Vergleichsmaterial.

Das Handwerk «Anatomie in vivo» ist nicht zu erlernen ohne Erfahrung, Training und Einsatz. Niemand kann sich dieses Handwerk zu eigen machen ohne geduldige und lange Übung. Dieser Prozess beginnt beim gesunden und normalen Körper. Darum dieses Buch, das sich vor allem auf die Untersuchung des Bewegungsapparates richtet, aber sich auch versteht als allgemeine Einführung in die Untersuchung des normalen menschlichen Körpers, als Vorübung für den, der dem Patienten bei lebendigem Leibe begegnen möchte.

Teil I
Einleitung

(Kapitel 1, 2 und 3)

1 Untersuchung des lebendigen Körpers

A. Einleitung und Übersicht

Zur Untersuchung des lebendigen Körpers stehen uns Methoden und Techniken in großer Zahl zur Verfügung. Einige dieser Techniken beschränken sich auf die «Außenseite» des Körpers, andere ermöglichen es, an der «Innenseite» direkte Wahrnehmungen zu verrichten. Manchmal braucht man dazu modernste Apparatur, oft jedoch kann die Untersuchung ohne die Hilfe technischer Instrumente stattfinden. Anatomie in vivo ist die direkteste Untersuchungsmethode der Morphologie des lebendigen Körpers. Die folgenden Techniken sind Teil des klassischen Repertoires der Anatomie in vivo:

- *Inspektion:* Die Feststellung bestimmter Körpermerkmale durch visuelle Wahrnehmung.
- *Palpation:* Die Feststellung bestimmter Körpermerkmale mit Hilfe des Tastsinnes.

Die körperliche Untersuchung dient der Entdeckung von Störungen und Krankheiten und macht neben Inspektion und Palpation ebenfalls Gebrauch von:

- *Perkussion:* Hierbei kombiniert der Untersucher Tastsinn und Gehör zur Feststellung bestimmter Körpermerkmale. Man legt einen Finger auf die zu untersuchende Stelle des Körpers und «beklopft» diesen mit einem Finger der anderen Hand. Man perkutiert, indem man die andere Hand geschmeidig aus dem Handgelenk auf und nieder bewegt, wobei uns Tastgefühl und Klang des Klopftons informieren über z.B. die Luftmenge im darunter liegenden Körperteil. Bei der Untersuchung des Bewegungsapparates wird von der Perkussion wenig Gebrauch gemacht.
- *Auskultation:* Die Feststellung bestimmter Merkmale des (funktionierenden) Körpers mit Hilfe auditiver Wahrnehmungen. Auskultation mit dem bloßen Ohr ist möglich, wird jedoch meistens mit Hilfe des Stethoskops vorgenommen. Man legt dieses Instrument auf die Körperoberfläche und erhält so einen Eindruck von z.B. Herzfunktion, Blutgefäßen, Lungen und Därmen. Bei der Untersuchung des Bewegungsapparates wird von der Auskultation wenig Gebrauch gemacht.

Perkussion und Auskultation werden im weiteren Verlauf des Buches nicht besprochen.

Die *Funktionsprüfung* kann auf verschiedenartige Weise stattfinden. Beim Bewegungsapparat geht es hierbei vor allem um die Beweglichkeit von Gelenken, die motorische Koordination, die Kraft, die Kondition u.Ä. Weiterhin wird vielfach Gebrauch gemacht von der Registrierung elektrischer Phänomene, z.B. des Herzens (Elektrokardiographie), des Gehirns (Elektroenzephalographie) und der Muskeln (Elektromyographie). In diesem Buch behandeln wir vor allem die Untersuchung der Gelenkbeweglichkeit. Die ausgefeilteren spezialistischen Techniken passen nicht in seinen Rahmen.

Als *Anthropometrie* bezeichnen wir die Messung von Länge und Gewicht des Körpers oder von Teilen desselben. Zur anthropometrischen Untersuchung benötigt man im Allgemeinen spezielle anthropometrische Instrumente. Man gebraucht die Anthropometrie in der physikalischen Anthropologie, in der Medizin und z.B. bei der Erforschung der Beziehung zwischen Körperbau und sportlicher Leistung. Die Anthropometrie als solche ist eine Disziplin, die nicht in den Rahmen dieses Buches gehört. Wohl werden wir einleitend einige Techniken besprechen, die bei der Untersuchung des Bewegungsapparates brauchbar sein können.

In der Medizin gibt es noch zahllose andere Methoden zur Untersuchung des lebendigen Körpers. Die Sonographie z.B. tastet mit Hilfe von Schallwellen das darunter liegende Gewebe auf seine Konsistenz ab und kann so beispielsweise die Maße eines Feten oder das Vorhandensein von Tumoren feststellen. In der Röntgendiagnostik wird mit Hilfe von Röntgenstrahlen eine Querschnittsabbildung des Körpers gemacht (Tomographie). Moderne Computermethoden machen es möglich, unter geringer Strahlenbelastung Querschnitte des Körpers zu rekonstruieren. Oft werden bei der Untersuchung des lebendigen Körpers radioaktive Stoffe gebraucht, welche von bestimmten Geweben selektiv aufgenommen werden. Schließlich besteht noch die Möglichkeit, auf direktem Wege in den Körper zu schauen. Dies geschieht bei den so genannten «Skopien», wobei durch eine der natürlichen Körperöffnungen ein Rohr eingebracht wird (Bronchoskopie, Gastroskopie, Rektoskopie). Bei den so genannten «Tomien» geschieht dies, indem man ein Rohr durch die Öffnung eines chirurgischen Schnittes einbringt (z.B. Laparotomie). Viel Information über die Zusammenstellung des Körpers gewinnt man mit Hilfe klinisch-chemischer Untersuchungen. Hierzu entnimmt man eine Blutprobe (oder Urin, Faeces, Schweiß, Haarwurzeln) und unterwirft diese einer chemischen Analyse. Diese Bestimmungen sind übrigens nicht so oft spezifisch (verschiedene Zustände können zu gleichen Resultaten führen), auch wird im Allgemeinen zu wenig über ihre Genauigkeit gesagt, und obendrein schenkt man der Tatsache, dass die normale Körperkomposition beachtliche interindividuelle Variationen aufweist, zu wenig Beachtung. Im Übrigen kann man auch mit Hilfe anthropometrischer Methoden Informationen über die Zusammenstellung des Körpers gewinnen.

Mit dieser Aufzählung sind die Möglichkeiten zur Untersuchung des lebendigen Körpers noch lange nicht erschöpft – wir möchten an dieser Stelle auf die spezielle Literatur verweisen. *Im Allgemeinen macht man bei der Routineuntersuchung des Bewegungsapparates zumindest Gebrauch von Inspektion, Palpation und Funktionsprüfung. In einigen Fällen bedient man sich bestimmter anthropometrischer Methoden.* Das vorliegende Buch beschäftigt sich ausschließlich mit den soeben erwähnten Techniken der Routineuntersuchung. Bei allen genannten Untersuchungsformen gibt es große Probleme hinsichtlich Genauigkeit und Gültigkeit der verwandten Messinstrumente.

B. Methodologische Erwägungen

Messen und Klassifizieren

Bei allen erwähnten Methoden und Techniken geht es darum, Körpermerkmale *festzustellen*. Das bedeutet in methodologischer Terminologie, dass man jedes Mal *Mess*vorschriften folgt. Das Wort «messen» hat in der Wissenschaft eine etwas umfangreichere Bedeutung als im täglichen Sprachgebrauch. Wenn jemand sagt «Diese Haut ist gerötet», dann ist das aufzufassen als *Verkündung eines Messresultats*, als «Stand der Dinge». Auf der anderen Seite ist «messen» erheblich begrenzter als einfach nur «wahrnehmen». Zur Verdeutlichung hier ein kleines Gedankenexperiment.

Versuchen Sie einmal, in der nächsten Minute alle ihre Wahrnehmungen zu notieren, oder, noch sachdienlicher, lassen Sie einmal den Rücken einer Person mit lumbalen Rückenbeschwerden von 10 ungeübten Menschen betrachten und diese aufschreiben, was sie an dem Rücken «wahrnehmen». Was zeigt sich dann? Niemand ist imstande, so aufs Geratewohl eine Wahrnehmung zu verrichten. Wenn wir wahrnehmen wollen, müssen wir wissen, wonach wir suchen. Bei der wissenschaftlichen Wahrnehmung, der Messung, geht es darum, *bewusst und planmäßig nach etwas zu suchen*. «Aufs Geratewohl wahrnehmen» an einem Rücken ist prinzipiell unmöglich. Wohl ist es möglich, einen Rücken «abzuchecken» auf ungewöhnliche Krümmungen, außergewöhnliche Feuchtigkeit oder deutliche Rötung. Dies versetzt uns in die Lage, Messresultate auszusprechen.

Zur Gewinnung wissenschaftlicher Messresultate müssen wir also vorher mit absoluter Deutlichkeit wissen, was wir suchen. Wir müssen vorher schon ein Schema oder eine *Klassifizierung* haben, mit deren Hilfe wir die Wirklichkeit ordnen können und wollen. Wenn ich das Geschlecht eines Menschen feststellen will, gehe ich (von Anfang an) davon aus, dass «Mann» und «Frau» die einzigen Möglichkeiten sind. Wenn mir dann jemand sagt «Es ist ein Kind», durchbricht er die gewählte Klassifizierung und verstößt damit gegen die Spielregeln der wissenschaftlichen Sprache, des Messens.

Tatsächlich also muss die Rubrizierung von Messresultaten so vor sich gehen, dass man alle zu erwartenden Messresultate schon vorher aufgelistet hat und dann nur noch «anzukreuzen» braucht, was man wirklich misst. Im Falle eines Rückens müsste man dann schon von vornherein über eine Klassifizierung verfügen wie z.B.: Der Untersuchte hat deutlich eine/möglicherweise eine/wahrscheinlich keine/keine Kyphoskoliose. Dieses eine Beispiel veranschaulicht auch sogleich eines der größten Probleme allen Messens: Wie entscheide ich in Grenzfällen? Wie ein Linienrichter muss man entscheiden, ob sich das Wahrgenommene innerhalb oder außerhalb einer bestimmten Kategorie befindet. Wie ein Linienrichter muss man einsehen, dass es keine akzeptable Zwischenform gibt. Die Klassifizierung zwingt uns, die Wirklichkeit in die Schablone eines vorgefertigten Begriffes zu pressen. Die Frage bleibt, ob dies sinnvoll ist. Und wenn es im Prinzip zu irgendetwas nütze wäre, bliebe noch die Frage, ob es denn überhaupt möglich ist.

Genauigkeit

Wenn zwei Untersucher unabhängig voneinander den Rücken einer Person mit lumbalen Rückenbeschwerden untersuchen, dann kann es sehr leicht passieren, dass der eine im Gegensatz zum anderen eine leichte Skoliose konstatiert, oder dass der eine die lumbale Lordose weniger ausgesprochen findet als der andere. Verschiedene Untersucher können über denselben Gegenstand verschieden urteilen. Wenn ich wiederholt jemandes Körperlänge messe (und ich sorge dafür, dass ich beim zweiten Mal das Ergebnis der ersten Messung vergessen habe), dann ist es ohne weiteres möglich, dass ich verschiedene Messresultate finde, z.B. 1,75 m beim ersten und 1,76 m beim zweiten Mal. Auch derselbe Untersucher kann über denselben Gegenstand verschiedene Urteile fällen.

Messresultate hängen also nicht nur von Eigenschaften des untersuchten Gegenstandes, sondern auch von anderen Faktoren ab. Diese nennen wir *Zufallsfaktoren* (allerdings unter der Voraussetzung, dass unsere Messinstrumente gut geeicht sind, andernfalls können wir auch *systematische Fehler* machen). Wenn unsere Messresultate wenig von Zufallsfaktoren beeinflusst sind und größtenteils von den Eigenschaften des untersuchten Gegenstandes abhängen, dann sagen wir, dass unser Messinstrument große *Genauigkeit* besitzt. Für die Genauigkeit von Messinstrumenten gibt es ein paar Maße. Zur Berechnung dieser Maße verweisen wir auf die entsprechenden Handbücher. An dieser Stelle nur einige globale Bemerkungen zur Interpretation.

Übereinstimmungsgrad

Nehmen wir an, dass wir über eine objektive Methode zur Feststellung einer Hautrötung verfügen (z.B. anhand eines Fotos oder eines Kärtchens mit Standardfarben). Wir wollen annehmen, dass eine bestimmte Haut «objektiv» gerötet ist. Wenn nun von 10 Untersuchern 7 – aufgrund ihres subjektiven Urteils – feststellten, dass die Haut gerötet ist, könnten wir sagen, dass das betreffende Urteil offensichtlich zu 70% genau war. *Genauigkeit lässt sich als Übereinstimmungsgrad ausdrücken* (vorzugsweise Übereinstimmung mit objektiv Festgestelltem).

Standard-Messfehler

In wissenschaftlichen Artikeln kann man manchmal Sätze lesen wie «Die Länge der Versuchsperson betrug 1,76 ± 0,01 m». Diese 0,01 m sind dann der Standard-Messfehler der Messung. Die Zahl (1,76) plus oder minus einmal den Standard-Messfehler (0,01) ergibt ein bestimmtes *Intervall* (1,75–1,77). Die Wahrscheinlichkeitstheorie behauptet nun, dass die «wahre» Körperlänge des Untersuchten sich in ungefähr $2/3$ der Fälle (67%) innerhalb des ermittelten Intervalles befinden wird. Es besteht also eine Wahrscheinlichkeit von $1/3$ (33%), dass der Untersuchte «in Wirklichkeit» größer als 1,77 m oder kleiner als 1,75 m ist. Es gibt noch eine andere Interpretation, die zwar mathematisch nicht ganz lupenrein ist, jedoch in der Praxis gut funktioniert: Wir nehmen an, dass es einen *absoluten Fehler* gibt, der *dreimal den Standard-Messfehler* beträgt (0,03). Wir nehmen als gesichert an, dass der «wahre» Wert innerhalb des Intervalls «plus oder minus den Standard-Messfehler» liegt (hier: 1,76 ± 0,03). Hiermit wird deutlich, dass die Genauigkeit der Messung zunimmt, je kleiner der Standard-Messfehler wird. *Genauigkeit lässt sich als Standard-Messfehler ausdrücken* (jedenfalls bei Maßen in Zahlform, wie Länge und Gewicht). Hierbei ist wichtig zu verstehen, dass bei mehrfach wiederholter Messung und anschließender Schätzung des Durchschnittswertes aller dieser Messungen die Größe des Standard-Messfehlers abnimmt.

Korrelationskoeffizient

Nehmen wir an, dass es einen Test gibt, mit dem man feststellen kann, wie gut jemand nach einem Schlaganfall noch laufen kann (Der Patient kann in dem Test z.B. 0–100 Punkte erzielen.). Wir wollen nun zwei Untersucher unabhängig voneinander dieselben 10 Patienten untersuchen und nach Punkten bewerten lassen. Dann erhalten wir zwei Zahlenreihen, jede mit Zahlen zwischen 0 und 100. Zwischen beiden Reihen können wir den Korrelationskoeffizienten berechnen. Dieser ist ein Maß für die «gemeinsame Korrelation» beider Reihen. Wenn sich beide Reihen völlig decken, ist die Korrelation +1, wenn sie völlig verschieden sind, beträgt die Korrelation Null. Wenn die eine zunimmt, während die andere abnimmt, und umgekehrt, dann sprechen wir von negativer Korrelation (Minimum: –1). Im Allgemeinen wird der Korrelationskoeffizient bei Funktionstests des Bewegungsapparates höher als null liegen, aber deutlich unter +1. Wir dürfen schon froh sein bei einem Korrelationskoeffizienten von 0,7 (mathematisch ausgedrückt bedeutet 0,7, dass beide Reihen zu 0,7 × 0,7 = 0,49 = 49% «gemeinsam variieren»). *Genauigkeit lässt sich also auch ausdrücken als Korrelationskoeffizient* (jedenfalls bei Maßen, die als Zahl ausgedrückt werden können). Korrelationskoeffizienten werden in der Literatur üblicherweise mit dem Buchstaben «r» angedeutet.

Wenn man den lebendigen menschlichen Körper untersuchen will, sollte man sich gut vor Augen halten, dass die Genauigkeit der Untersuchung niemals hundert Prozent beträgt. Es gibt nun einmal vielfach «Meinungsverschiedenheiten» und immer «Zufallsfaktoren», die Messresultate beeinflussen. Der wissenschaftlich geschulte Untersucher zeichnet sich aus durch sein Wissen um die Ungenauigkeit von Messresultaten. Zu jeder guten Forschungsarbeit gehört darum auch die Bekanntgabe des Genauigkeitsgrades, des Übereinstimmungsgrades, des Standard-Messfehlers oder des Korrelationskoeffizienten. Bei der Untersuchung des lebendigen Körpers geschieht dies leider nur selten, wodurch viele Messresultate nicht oder nur schwer zu interpretieren sind.

Es gibt ein paar Methoden zur Erhöhung der Messgenauigkeit. *Wichtigste Faustregel dabei ist, dass die Genauigkeit eines Messinstrumentes zunimmt mit der Anzahl Messungen unter Standardbedingungen.* Dies impliziert, dass Messen gelernt sein will, dass man über gute Instrumente verfügen muss usw. Andernfalls erhält man ungenaue Messresultate.

Gültigkeit (Validität)

Wie hoffentlich inzwischen deutlich geworden ist, ist die Verrichtung absolut genauer Messungen unmöglich, jedoch sind Messresultate mit «akzeptablem Genauigkeitsgrad» erreichbar (was auch immer man im Einzelnen darunter verstehen will). Verfügen wir einmal über ein Messinstrument von ausreichender Genauigkeit, dann erhebt sich die Frage, ob wir mit diesem Instrument nun auch wirklich messen, was wir messen wollen. Bringt das Gemessene uns unserem Ziel näher? Es stellt sich die Frage nach der *Gültigkeit (Validität)* unseres Messinstrumentes.

Körperlänge und Gewicht sind direkt messbare Eigenschaften. Andere dagegen können nur indirekt gemessen werden. Hier ein paar Beispiele: Wenn ich die Beinlänge messen wollte als Entfernung zwischen Femurkopf und Trochlea tali, würde sich die Unmöglichkeit dieses Unterfangens schnell offenbaren. Anstatt dessen nehmen wir meist die Entfernung zwischen Spina iliaca anterior superior und Malleolus medialis und hoffen, dass dieses Maß mit der Beinlänge korreliert. Wenn ich eine Schwellung im Hals fühle, dann fühle ich eine Schwellung im Hals. Die Schwellung kann ein vergrößerter Lymphknoten sein oder eine vergrößerte Schilddrüse, aber wie dem auch sei: Ich fühle eine Schwellung, und ich kann dann annehmen, dass das Gefühl auf die Vergrößerung eines Lymphknotens hinweist, aber sicher ist das nicht. Meine Wahrnehmung braucht nicht gültig zu sein.

Wenn ich nach Symptomen fahnde, um eine Diagnose stellen zu können, aufgrund derer ich dann eine Therapie verordnen kann, hoffe ich, dass die Symptome auf eine bestimmte Krankheitsursache hinweisen. Aber auch solche Hinweise sind nicht zu 100% gültig. Bei der Wahrnehmung von Abweichungen am Rücken fällt auf, wie wenig dies beiträgt zur Erklärung der lumbalen Rückenbeschwerden (wie niedrig also die Gültigkeit der Wahrnehmung ist). Wenn die Abweichung einmal korrigiert ist, dauern die Beschwerden oft fort. Wenn ich jemanden sportärztlich untersuche zur Feststellung der ungestörten Tauglichkeit für seinen Sport in der Zukunft, wenn meine Prognose auf jemandes Symptomatologie basiert, dann gebrauche ich immer das eine (die Messresultate, die Wahrnehmungen) zum Hinweis auf das andere (die Diagnose, die Prognose, die Voraussage), das eigentlich eine Eigenschaft ausdrücken soll. In allen diesen Fällen stellt sich das Problem der Gültigkeit: Ist das Gemessene gültig als Hinweis auf das, was es ausdrücken soll?

Gültigkeit (Validität) ist eine Eigenschaft von Messinstrumenten, etwas, für das man, wie beim Begriff Genauigkeit, quantitative Maße entwickelt hat. Es würde zu weit führen, hier tiefer darauf einzugehen, aber eine Schlussfolgerung möge deutlich sein, eine Faustregel können wir nennen: *Bei der Formulierung von Messresultaten muss man sich so genau wie möglich an das Gemessene halten und nicht gleich schon «interpretieren».*

C. Inspektion

Bei der Inspektion besteht das große Problem darin, dass es so wenig brauchbare Klassifizierungen und überhaupt keine vernünftigen Vorschriften gibt, mit deren Hilfe man eindeutige Messresultate erhalten könnte. Dies führt dazu, dass viele, nur um zu sehen, ob ihnen etwas auffällt, den zu untersuchenden Körper «aufs Geratewohl betrachten». Gerade dies verurteilen wir auf das Entschiedenste. Die Inspektion ist eine, wenn auch vorläufig noch primitive Technik, mit deren Hilfe man trotzdem eine Menge Information gewinnen kann. Diese Information ist zwar bei weitem nicht immer zuverlässig, kann jedoch in einigen Fällen im Rahmen der Gesamtuntersuchung von großer Bedeutung sein.

Man achte bei der Inspektion zuallererst auf die *Konturen* in Ruhe und auf die Veränderung der Konturen bei Bewegung. Im Idealfall vergleiche man die Konturen mit «Standardkonturen». Diese werden jedoch in Wirklichkeit kaum gebraucht (man denke auch daran, dass bei allen Konturen innerhalb des Normalen eine große interindividuelle Verschiedenheit besteht). In Fällen, in denen die Genauigkeit der Konturenuntersuchung von großer Bedeutung ist, sollte man den Untersuchten in einer Standardhaltung fotografieren und später an diesem Foto Messungen ausführen («Fotogrammetrie»). Auch kann man eine Person bei Ausführung von bestimmten Standardbewegungen auf Film oder Video aufnehmen und diese Aufnahmen dann später quantitativ analysieren. Bei Routineuntersuchungen würde dies vorläufig noch zu weit führen, bei vielerlei wissenschaftlichen Forschungsarbeiten werden solche Methoden ausgiebig gebraucht. Bei Ausübung von weniger verfeinerten Spielarten der Kontureninspektion achte man auf:

- Die Form der einzelnen Körperteile: Ist diese normal? Sind abnorme Schwellungen sichtbar? u. Ä.
- Die Symmetrie: Sehen wir Unterschiede zwischen links und rechts?
- Die Beweglichkeit: Sehen wir bei Bewegung eine normale Verschieblichkeit der Teile des Bewegungsapparates? (Gerade in Letzterem übe man sich systematisch. Jedes untersuchte Gelenk wird erst in Ruhe inspiziert, dann in Bewegung und dann erst palpiert.

Gleichzeitig achten wir während der Inspektion auf die *Farbe* des (von Teilen des) untersuchten Körpers. Leider wird viel zu wenig von Standard-Farbkärtchen Gebrauch gemacht, sodass das Ergebnis einer solchen Farbuntersuchung äußerst zweifelhaft bleibt. Im Allgemeinen achte man auf Dinge wie Blässe (vor allem bei Anämie an den Konjunktiven und den Fingernägeln zu sehen), Blauverfärbung von Lippen und Akren (Zyanose), lokale Rötung (kann auf Entzündung hinweisen, aber man sei auf der Hut vor übereilter Interpretation) und lokale Bräune (allgemeine Bräune deutet gewöhnlich auf bestimmte Ferienbräune, lokale Bräune beruht in der Regel auf einer Verschlechterung der Gefäßbeschaffenheit mit Anhäufung von «Eiweißabfällen» – meistens sichtbar an den Knöcheln des Fußes). Wir möchten für die speziellere Farbuntersuchung auf die Handbücher der Dermatologie verweisen.

Oft lässt sich bereits mit Hilfe der Inspektion feststellen, ob die *Oberflächenfeuchtigkeit* des untersuchten Körpers normal ist oder nicht. Es gibt bestimmte Tests zum Feststellen der Schweißproduktion. Wenn der Körper der untersuchten Person nach Palpation feucht wird und rote Flecken aufzuweisen beginnt, könnte man schlussfolgern, dass die Untersuchung als bedrohlich empfunden und demzufolge nicht gut ausgeführt wurde.

Alle Teile der Anatomie in vivo erfordern Übung, die Inspektion davon am meisten. Man muss das «Schauen mit fachkundigen Augen» erlernen. Wir können uns einen Eindruck verschaffen von der Zuverlässigkeit einer Inspektion, wenn wir ein paar Personen unabhängig voneinander dieselbe Inspektion ausführen lassen und dann die Ergebnisse vergleichen. Dies ist in gewissem Maße erforscht, wobei sich immer wieder gezeigt hat, dass die Inspektion «mit bloßem Auge» (im Gegensatz zu Fotogrammetrie und Film- und Videoanalysen) von beträblicher Ungenauigkeit ist.

In der Regel verrichtet man bei der Inspektion Wahrnehmungen, die sich auf etwas richten, das außerhalb der Wahrnehmung selbst liegt und in jedem Fall «Symptom» von etwas anderem sein kann. Man nimmt «Rötung» wahr als mögliches Symptom für «Entzündung». Nun verursachen zwar alle subkutanen Entzündungen Rötung (Rötung ist eines der Entzündungskriterien), aber nicht jede Rötung wird durch Entzündungen verursacht (Ich nenne Erröten, Kohlenmonoxidvergiftung und übermäßigen Lippenstiftgebrauch als alternative Beispiele.). Hier stellt sich also das Problem der Gültigkeit (Validität): Weist das Wahrgenommene (die Rötung) auch auf das hin, wodurch es vermutlich hervorgerufen wird (Entzündung)? Oft ist die Gültigkeit gering. *In der gesamten Anatomie in vivo hat man dann auch die Wahrnehmung als solche festzuhalten und nicht ihre Interpretation, man notiert «Lokale Rötung» und nicht «Lokale Entzündung»!*

Die praktische Ausführung der Inspektion bildet einen wichtigen Bestandteil der Routineuntersuchung des Bewegungsapparates und kommt daher in Kapitel 2 ausführlicher zur Sprache.

D. Palpation

Mit der Palpation beurteilt man zuallererst die *Konsistenz* des darunter liegenden Gewebes. Will man alle möglichen Konsistenzen in einem einheitlichen Klassifizierungssystem zusammenfassen, bieten sich die folgenden Begriffe an:

- *Hart* ist alles, was durch den Druck der Hand nicht verformbar ist (Knochen oder Horn).
- *Fest-elastisch* nennen wir alles, was leicht federnd nachgibt, ohne jedoch deutlich verformbar zu sein, wie z. B. Sehnen und Ligamente.
- *Fest* ist alles, was leicht nachgibt, aber nicht elastisch ist, wie z. B. stark gespannte Muskeln oder Tumoren.
- *Weich* nennen wir alles Verformbare, wie z. B. Fettgewebe.

Diese Klassifizierung hat einige Nachteile. In Grenzfällen ist die Entscheidung, ob etwas fest oder fest-elastisch ist, schwierig zu treffen. Es bestehen allerlei Zwischen- und Mischformen, für die manch einer wiederum spezielle Begriffe verwendet (sehr fest, solide, gespannt u. Ä.). Außerdem hält sich bei weitem nicht jeder an diese Klassifizierung. Vor allem die Begriffe «hart» und «fest» werden oftmals durcheinander geworfen. Dennoch scheint uns die obige Einteilung ein guter Anfang auf dem Weg zu einem zuverlässigeren Gebrauch der Palpationstechnik.

Man achte bei der Palpation auch auf *Gleichmaß* und *Symmetrie*. Unregelmäßige Konsistenz (z. B. eine unregelmäßige feste Schwellung) oder deutliche Asymmetrie sind oftmals Zeichen pathologischer Veränderungen. Bei Schwellungen untersucht man die Beziehung zwischen Schwellung und Haut. Man prüft dann, ob die über der Schwellung liegende Haut in Fältchen von dieser zu lüpfen ist bzw. ob die Schwellung in zwei lotrecht aufeinander stehenden Richtungen auf ihrer Unterlage verschiebbar ist.

Bei der Palpation von Schlagadern fühlt man *Pulsation*, das Klopfen der Schlagader. Manchmal ist das Tasten einer Schlagader schwierig. Der palpierende Finger übt dann entweder zu geringen (das Gefäß wird dann gar nicht erreicht) oder zu großen (man drückt das Gefäß zu) Druck aus. Vor allem bei der Suche nach Arterien ist es von größter Bedeutung, nicht mit dem Daumen zu palpieren – nur zu oft fühlt man dann den Schlag der eigenen Daumenschlagader. Wer sich davon überzeugen will, dass er tatsächlich den Puls der gesuchten Arterie und nicht den eigenen fühlt, kann den gefundenen Rhythmus mit dem Radialispuls des Untersuchten vergleichen.

Ein Flüssigkeit (oder Eiter) enthaltender Raum zeichnet sich aus durch *Fluktuation*. Man beweist das Vorhandensein von Fluktuation, indem man zwei Finger auf die Stelle legt, von denen der eine sich beim Eindrücken des anderen «automatisch» hebt. Wir sprechen nur dann von Fluktuation, wenn dieses Phänomen *in zwei senkrecht aufeinander stehenden Richtungen* auftritt.

Auch die Genauigkeit der Palpation lässt oft zu wünschen übrig. Verschiedene Fachleute können nach Untersuchung desselben Gegenstandes verschiedene Schlüsse ziehen. Palpationsbefunde haben oft geringe Gültigkeit. So kann z.B. eine feste Schwellung im Hals auf einer ganzen Skala verschiedener Möglichkeiten beruhen (vergrößerte Lymphknoten als Folge eines Gebissherdes, eine bösartige Geschwulst, eine Zyste usw.). Meist ist dann auch eine gründlichere Untersuchung erforderlich.

Im diagnostischen Prozess ist die Feststellung der *Schmerzhaftigkeit* bestimmter Palpationen oft von Bedeutung. Die Interpretation eines solchen Befundes ist schwierig. Der eine empfindet Schmerz viel eher als der andere, etwas kann unter bestimmten Umständen eher schmerzhaft sein als unter anderen Umständen, Schmerz an einer bestimmten Stelle heißt noch lange nicht: Pathologie an dieser Stelle.

Die praktische Ausführung der Palpation bildet einen wichtigen Bestandteil der Routineuntersuchung des Bewegungsapparates und kommt daher in Kapitel 3 ausführlicher zur Sprache.

E. Funktionsprüfung

Die Funktionsprüfung des Bewegungsapparates beginnt mit der Beurteilung des *allgemeinen Bewegungsbildes* (siehe folgende Tabelle). Wir kennen Standard-Klassifizierungen der so genannten ADL (Activities of Daily Living). Hierbei notiert man, welche normalen Handlungen der Patient selbstständig/mit geringer Unterstützung/nur mit Hilfe ausführen kann. Die beste Beurteilung des allgemeinen Bewegungsbildes ermöglicht der Gang. Man beobachtet, wie der Patient sich laufend fortbewegt (soweit er dazu imstande ist). Dabei sollte man auf die folgenden Aspekte achten:

- *Ermüdung:* Man fragt den Patienten, wie lange er ohne Unterbrechung laufen kann. Im Sprechzimmer untersucht man, inwieweit der Patient bei geringer Anstrengung ermüdet.
- *Gleichgewicht:* Vor allem bei bestimmten Erkrankungen des Zerebellums und des Gleichgewichtsorgans wird der Patient Fallneigungen haben. Manchmal manifestiert sich dies nicht beim Laufen auf ebener Fläche, sondern nur beim Ersteigen einer Treppe. Bei dieser Untersuchung hat man sich natürlich in direkter Nähe des Patienten zu befinden, um diesen, wenn nötig, stützen oder auffangen zu können.
- *Spastizität:* Im Allgemeinen gekennzeichnet durch Auftreten reflexartig verlaufender unwillkürlicher Nebenbewegungen (z.B. Eversion des Fußes bei Flexion des Knies).

- *Schlaffe Lähmungen:* Wenn der Patient während des Laufens den Fuß z. B. über den Boden zieht, kann dies auf eine Lähmung der Unterschenkelextensoren hindeuten.
- *Asymmetrie* (hinken): Asymmetrie beruht meist auf Schmerz, Lähmungen oder ungleicher Beinlänge.

Abweichungen des allgemeinen Bewegungsbildes erfordern immer eine gründlichere Untersuchung. In verschiedenen Laboratorien arbeitet man an Entwürfen, diese Abweichungen zu klassifizieren (z. B. für das Gangbild des Hemiplegiepatienten), bis heute ist jedoch noch keine allgemein anerkannte genaue und gültige Klassifizierung entwickelt worden.

Nach der Beurteilung des allgemeinen Bewegungsbildes richtet die Funktionsprüfung des Bewegungsapparates sich meistens auf einzelne Strukturen und Strukturgruppen, und zwar: a) bei aktiver Bewegung, b) bei passiver Bewegung, c) gegen Widerstand.

a) **Aktive Bewegungen** sind Bewegungen, die die Versuchsperson selbst ausführt. Dabei achtet man auf:
- Den *maximal möglichen aktiven Bewegungsumfang*. Dieser wird in der Regel in Graden angedeutet. Es gibt Apparate, mit deren Hilfe man den maximalen Bewegungsumfang eines Gelenks bestimmen kann. Im Allgemeinen sind diese Apparate zwar für Pendelbewegungen geeignet, jedoch nicht für Rotationsbewegungen. Gewöhnlich werden diese Apparate wenig benutzt. In der täglichen Praxis schätzt man Bewegungsumfänge meist «über den Daumen». Man kann sich vorstellen, dass dies eine äußerst ungenaue Messmethode ist, und sollte gleichzeitig wissen, dass der so genannte «normale» maximale Bewegungsumfang großer interindividueller Verschiedenheit unterliegt. Es ist also oft schwierig, den «normalen» vom «abnormen» Bewegungsumfang zu unterscheiden. Auch unter anerkannten Fachleuten ist der Übereinstimmungsgrad bei diagnostischen Aussagen bezüglich der Beweglichkeit von Gelenken meist enttäuschend gering.

- *Das Schmerzerleben.* Obwohl – vor allem in den Vereinigten Staaten – verschiedene Kliniken und Laboratorien leidlich zuverlässige und gültige Schmerzbeurteilungsskalen entwickelt haben, werden diese Skalen bei der Routineuntersuchung in den Niederlanden leider nur wenig gebraucht[*]. Stellt man Schmerzen fest, muss man das mögliche Vorhandensein eines «painful-arc» (Schmerzhaftes Bogensyndrom) berücksichtigen. Hierbei fängt eine Bewegung schmerzlos an, verläuft dann über ein schmerzhaftes Trajekt und wird dann wieder schmerzlos.
- *Bewegungsbereitschaft.* Nicht immer ist der Patient bereit oder im Stande, aktiv denselben Bewegungsumfang zu erreichen, wie passiv möglich wäre. Dies kann auftreten bei Lähmungen, extremer Ermüdung, bestimmten komplexen neuromuskulären Störungen, aber z. B. auch bei Simulanten.
- *Bewegungskoordination.* Manche neurologischen Erkrankungen kennzeichnen sich durch Koordinationsstörungen. In diesen Fällen müssen vom Spezialisten auf die Koordination gerichtete Tests durchgeführt werden, die zu einer neurologischen Diagnose führen können.

b) **Passive Bewegungen** werden vom Untersucher durchgeführt und richten sich vor allem auf nicht-kontraktile Strukturen (Kapseln, Ligamente, Bursae, Dura mater, Übergang Muskel–Sehne, Sehnen, sehnig-knöcherne Anheftungsstellen). Dabei achtet man auf:
- *Den passiven Bewegungsumfang.* Dieser wird mit dem aktiven verglichen. Bei einer eventuellen Bewegungseinschränkung muss man untersuchen, ob diese

---

[*] z. B. die «Pain Questionnaire» von McGill und Melzack.

1 Untersuchung des lebendigen Körpers

		1	2	3a	3b	3c	4
25.	Macht ständig die gleichen überflüssigen Bewegungen (z. B. hin und her laufen, vor und zurück wiegen, die Hände ringen, an der Kleidung zupfen) 0-nie 1-manchmal 2-oft	☐					
26.	Stößt Laute aus, die nicht auf bestimmte Personen gerichtet sind (z. B. schreien, stöhnen, murmeln) 0-nie 1-manchmal 2-oft	☐					
27.	Beginnt selbstständig Gespräche mit anderen Bewohnern 0-oft 1-manchmal 2-nie	☐					☐
28.	Darf auf die Straße 0-ohne Begleitung 1-nur in Begleitung 2-nicht	☐					☐
29.	Wird schnell böse 0-nie 1-manchmal 2-oft	☐					
30.	Döst tagsüber 0-nie 1-manchmal 2-oft	☐					
31.	Braucht Hilfe beim Ankleiden 0-keine Hilfe 1-etwas Hilfe 2-vollständige Hilfe	☐	☐				
32.	Lässt nachts unter sich (Urin und/oder Faeces) 0-nie 1-manchmal (ein- bis zweimal die Woche) 2-oft (mehr als zweimal die Woche oder: Hat einen Katheter)	☐					
33.	Benötigt besondere Hilfsmittel, um nicht aus dem Bett zu fallen (z. B. hochstehendes Bettgitter) 0-nie 1-manchmal 2-oft	☐					
34.	Stört die Nachtruhe der Mitbewohner (z. B. lautes oder permanentes Sprechen, herumlaufen, zu anderen ins Bett steigen) 0-nie 1-manchmal 2-oft	☐					
35.	Ist nachts unruhig 0-nie 1-manchmal 2-oft	☐					

Teil eines in den Niederlanden gebrauchten «Beurteilungsbogen für ältere Patienten», in dem einige Kategorien festgelegt sind: Hilfsbedürftigkeit (1), Aggressivität (2), körperliche Invalidität (3A), depressives Verhalten (3B), psychische Invalidität (3C) und Inaktivität (4),

Entnommen aus: Kam, P. van der, F. Mol, M.F.G.H. Wimmers: Beurteilungsbogen für ältere Patienten. Mit Dank an die Autoren und die Firma Van Loghum Slaterus/Bohn, Scheltema & Holkema.

Teil eines so genannten «Kapselmusters» ist (dies ist eine für jedes Gelenk spezifische Summe von Bewegungseinschränkungen). So ist z. B. beim Kapselmuster der Schulter die Außenrotation am stärksten eingeschränkt, gefolgt von Abduktion und Innenrotation.

- *Das Schmerzerleben.* Dies vergleichen wir mit dem Schmerzerleben in aktiver Bewegung.
- *Das Endgefühl.* Der Untersucher nimmt dies wahr bei Erreichen des maximalen passiven Bewegungsumfangs. Zur Erkennung des Endgefühls muss man bei einer passiven Bewegung am Bewegungsende noch einen leichten Überdruck erzeugen. Jedes Gelenk hat sein eigenes charakteristisches Endgefühl, wobei man unterscheidet zwischen:

Hart – Beispiel: Streckung des Ellenbogens.
Weich – Beispiel: Beugung des Knies.
Kapsulär/federnd – Beispiel: Außenrotation der Schulter.

c) **Widerstandstests** dienen zur Beurteilung kontraktiler Strukturen.
Diesen wird Widerstand entgegengesetzt, wobei keine Bewegung entstehen darf. Hierbei achtet man auf:

- *Kraft.* Diese kann verringert sein durch Schmerzen, Muskel- und Sehnenschädigung oder neurologischen Ausfall. Es gibt auch Geräte zur Bestimmung der maximalen Kraft eines Muskels oder einer Muskelgruppe, diese bieten jedoch entweder durch hohe Ungenauigkeit eine nur geringe Verbesserung der normalen manuellen Untersuchung, oder sie sind so kostspielig und verfeinert, dass sie in der täglichen Praxis unbrauchbar sind. Darum ist die Kraftprüfung bei der Anatomie in vivo nur äußerst global durchführbar und unsicher. Wenn die Aktivitätsmessung eines bestimmten Muskels wirklich von Bedeutung wird, sollte man eine Elektromyographie vornehmen lassen (Abb. 1.1).
- *Das Schmerzerleben.* Im Allgemeinen beruhen Schmerzen auf Erkrankung einer kontraktilen Struktur, können jedoch auch bei (ernsten) Erkrankungen nicht-kontraktiler Strukturen (Tumoren, Frakturen, Bursitiden, Entzündungen, Hernien u. Ä.) auftreten.
- *Bewegungsbereitschaft.* Diese ist schwierig zu beurteilen und wird darum für gewöhnlich ausgelassen.

Erwähnenswert ist, dass neben den oben genannten Teilaspekten der routinemäßigen Funktionsprüfung des Bewegungsapparates für zahllose motorische Funktionen spezielle Tests entwickelt wurden (namentlich durch psychologische Laboratorien). Ausgedrückt als Korrelationskoeffizient liegt die Genauigkeit dieser Tests selten über 0,7, verschiedene Testresultate variieren unabhängig voneinan-

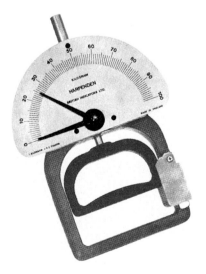

Abb. 1.1: Beispiel eines Gerätes zur Messung der Handkraft.

1 Untersuchung des lebendigen Körpers

der zu über 50%. Will man darum zu irgendeinem Zweck von einem motorischen Test Gebrauch machen, sollte man sich erst über bereits ausgeführte Genauigkeitsprüfungen informieren. Vollständig unzuverlässige Tests sollte man lieber gar nicht erst verwenden. Es gibt z.B. bestimmte Trimm-Tests, die über die Leistungsfähigkeit einer Person absolut nichts aussagen.

An dieser Stelle vielleicht noch folgende einfache Faustregel: Die Genauigkeit von in Zahlen ausdrückbaren Testergebnissen steigt mit der Zahl der Teiltests eines Tests, bzw. mit der Zahl der Tests, auf die ein Urteil sich stützt. (In der Diagnostik gilt im Allgemeinen natürlich eine ähnliche Regel: Je mehr diagnostische Prozeduren, desto zuverlässiger das Resultat.)

Die Funktionsprüfung bekleidet innerhalb der Routineuntersuchung des Bewegungsapparates einen wichtigen Rang. Ihre praktische Ausführung kommt in Kapitel 2 noch näher zur Sprache.

F. Einige anthropometrische Maße

Obwohl die anthropometrische Untersuchung als Disziplin außerhalb des Rahmens dieses Buches fällt, werden bei der Untersuchung des Bewegungsapparates einige anthropometrische Maße verwendet. Diese werden wir im Folgenden global und einführend behandeln und die Anthropometrie als solche im weiteren Verlauf des Buches nicht oder kaum mehr besprechen.

Anthropometrische Messungen lassen sich im Allgemeinen einigermaßen zuverlässig verrichten. Eine möglichst genau den Messvorschriften folgende Ausführung ist dabei unerlässlich. Man übe die Befolgung der Messinstruktionen dann auch immer einige Male, bevor man zum wirklichen Gebrauch übergeht. Genaue Messungen müssen mit dazu geeigneten Instrumenten durchgeführt werden. Solche Instrumente sind oft ziemlich kostspielig, während für einige Messungen auch einfachere Instrumente als die «offiziellen» zur Verfügung stehen. Hierbei bedenke man, dass der Gebrauch einfacherer Instrumente wieder zu Genauigkeitseinbußen führt.

Die für die Untersuchung des Bewegungsapparates wichtigsten Instrumente sind:

Abb. 1.2: Stadiometer.
Abb. 1.3: Anthropometer.

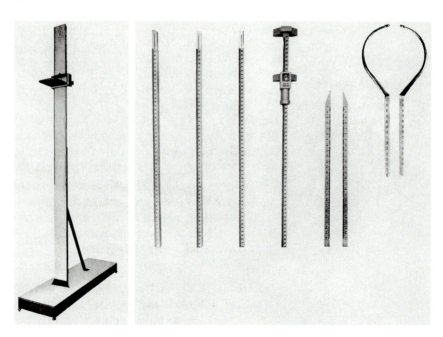

Abb. 1.4: Hautfaltenmeter.

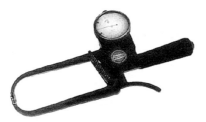

Stadiometer: Eine Plattform mit darauf montierter vertikaler Rückenstütze. Entlang dieser Rückenstütze kann ein Brettchen auf und nieder bewegt werden. Mit Hilfe dieses Brettchens wird die Körperlänge festgestellt (Abb. 1.2).

Anthropometer: Vier Stangen mit Maßeinteilung, zu einer langen Stange ineinander schiebbar. Darauf montiert zwei Querarme mit geradem oder gebogenem Ende. Diese beiden Querarme werden auf den zu messenden Körperteil gelegt, wonach der dazwischen liegende Abstand auf dem Anthropometer abgelesen wird (Abb. 1.3).

Maßband: Ein gut geeichtes und zuverlässiges Maßband ist vor allem für Umfangsmessungen unentbehrlich. Die besten Maßbänder sind aus Stahl.

Hautfaltenmeter: Eine Art Zange, deren beide Schenkel mittels einer Feder gegeneinander gedrückt werden. Durch Spannen der Hand um den Griff übt man eine Gegenkraft aus, die die Schenkel auseinander drückt. Wenn man eine Hautfalte zwischen diese bringt und die Spannung der Hand verringert, schließen die Schenkel sich langsam. Darum ist es wichtig, die Zeit zwischen Anlegen des Hautfaltenmeters und Ablesen des Wertes zu standardisieren (Abb. 1.4).

Waage: Es sind zahlreiche Waagen verschiedenster Art in Umlauf, die zum Großteil völlig ungenau arbeiten. Man informiere sich bei der Anschaffung sorgfältig über ihre Messgenauigkeit, die eventuell mittels Eichung festzustellen ist. Im Allgemeinen leistet eine Brückenwaage für Patienten gute Dienste.

Oben beschriebene Instrumente sind kostspielig. Wenn man anthropometrische Maße mit Hilfe einfacherer Instrumente aufnehmen möchte, dann braucht man in jedem Fall: Ein stählernes Maßband, einen Messstab (z.B. einen hölzernen Stab von 2 m Länge mit Zentimetereinteilung), ein Hautfaltenmeter (das es in verschiedenen Ausführungen gibt) und eine Waage. Mit ein wenig Improvisationstalent sind die im Folgenden beschriebenen Maße dann noch aufzunehmen. In der Auswahl der folgenden Körpermaße haben wir uns leiten lassen von deren praktischer Bedeutung für die Untersuchung des Bewegungsapparates. Dabei haben wir uns in keinster Weise um Vollständigkeit bemüht. Die für die Untersuchung relevantesten Maße sind:

Körperlänge

Allgemeines: Speziell bei Kindern kann die regelmäßige Messung der Körperlänge von größter Bedeutung sein. Dabei geht es nicht so sehr um den absoluten Wert, als vielmehr um den Verlauf der *Wachstumskurve*. Ein gesundes Kind wächst «normal». Ein krankes Kind wächst zu langsam oder hört auf zu wachsen. Daher ist die Zuverlässigkeit des Messinstruments wichtiger als seine Eichung, d.h. ein möglicher Messfehler muss sich bei allen Messungen wiederholen.

Instrumentarium: Das zuverlässigste Instrument zur Messung der Körperlänge ist das Stadiometer, aber auch das Anthropometer kann zu diesem Zweck verwendet werden. Zur Bestimmung der Wachstumskurve reicht auch eine glatte Wand aus.

Die zu untersuchende Person stellt sich mit dem Rücken gegen diese Wand, wonach der Untersucher einen Winkelhaken oder ein Geodreieck auf ihren Kopf legt (vgl. unter «Messvorschrift»). Man markiert die Körperlänge mit einem Strich an der Wand und registriert bei der folgenden Messung den Längenunterschied. Da die Striche auf der Wand erhalten bleiben müssen, kann diese Messmethode besser in der Wohnung des Kindes selbst als im eigenen Sprechzimmer verwandt werden. Außerdem wäre die Mitnahme eines Stadiometers bei Hausbesuchen zu umständlich. *Beachten Sie, dass zur Bestimmung der Körperlänge immer zwei Personen gehören. Die eine hält das untersuchte Kind vorschriftsmäßig fest, während die andere, das Stadiometer bedient und den ermittelten Wert abliest.*

Messvorschrift: Nur durch eine korrekte Durchführung der Längenmessung ist ein Standardmessfehler von weniger als einem halben Zentimeter zu erreichen. Andere oder unkorrekt durchgeführte Verfahren vergrößern den Messfehler. Die von uns bevorzugte Methode ist die *Tannersche Längenmessung*, deren größter Vorteil darin besteht, dass durch wechselnden Tonus der Rückenmuskulatur bedingte «Schwankungen» der Körperlänge durch eine geringfügige passive Streckung der zu untersuchenden Person ausgeglichen werden.

Die zu untersuchende Person steht mit bloßen Füßen auf der Plattform des Stadiometers oder auf dem Fußboden. Sie steht dabei so gerade wie möglich, die geradeaus gerichteten Füße berühren einander. Fersen, Waden, Gesäß, Schultern und Hinterkopf berühren die senkrechte Fläche. Der Rücken muss maximal gestreckt sein. Nötigenfalls hilft der Untersucher bei der Streckung des Rückens etwas nach. Der Kopf muss sich in der «Frankfurter Horizontalen» befinden, d.h. die Verbindungslinien zwischen dem Unterrand der Orbita und dem Oberrand der gleichseitigen äußeren Gehörgangsöffnung befinden sich in der Horizontalen. Der Untersucher legt nun beide Hände seitlich gegen den Kopf des Untersuchten wobei auf beide Warzenfortsätze (Processus mastoidei) und die Schläfen Druck ausgeübt wird. Anschließend «zieht» der Untersucher den Kopf nach oben, wodurch der Untersuchte gewissermaßen maximal in die Länge gezogen wird. Der zweite Untersucher bringt nun das Brettchen (oder den Winkelhaken) auf den Kopf der untersuchten Person und liest den Wert ab.

Beinlänge

Allgemeines: Häufigstes Ziel der Beinlängenmessung ist die Feststellung von Beinlängenunterschieden, aber auch bei Untersuchungen des Zusammenhanges zwischen Körperbau und sportlicher Leistung spielt die Beinlängenmessung eine Rolle. Kein einziges der bestehenden Messverfahren ist ganz zufrieden stellend. Einige Methoden sind relativ unzuverlässig, während die meisten von sehr zweifelhaftem Wert sind. In Wirklichkeit misst man nie die Beinlänge allein, sondern immer die Länge (eines Teils) des Beines und (eines Abschnitts) des Beckens zusammen.

Sitzhöhe: Die Sitzhöhenmessung folgt der gleichen Logik wie die Messung der Gesamtlänge. Es befinden sich spezielle Sitzhöhenmeter im Handel, aber möglicherweise kann man beim Messen der Sitzhöhe auch improvisieren. Man lässt die zu untersuchende Person (mit hängenden Beinen) auf einem Hocker Platz nehmen, und zwar so, dass dessen Rand in der Kniehöhle anliegt. Die Person muss gerade sitzen. Gesäß, Schultern und Hinterkopf liegen gegen eine senkrechte Fläche an (das Sitzhöhenmeter, eventuell ein Stadiometer oder einfach die Mauer). Der Kopf befindet sich in der Frankfurter Horizontale, auf ihn wird ein Druck nach oben («Traktion») ausgeübt (siehe unter Messvorschrift für Körperlänge). Die Höhe des Kopfes wird jetzt gemessen wie bei der Körperlänge. Von dieser

F. Einige anthropometrische Maße

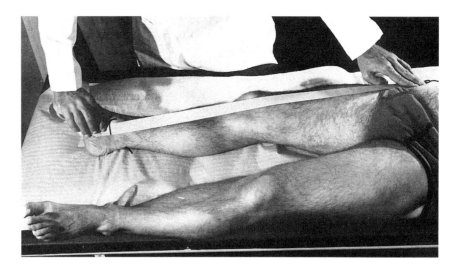

Abb. 1.5: Messung der Beinlänge von distal der Spina iliaca anterior superior nach distal des Malleolus medialis.

Höhe zieht man die Höhe des Sitzes (des Hockers) ab. Der so erhaltene Wert, den man die «Rumpflänge» nennen könnte, kann von der Gesamtkörperlänge abgezogen werden. Hierdurch bekommt man auch noch ein Maß für die Beinlänge. *Bei diesem Messverfahren ist es nicht möglich, die Länge beider Beine zu vergleichen.*

Spinahöhe: Wenn man einer gerade stehenden Person den horizontalen Arm eines Anthropometers an einer Spina iliaca anterior superior anlegt, während das Anthropometer auf dem Boden steht, kann man die Höhe der Spina ablesen. Diese Messung ist einigermaßen genau, kann für rechtes und linkes Bein gesondert angewandt werden, hat aber den Nachteil, dass man gleichzeitig «Beckenhöhe» und «Fußhöhe» misst.

Höhe der Trochanterkuppe: Die vorige Anleitung könnte man auch für die Kuppenhöhe des Trochanter major gelten lassen. Ein wichtiges Gegenargument ist jedoch, dass die Position dieser Kuppe nur schwer genau und präzise anzugeben ist. Darum wird die Trochanterkuppe bei Messungen der Beinlänge für gewöhnlich nicht gebraucht.

Beinlänge: Das für die Beinlänge meistgebrauchte Maß ist der Abstand zwischen Spina und Malleolus. Dazu liegt der Untersuchte so gestreckt wie möglich auf dem Rücken. Mit einem Maßband misst man den Abstand zwischen der Spina iliaca anterior superior und dem Unterrand des Malleolus medialis derselben Seite. Es ist wichtig, hierzu ein stählernes Maßband zu gebrauchen. Wenn zwei Untersucher die Messung durchführen, kann das Maßband straff gezogen werden und wird die Messung genauer. Die Messung ist bilateral ausführbar, hat jedoch den Nachteil, dass gleichzeitig die «Beckenhöhe» gemessen wird (Abb. 1.5).

Hautfalten

Allgemeines: Man misst die Dicke von Hautfalten zur Schätzung des Gesamtfettvolumens des Körpers. Von wesentlicher Bedeutung hierbei ist der Gebrauch geeigneter Apparatur sowie die vorschriftsmäßige Befolgung der Messanleitung.

Anleitung: Zur Ausführung der Hautfaltenmessung nimmt man das Meter in die rechte Hand (Linkshänder: linke Hand). Man spannt die Hand, bis die Schenkel sich öffnen. Nun nimmt man Haut und Unterhautfettgewebe des Untersuchten zwischen Daumen und Zeigefinger der anderen Hand, wobei man darauf achtet, dass sich kein darunter liegendes Muskelgewebe in der Falte befindet. Man legt die Schenkel des Hautfaltenmeters jetzt etwas unterhalb der Finger an, so dass der

Abb. 1.6: Messung der Bizepsfalte.

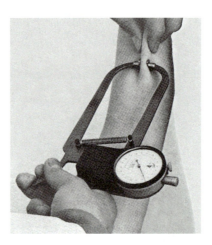

Druck auf die Falte ausschließlich von der Zange und nicht auch von den Fingern ausgeht. Dann lässt die linke Hand die Hautfalte los, und die rechte Hand entspannt sich, worauf die Feder des Hautfaltenmeters ihre Kraft auf die Hautfalte ausüben kann. Nach 2 Sekunden (Standardisieren!) wird dann abgelesen. Bei sorgfältigem Handeln kann man damit rechnen, dass der Standardfehler ungefähr 5% des wahrgenommenen Wertes beträgt (Abb. 1.6).

Trizepsfalte: Diese Falte liegt mitten auf der Dorsalseite des Oberarms in der Verlängerung des Olekranons (Um genauer zu sein: Mit einem Anthropometer misst man den Abstand zwischen Unterrand des Akromions und Spitze des Olekranons an der dorsalen Seite des Armes. Genau auf halber Strecke markiert man den Arm und erhält somit einen Orientierungspunkt. Die Trizepsfalte wird 1 cm proximal dieses Punktes gemessen).

Bizepsfalte: Genau wie die vorige, jedoch an der Ventralseite des Oberarms.

Infraskapulärfalte: Die Hautfalte direkt unter dem Angulus inferior scapulae bei Versuchsperson in normaler aufrecht stehender Haltung. Diese Falte steht senkrecht oder verläuft etwas schräg nach unten außen.

Suprailiakalfalte: Die Hautfalte 5 cm oberhalb der Spina iliaca anterior superior. Sie verläuft leicht schräg nach innen-unten.

Tab. 1.1: Fettgewicht und Hautfalten

Hautfalten (mm)	Männer (Alter in Jahren)				Frauen (Alter in Jahren)			
	17–29	30–39	40–49	50	16–29	30–39	40–49	50
15	4.8	–	–	–	10.5	–	–	–
20	8.1	12.2	12.2	12.6	14.1	17.0	19.8	21.4
25	10.5	14.2	15.0	15.6	16.8	19.4	22.2	24.0
30	12.9	16.2	17.7	18.6	19.5	21.8	24.5	26.6
35	14.7	17.7	19.6	20.8	21.5	23.7	26.4	28.5
40	16.4	19.2	21.4	22.9	23.4	25.5	28.2	30.3
45	17.7	20.4	23.0	24.7	25.0	26.9	29.6	31.9
50	19.0	21.5	24.6	26.5	26.5	28.2	31.0	33.4
55	20.1	22.5	25.9	27.9	27.8	29.4	32.2	34.6
60	21.2	23.5	27.1	29.2	29.1	30.6	33.2	35.7
65	22.2	24.3	28.2	30.4	30.2	31.6	34.1	36.7
70	23.1	25.1	29.3	31.6	31.2	32.5	35.0	37.7

F. Einige anthropometrische Maße

Hautfalten (mm)	Männer (Alter in Jahren)				Frauen (Alter in Jahren)			
	17–29	30–39	40–49	50	16–29	30–39	40–49	50
75	24.0	25.9	30.3	32.7	32.2	33.4	35.9	38.7
80	24.8	26.6	31.2	33.8	33.1	34.3	36.7	39.6
85	25.5	27.2	32.1	34.8	34.0	35.1	37.5	40.4
90	26.2	27.8	33.0	35.8	34.8	35.8	38.3	41.2
95	26.9	28.4	33.7	36.6	35.6	36.5	39.0	41.9
100	27.6	29.0	34.4	37.4	36.4	37.2	39.7	42.6
105	28.2	29.6	35.1	38.2	37.1	37.9	40.4	43.3
115	29.4	30.6	36.4	39.7	38.4	39.1	41.5	44.5
120	30.0	31.1	37.0	40.4	39.0	39.6	42.0	45.1
125	30.5	31.5	37.6	41.1	39.6	40.1	42.5	45.7
130	31.0	31.9	38.2	41.8	40.2	40.6	43.0	46.2
135	31.5	32.3	38.7	42.4	40.8	41.1	43.5	46.7
140	32.0	32.7	39.2	43.0	41.3	41.6	44.0	47.2
145	32.5	33.3	39.7	43.6	41.8	42.1	44.5	47.7
150	32.9	33.5	40.2	44.1	42.3	42.6	45.0	48.2
155	33.3	33.9	40.7	44.6	42.8	43.1	45.4	48.7
160	33.7	34.3	41.2	45.1	43.3	43.6	45.8	49.2
165	34.1	34.6	41.6	45.6	43.7	44.0	46.2	49.6
170	34.5	34.8	42.0	46.1	44.1	44.4	46.6	50.0
175	34.9	–	–	–	–	44.8	47.0	50.4
180	35.3	–	–	–	–	45.2	47.4	50.8
185	35.6	–	–	–	–	45.6	47.8	51.2
190	35.9	–	–	–	–	45.9	48.2	51.6
195	–	–	–	–	–	46.2	48.5	52.0
200	–	–	–	–	–	46.5	48.8	52.4
205	–	–	–	–	–	–	49.1	52.7
210	–	–	–	–	–	–	49.4	53.0

Standard-Messfehler kleiner als 5%.
Entnommen aus: The British Journal of Nutrition 32, 77–96 (1974).

In all diesen Fällen kann man zur Vergrößerung der Messgenauigkeit die Dicke der Falten auf beiden Körperhälften messen und anschließend mitteln.

Fettgewicht: Es gibt Methoden, mit deren Hilfe man den Fettgehalt des Körpers schätzen kann. Eine davon ist einfach in der Ausführung und ziemlich zuverlässig. Sie macht Gebrauch von der Dicke der oben genannten vier Falten (in Millimetern).

In der Tabelle 1.1 nimmt man die Summe der vier Zahlen. Gleichzeitig benötigt man Geschlecht und Alter der Versuchsperson. Die Tabelle liefert uns den Fettgehalt des Körpers in Prozent des Körpergewichts. Das Fettgewicht wird angegeben in Prozent des Körpergewichts und beruht auf der Summe der vier Hautfalten (Bizeps, Trizeps, infraskapulär und suprailiakal) bei Männern und Frauen verschiedenen Alters.

Gewicht

Eines der größten Probleme bei der Gewichtsfeststellung ist, dass dieses nun einmal schwankt. Man wird also auch beim Gebrauch zuverlässigster Instrumente bei wiederholten Messungen nicht immer das gleiche Ergebnis erzielen. Im Allgemeinen ermittelt man letztendlich das Gewicht, um Veränderungen desselben feststellen zu können. Man will wissen, ob jemand ab- oder zunimmt. Dazu muss die Gewichtsbestimmung immer unter denselben Bedingungen stattfinden.

Ein zur Gewichtsbestimmung geeigneter Moment ist der nach dem Aufstehen, nach dem ersten Toilettenbesuch, jedoch vor dem Frühstück. Will man die Gewichtsentwicklung einer Person verfolgen, wird man hinnehmen müssen, dass ihr Gewicht (außer bei einem ausgesprochenen Spätaufsteher) im Sprechzimmer nicht nach diesem Prinzip zu ermitteln ist. Außerdem ist es gut möglich, dass die Waage des Untersuchten nicht genau anzeigt. Bei der Messung im Sprechzimmer hat man den Vorteil, dass man über zuverlässige und vertraute Instrumente verfügt, Nachteil ist jedoch, dass jemand nicht immer wieder zur selben Stunde des Tages zu wiegen ist. Das wiederum ist eine Quelle für Ungenauigkeiten.

Man lässt den Patienten sich vorzugsweise im entkleideten Zustand wiegen, eventuell kann ein kleines Höschen anbehalten werden. Der Vollständigkeit halber erwähnen wir, dass man sich vor der Messung vom Nullstand des Zeigers zu überzeugen hat. Eventuelle Kleidungsstücke können gesondert gewogen werden. Ist dies zu umständlich, so trage man bei wiederholtem Wiegen immer dieselbe Kleidung.

Verschiedene Maße

Noch zahlreiche andere Maße können mit Hilfe anthropometrischer Methoden ermittelt werden. Mit einer Ausnahme wollen wir diese hier nicht behandeln. Dies ist die Umfangsmessung, deren Bedeutung beim Verfolgen von Schwellungen und bei der Verlaufskontrolle von Atrophien sich erwiesen hat. Extremitätenumfänge messen wir mit Hilfe eines stählernen Maßbandes. Hierbei ist von größter Wichtigkeit, dass die Messung jedes Mal wieder auf genau dieselbe Art und Weise an genau derselben Stelle vorgenommen wird. Das Maßband befindet sich immer lotrecht zur untersuchten Extremität. Den Wadenumfang messen wir gewöhnlich an der dicksten Stelle, den Knieumfang in Höhe des Gelenkspaltes und den Oberschenkel 10 oder 20 cm proximal von diesem (Abb. 1.7). Der Umfang des Oberarmes wird in Höhe des Orientierungspunktes bestimmt (vgl. bei Trizepsfalte).

F. Einige anthropometrische Maße

Abb. 1.7: Beispiel einiger Umfangsmessungen am Bein.

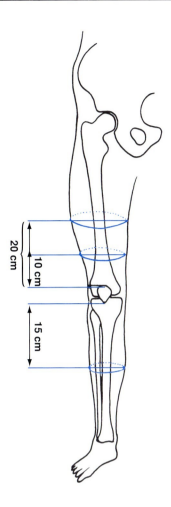

G. Die Routineuntersuchung des Bewegungsapparates

Die Routineuntersuchung des Bewegungsapparates verläuft phasenweise. Wir halten es für sinnvoll, diese Phasen in einer bestimmten Reihenfolge zu durchlaufen. Dies ist unsere Reihenfolge:

1. Allgemeine Inspektion in Ruhe
2. Allgemeine Funktionsprüfung
3. Funktionsprüfung
4. Spezielle Inspektion in Ruhe
5. Spezielle Palpation in Ruhe
6. Inspektion bei Bewegung/Kontraktion einzelner Strukturen
7. Palpation bei Bewegung/Kontraktion einzelner Strukturen

In Teil zwei, drei und vier (vgl. Hinweise für den Leser) werden wir zur Illustration hin und wieder auf diese Reihenfolge zurückkommen. In den nun folgenden Kapiteln werden wir die Ausführung der Untersuchung behandeln, wobei die Phasen 1–3 den Titel «Allgemeine Inspektion und Funktionsprüfung» erhalten und die Phasen 4–7 «Spezielle Inspektion und Palpation».

2 Praktische Ausführung der allgemeinen Inspektion und Funktionsprüfung

A. Allgemeineindruck

Bei der zufälligen Begegnung mit einem Mitmenschen macht man sich von diesem recht schnell eine Art «Allgemeineindruck», auch wenn dieser nur als vorläufige Arbeitshypothese dienen soll. So auch der Therapeut, der den Patienten empfängt. Nun ist an sich gegen solche Allgemeineindrücke nichts einzuwenden, solange man sich nur bewusst ist, dass diese falsch sein können und sich in der Mehrzahl der Fälle auch als falsch herausstellen werden. Wir lehnen dann auch die A-priori-Stigmatisierung von Menschen mit bestimmten Merkmalen ab.

Im Prinzip verschafft die Anamnese uns ein Bild von den Beschwerden des Patienten. Wenn man dabei zusätzlich allerlei Hintergrundinformation bekommen möchte, kann auch dies mit Hilfe der Anamnese geschehen. Vielleicht sollte man sich angewöhnen, Dinge, die einem während des Gespräches oder während der späteren Untersuchung und Behandlung auffallen, zu notieren. Dies ist, solange es unsystematisch geschieht, völlig ungenau und tut oftmals nichts zur Sache.

Möglicherweise kann man sich während der Untersuchung einen allgemeinen Eindruck von der *Vitalität/Ermüdung* der betreffenden Person formen, man arbeitet jedoch erst dann sinnvoll, wenn man dies während der Anamnese erfragt oder während der Untersuchung mit Hilfe von Belastungstests objektiviert.

Man könnte sich auch einen Eindruck vom allgemeinen *Gesundheitszustand* des Betroffenen verschaffen. Auch hierbei kann man wieder die Anamnese zu Rate ziehen bzw. sich auf seine «Wahrnehmung» verlassen. Bei Letzterem achtet man meistens auf Gesichtsfarbe, Gesichtsausdruck, Haartracht, Kleidung u. Ä. Solange man sich nicht bewusst macht, worauf genau der Eindruck sich gründet, ist es riskant, diesen zu berücksichtigen. Ist man sich dessen aber wohl bewusst, z.B. bei «bleichem Aussehen» des Betroffenen, sollte man am besten die Wahrnehmung als solche notieren und nicht deren Interpretation. Oft stellt man über den *Charakter* des anderen spekulative Vermutungen an. Jemand, der während des Kontakts mit dem Therapeuten sehr lebendig ist, wird leicht als «nervös» charakterisiert, wer im Gespräch sehr enge Pupillen hat, als «geschlossen», wer eine tieflumbale Lordose hat, als «schlapp» usw. Lange Zeit war man davon überzeugt, aus der Körperhaltung einer Person deren «wirkliche» Art ableiten zu können. Nun ist zwar aus der Tierforschung bekannt, dass bestimmte Interaktionsformen mit bestimmten Körperhaltungen einhergehen (wie das Sichgroßmachen beim Drohverhalten), aber solange wir über keine vernünftige Klassifizierung menschlicher Haltungen verfügen und über die Bedeutung dieser Haltungen in völliger Ungewissheit verkehren, muss es als verboten gelten, seine «Diagnose» auf Körperhaltungen zu gründen. Lange Zeit verkehrte man in der Überzeugung, jemandes «wirkliche Art» an dessen «Körperbau» ablesen zu können. Nun gibt es inzwischen einigermaßen zuverlässige Typologien des Körperbaues, diese sind jedoch für die tägliche Praxis der Untersuchung des Bewegungsapparates von keinster Bedeutung. Natürlich kann es durchaus sinnvoll sein, die eine oder andere Information über den Charakter des Betroffenen zu bekommen. Wer darüber unbedingt etwas erfahren möchte, könnte z.B. dementsprechende Fragen stellen. Dies ist aus therapeutischer Sicht in dem Moment sinnvoll, wo man sich mit dem Ziel eines fundierten ärztlichen Rates einen tieferen Einblick in die Probleme des Betroffenen verschaffen will. Hintergrundinformation kann z.B. wichtig sein bei der Beratung in Fragen des täglichen Lebens eines aktiven Sportlers, der durch Erkrankung oder Handikap plötzlich seinen Sport nicht mehr ausüben kann. Schon vor geraumer Zeit haben Psychologen verschiedene zuverlässige Messmethoden entwickelt, mit deren Hilfe Attitüden u.Ä. beurteilt werden können. Im Allgemeinen macht man davon jedoch bei der Untersuchung des Bewegungsapparates keinen Gebrauch.

Zusammenfassend stellen wir fest, dass die Bildung eines Allgemeineindrucks eine höchst riskante Angelegenheit ist, dass man sich dabei so weit wie möglich auf die Anamnese zu stützen hat und dass man unqualifizierte Wahrnehmungen wie «kränklich», «nervös», «autoritär» u.Ä. zu vermeiden hat. Die allgemeine Inspektion hat sich auf Kriterien zu beziehen, die möglichst schon vorher feststehen.

B. Ausgangssituation

Wer eine Versuchsperson oder einen Patienten einer Inspektion, Funktionsprüfung und Palpation unterziehen will, sollte zur Optimierung der Untersuchung erst ein paar Vorkehrungen treffen. Ziel dieser Maßnahmen ist es, die Untersuchung für Versuchsperson oder Patient so angenehm wie möglich zu gestalten.

Erstes Haupterfordernis ist dabei, dass man a) über Wie und Wo der Untersuchung informiert und b) gut zuhört bei allem, was Patient oder Versuchsperson mitzuteilen haben. Wer die Mitteilungen seines Gegenübers nicht ernst nimmt, braucht nicht auf die Entwicklung einer sinnvollen Beziehung zu hoffen.

Die Temperatur des Sprechzimmers (auch die des Fußbodens) muss für den Untersuchten angenehm sein. Mit getrennten Umkleide- und Untersuchungsräumen berücksichtigt man die Intimsphäre des Untersuchten. Von großer Bedeutung ist die persönliche Hygiene des Untersuchers, vor allem, wenn man, wie bei der Palpation, den anderen anfasst. Zur Vermeidung störender Schatten bei der Inspektion sollte man über symmetrische Beleuchtung verfügen. Voraussetzung hierfür sind eine weiße Lichtquelle und das Fehlen intensiver Farben auf Gardinen, Wänden und Fußböden.

Oft müssen Versuchspersonen oder Patienten bei der Untersuchung liegen oder sitzen. Dies ist ohne geeignete Liege- und Sitzgelegenheiten unmöglich. Auch empfinden Patienten technische Apparatur oftmals als bedrohlich. Man sollte dann auch ernsthaft in Erwägung ziehen, besagte Apparate nicht im Sprechzimmer zu deponieren.

C. Allgemeine Inspektion

1. Die Allgemeinen Körperkonturen

Während der Untersuchung befindet der Untersuchte sich in entspannt stehender Haltung. Die Inspektion erfolgt von ventral nach dorsal, von dorsal nach ventral und von beiden Seiten.

Inspektion von ventral (Abb. 2.1)

Bei der Orientierung von ventral bedient man sich bestimmter Linien (vgl. im Kapitel «Rumpf»):

Die Medianlinie. Diese verläuft von der Stirnmitte über den Nasenrücken und das Kinn(grübchen), weiter durch die Incisura jugularis und den Processus xiphoideus Sterni, über Nabel und Symphysis pubica bis zwischen beide Femurkondylen und beide mediale Malleolen. Verläuft diese Medianlinie nicht in der Medianebene, so sprechen wir von Asymmetrie.

Die Mikulicz[*]*-Linie.* Diese muss von der Spina iliaca anterior superior über die Patellamitte bis zur zweiten Zehe in einer sagittalen Ebene verlaufen. Ansonsten sprechen wir von Valgus- oder Varusstellung der (von Teilen der) unteren Extremität (vgl. im Kapitel «Bein»).

Bei der allgemeinen Inspektion von ventral achtet man auf Form und Symmetrie der folgenden Strukturen:

Links-rechts-Symmetrie der Nacken-Schulter-Linie (gebildet von M. trapezius und M. deltoideus)?
Links-rechts-Symmetrie der Schlüsselbeine?
Links-rechts-Symmetrie der Mamillen (die rechte sitzt oft etwas tiefer)?
Links-rechts-Symmetrie der Rippenbögen?
Links-rechts-Symmetrie der Spinae iliacae anteriores superiores?
Links-rechts-Symmetrie der Patellae?
Links-rechts-Symmetrie der Malleoli mediales und laterales?
Links-rechts-Symmetrie des Achselkontakts (die Strecke, auf der die Arme proximal die Brustwand berühren)?
Sind die Luftfiguren (die so genannten Taillendreiecke) zwischen Armen und lateraler Brust- und Bauchwand symmetrisch?
Sind die Luftfiguren zwischen Beinen und Medianlinie (meist doppelt rautenförmig) symmetrisch?
Besteht ein Platt- oder Hohlfuß (vgl. im Kapitel «Bein»)?
Sind die Zehen abnorm ab- oder adduziert?
Liegen die Zehen übereinander?

Inspektion von dorsal (Abb. 2.2)

Bei der dorsalen Orientierung bedient man sich zumindest (vgl. im Kapitel «Rumpf») der *Medianlinie.* Diese führt von der Kopfmitte bis zur Gesäßnaht. Verläuft sie nicht lotrecht, so liegt eine Asymmetrie vor.

Bei der allgemeinen Inspektion von dorsal achtet man auf Form und Symmetrie der folgenden Strukturen:

Stehen beide Schulterblätter auf gleicher Höhe (vergleichen Sie Margines mediales und Anguli inferiores miteinander)?
Liegt eine Skoliose vor (seitliche Krümmung der Wirbelsäule)? (Abb. 2.3)
Sind die Achselkontakte links und rechts symmetrisch? Sind die Taillendreiecke links und rechts symmetrisch? Ist die Michaelissche[**] Raute symmetrisch (die Fläche zwischen linker und rechter Spina iliaca posterior superior, dem Scheitelpunkt der lumbalen Lordose und dem kranialen Ende der Gesäßnaht, vgl. im Kapitel «Bein»)?
Verläuft die Gesäßnaht in der Medianebene?
Verlaufen die Gesäßfalten (Grenze zwischen Gesäßhälfte und Oberschenkel) horizontal?
Links-rechts-Symmetrie der Luftfiguren zwischen Beinen und Medianlinie?

---

[*]   Johann Freiherr von Mikulicz-Radechi, 1850–1905, Chirurg zu Breslau.
[**] Gustav Adolf Michaelis, 1798–1848, Gynäkologe in Kiel.

2 Praktische Ausführung der allgemeinen Inspektion und Funktionsprüfung

Abb. 2.1: Ventrale Inspektion.

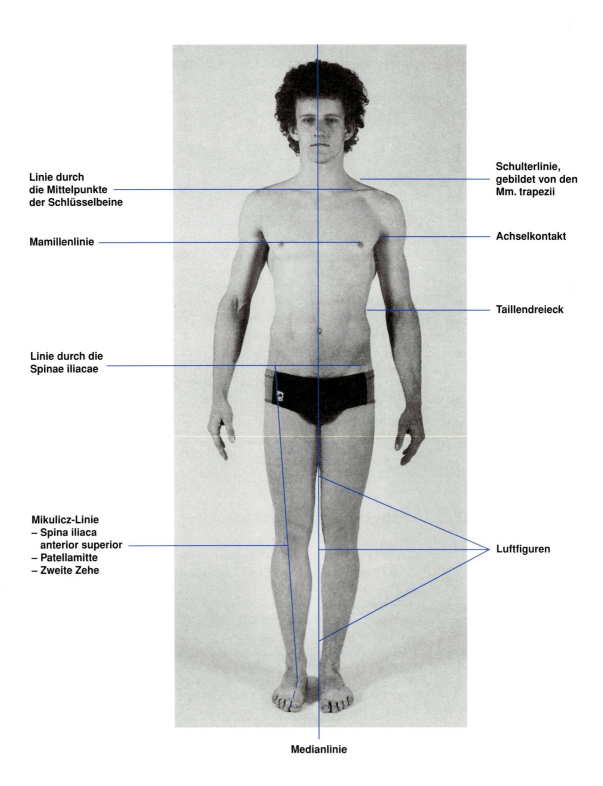

Abb. 2.2: Dorsale Inspektion.

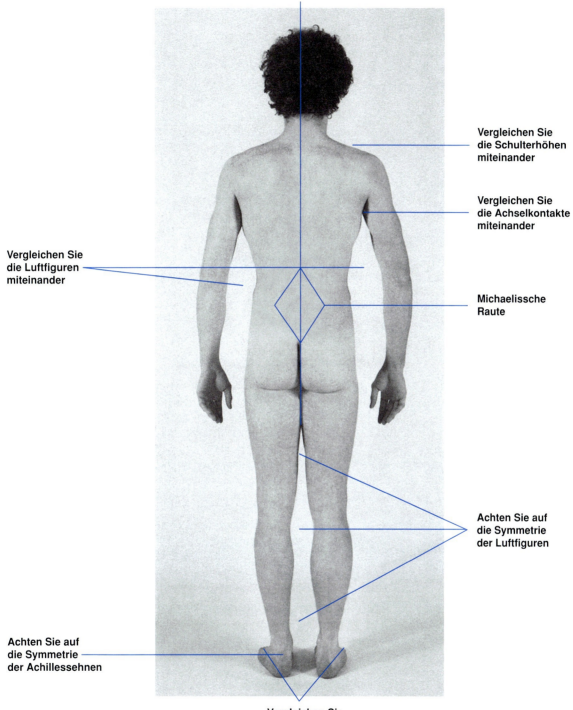

Abb. 2.3: Inspektion: S-Skoliose.

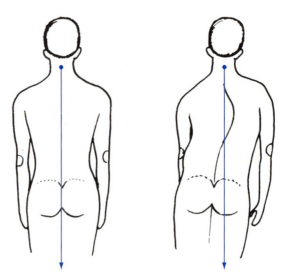

Links-rechts-Symmetrie der Kniekehlen?
Paralleler Verlauf der Achillessehnen?
Besteht eine Varus- oder Valgusstellung des Fußes (vgl. im Kapitel «Bein»)?
Symmetrische Fußstellung (festzustellen durch Zählen der Zehen, die aus stehender Position direkt hinter der Versuchsperson sichtbar sind)?

Inspektion von lateral (Abb. 2.4)

Bei der Inspektion von lateral achtet man auf:
Ausgeprägtheit der Halslordose, der Brustkyphose und der Lendenlordose. Diese sind verstärkt, normal oder aufgehoben (vgl. im Kapitel «Rumpf»).
Beckenstand. Das Becken ist nach vorn geneigt, normal oder nach hinten geneigt (diese Einteilung hat sich so weitgehend eingebürgert, dass sie wohl nicht mehr verschwinden wird. Dennoch ist sie ziemlich unsinnig. Denn die Beckenstellung variiert mit dem Grad der Lendenlordose und der Stellung der Hüften. Jemand mit verstärkter Lordose und retroflektierter Hüfte ist demnach also nicht einzuteilen).
Kniestellung: Gestreckt, überstreckt oder gebeugt.

2. Die Haut

Während der allgemeinen Inspektion beachtet man auch die Haut des Untersuchten, in jedem Fall deren Farbe, möglicherweise auch auffallende Faltenbildung, Narben und Behaarung. Alle Befunde werden notiert.

3. Regionale Orientierung

Man beginnt die Untersuchung einer bestimmten Körperregion (Untere Extremitäten, obere Extremitäten, Rumpf, Kopf, Hals) gewöhnlich mit der regionalen Orientierung. In Teil 2, 3 und 4 beschreiben wir die Orientierung immer vor der Funktionsprüfung (unter «Allgemeine Inspektion in Ruhe»). Natürlich kann man auch erst die Funktionsprüfung vornehmen und dann, als Einleitung der «Speziellen Inspektion in Ruhe», die regionale Orientierung. Für alles weitere möchten wir auf Teil 2 bis 4 verweisen.

C. Allgemeine Inspektion

Abb. 2.4: Laterale Inspektion.

Beispiel einer Person mit leicht nach hinten geneigter Körperhaltung (kein Kontakt zwischen Mauer und Gesäß)

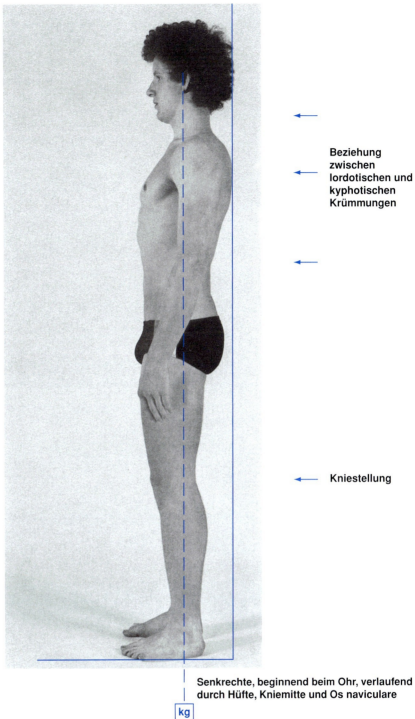

Beziehung zwischen lordotischen und kyphotischen Krümmungen

Kniestellung

Senkrechte, beginnend beim Ohr, verlaufend durch Hüfte, Kniemitte und Os naviculare

kg

D. Allgemeine Funktionsprüfung

Die allgemeine Funktionsprüfung wird ausgeführt gemäß dem, was wir in Kapitel 1, Abschnitt F, beschrieben haben. In jedem Fall müssen Versuchsperson oder Patient eine kurze Strecke gehen. Dabei achtet man auf Ermüdung, Gleichgewicht, Spastizität, schlaffe Lähmungen und Asymmetrie. Ein Problem hierbei ist vorläufig noch das Fehlen zuverlässiger Beurteilungsskalen.

Etliche Handikaps und Erkrankungen verlangen eine detaillierte und präzise Ausführung der allgemeinen Funktionsprüfung. So muss man z. B. bei einer Person mit zerebellären Störungen die Schwere oder den Grad einer eventuellen Ataxie feststellen oder bei einem Patienten mit Hemiplegie dessen Restkapazitäten usw. Im Allgemeinen erfordert diese Untersuchung große Erfahrung. Gewöhnlich findet sie in eigens dafür eingerichteten Räumen statt. Immerhin braucht man jetzt mehr Platz als in der normalen alltäglichen Praxis. Die meisten Krankenhäuser, Pflegeheime und Rehabilitationszentren besitzen solche Räume. Auch das ADL-Niveau (ADL = Activities of Daily Life) des Untersuchten wird meist in klinischer Umgebung bestimmt.

In der täglichen Praxis kann die Anamnese oft all diejenigen Informationen zutage fördern, die bei der allgemeinen Funktionsprüfung nicht ans Licht kommen.

E. Spezielle Funktionsprüfung

Bei der speziellen Funktionsprüfung machen wir Gebrauch von drei Arten der Bewegungen:

- *Aktive Bewegungen*
- *Passive Bewegungen*
- *Widerstandstests*

Dabei behält man die Aspekte aus Kapitel 1, Abschnitt F, im Auge.

Was die aktiven Bewegungen angeht, so fordert man Versuchsperson oder Patient auf, diese auszuführen. Oft empfiehlt sich dabei die Unterstützung des Probanden. Bei sich selbst sorge man darum für warme Hände.

Bei passiven Bewegungen «manipuliert» der Untersucher mit Körperteilen des Untersuchten. Dabei wendet man sein Gesicht, wann immer möglich, dem Untersuchten zu. Der Untersucher führt passive Bewegungen immer mit zwei Händen, eine zur Fixierung und eine zur Bewegungsausführung durch. Die homolaterale Hand ist die Hand des Untersuchers, deren Körperhälfte mit der Körperhälfte des untersuchten Körperteiles beim Patienten korrespondiert, also die rechte Hand bei der Untersuchung von rechten Extremitäten und die linke bei der Untersuchung linker Extremitäten. Die andere Hand ist dann heterolateral.

Bei Widerstandstests darf unter keinen Umständen Bewegung entstehen. Zur Erhaltung einer besseren Hebelwirkung sollte der Untersucher dann auch seine Widerstandshand so weit wie möglich vom zu untersuchenden Gelenk entfernt anlegen. Selbstverständlich wird nicht erst hinter dem nächsten Gelenk Gegendruck gegeben, weil in einem solchen Fall viele andere Strukturen mitgetestet würden, was zu Unübersichtlichkeit führt. Demzufolge platziert man bei Ellenbogenbeugung gegen Widerstand die Widerstandshand am distalen Ende des Unterarms (siehe Abb. 2.5). Man lässt den Widerstand lotrecht zum betreffenden Körperteil einwirken. Die andere Hand wird zur Fixierung oder Stützung des Probanden gebraucht. Meistens weisen die Handflächen der fixierenden und der Widerstandshand in entgegengesetzte Richtungen. (Diese Regeln kennen einige

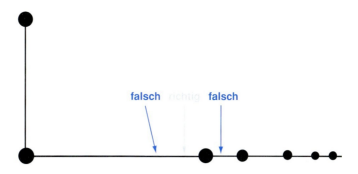

Abb. 2.5: Beispiel eines Widerstandstests: Beugung des Ellenbogens.

Ausnahmen. So wird der Widerstand z. B. bei den Widerstandstests der Schulter-, Hüft- und Knierotation an einem Knochen angesetzt, der wohl erst hinter dem nächsten Gelenk liegt. Sonst nämlich wäre der Hebel zu kurz.)

Man bringt bei Widerstandstests den zu untersuchenden Körperteil erst in seine Ausgangsposition. Dann begeben sich fixierende und Widerstandshand auf ihren Platz, worauf man Versuchsperson oder Patient bittet, die Widerstandshand wegzudrücken.

Immer wieder muss man während der speziellen Funktionsprüfung die Versuchsperson oder den Patienten in eine bestimmte Ausgangshaltung bringen. Dabei sollte man so eindringlich wie möglich an die Bewegungsfähigkeit des Probanden appellieren. Man tut dies, indem man den Betreffenden zur Einnahme einer bestimmten Körperhaltung anregt, eventuell unterstützt von einer hilfreichen Hand. Häufig ist es angezeigt, die Versuchsperson oder den Patienten mittels einer Hand auf der Schulter oder in der Flanke zu stützen. Hierdurch verbessert sich nicht nur die Beziehung zwischen Untersucher und Untersuchtem, sondern beim Untersuchten entsteht gleichzeitig eine gewisse Entspannung, was der Untersuchung entschieden zugute kommt.

3 Praktische Durchführung der speziellen Inspektion und Palpation

A. Spezielle Inspektion in Ruhe

Wie bereits erwähnt, kann die regionale Orientierung, sofern sie nach der Funktionsprüfung stattfindet, noch vor der speziellen Inspektion durchgeführt werden. In Teil 2 bis 4 besprechen wir jeweils erst die allgemeine Inspektion, dann die Funktionsprüfung und schließlich (in einem folgenden Kapitel) die Palpation. Dieser hat die spezielle Inspektion in Ruhe vorauszugehen, bei der man den einzelnen Strukturen seine Aufmerksamkeit widmet. Soweit dies nicht schon während der allgemeinen Inspektion geschehen ist, hat man dann Gelegenheit, diagnostische Beobachtungen hinsichtlich Form und Symmetrie der Konturen sowie der Hautfarbe zu machen. Ein wichtiger Bestandteil der speziellen Inspektion in Ruhe ist jedoch vom Charakter nicht diagnostisch, sondern orientierend. Mit ihrer Hilfe versucht man erst, die Strukturen ausfindig zu machen, die man palpieren möchte. Trotz ihrer Selbstverständlichkeit wird oft gegen diese Regel verstoßen. Nur zu leichtfertig geht man nach der Funktionsprüfung gleich zur Palpation über, ohne das entsprechende Gebiet erst in Ruhe inspektorisch zu erkunden. Wir empfehlen dann auch, dass man sich angewöhnt, *immer* die spezielle Inspektion vor der speziellen Palpation durchzuführen.

B. Ausgangssituation bei Palpation

Wie bei der Inspektion ist es wichtig, ruhig an den Patienten heranzutreten und sich in seine Lage zu versetzen. Man erläutere das Wie und Warum und achte auf die Aufnahmebereitschaft für Erklärungen – z.B. über die mögliche Schmerzhaftigkeit der Palpation. Jede Palpation hat ihre optimale Ausgangsposition. Diese werden in Teil 2, 3 und 4 beschrieben. Die Hände sind sauber, die Nägel kurz geschnitten und ohne Trauerränder, kalte Hände werden erst gewärmt, nasse Hände abgetrocknet.

Der Fühlkontakt mit dem Untersuchten muss während der Palpation gut sein. Man führt diese gewöhnlich mit einer Hand durch, während die andere Hand stützt. Die unterstützende Hand ist für die Entspanntheit von Versuchsperson oder Patient von großer Bedeutung – eine Palpation unter Spannung ist per definitionem nicht valide. Oft sollte man vor Beginn der Untersuchung die untersuchende und die stützende Hand erst kurze Zeit auf dem Körper des Probanden ruhen lassen. Ist dieser verkrampft, dann kann es nützlich sein, ihn zu bitten, sich auf die Hände des Untersuchers zu konzentrieren, während man selbst seine Konzentration auf den Körper des Untersuchten richtet und sich dessen Atmungsbewegungen fügt. Dies ist vor allem bei der Bauchuntersuchung von Bedeutung. Oftmals fällt dann auf, dass die Atmungsrhythmen beider Personen sich synchronisieren.

Bei jeder stechenden, bohrenden oder für den Patienten zu plötzlichen Palpation wird die Muskulatur des Untersuchten hyperton (in Fällen, die als bedrohlich empfunden werden, sogar mit Rötung und Feuchtigkeit des palpierten Gebietes), ein Zustand, der noch lange Zeit danach anhalten kann. Versuchen Sie deshalb, routinemäßig vor jeder Palpation erst Entspannung zu erreichen. Dies ist besser als zu versuchen, nach einer für den Untersuchten unangenehmen Palpation den so verursachten Schaden wieder gut zu machen. Die Palpation eines voraussichtlich schmerzhaften Gebietes wird bis zum Ende der Untersuchung aufgehoben. Während des Palpierens dient das Gesicht des Patienten u.a. als Monitor für eventuell auftretenden Schmerz. Darum soll man sich diesem regelmäßig zuwenden.

C. Praktische Durchführung der Palpation in Ruhe

Als allgemeine Regel gilt, dass man mit der volaren Seite der Spitzen von Zeige-, Mittel- und Ringfinger palpiert. Der Mittelfinger ist dabei etwas stärker gebeugt als Zeige- und Ringfinger, so dass die drei Fingerspitzen in einer Linie liegen. Die Vorzugshand palpiert, und die andere stützt. Man legt die palpierenden Finger schräg auf die zu untersuchende Struktur. Bei flacher Auflage ist eine unterscheidende Palpation beinahe unmöglich. Lotrechtes Aufsetzen der Finger könnte die Palpation für den Untersuchten leicht unangenehm werden lassen. In vereinzelten Fällen braucht man auch den Daumen. Dieser wird dann erst flach auf die zu untersuchende Struktur gelegt und danach in Schrägstand gebracht. Die Palpation findet so drucklos wie möglich statt, was diese nicht nur für den Untersuchten angenehmer macht, sondern auch den Blutstrom in den palpierenden Fingern unbehelligt lässt.

Die soeben beschriebene *normale Palpation* kann bei der Untersuchung oberflächlicher Muskeln durchgeführt werden. In einigen Fällen ist es sinnvoll, zur Erweiterung der Tastmöglichkeiten die Stützhand auf dem Rücken der untersuchenden Hand zu platzieren (Abb. 3.1).

Abb. 3.1: Palpation eines oberflächlich gelegenen Muskels. Achten Sie auf mögliche subkutane Verdickungen.

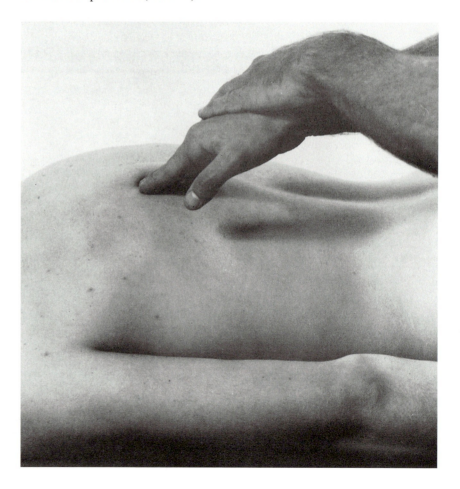

Abb. 3.2: (Alternierende) Palpation des (rechten) M. rectus femoris.

1. Legen Sie einen Finger zwischen zwei Muskeln.
2. Identifizieren Sie den Muskelrand, palpieren Sie dann seitwärts.
3. Verschieben Sie den anderen Finger nach proximal oder distal.
4. Palpieren Sie auch mit diesem Finger seitwärts.

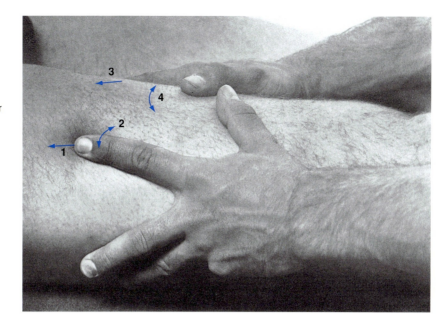

Noch zwei andere Techniken stehen zur Palpation von Muskelgrenzen zur Verfügung. Bei der *alternierenden Palpation* werden die Finger beider Hände parallel links und rechts eines Muskels aufgesetzt. Alternierend schiebt man dann erst die eine und dann die andere Hand entlang des Muskelrandes nach oben. Auf diese Weise sind Muskelgrenzen schnell identifizierbar (Abb. 3.2). Diese Palpationstechnik kann auch mit Zeige- und Mittelfinger einer Hand ausgeführt werden.

Bei der *Lange-Fingerpalpation* wird die untersuchende Hand flach und parallel der zu untersuchenden Struktur aufgelegt. Man gebraucht die Stützhand zur Erzeugung eines leichten Gegendrucks. Die Längsrichtung der Finger der untersuchenden Hand entspricht der zu erwartenden Längsrichtung der Struktur (Muskelrand). Ein Finger schiebt sich nun in Längsrichtung den Muskelrand entlang. Während der Schiebebewegung ist auch eine Seitwärtspalpation möglich (Abb. 3.3).

Abb. 3.3: Lange-Fingerpalpation des M. trapezius (Finger entlang Muskelrand schieben [1], seitwärts palpieren [2]).

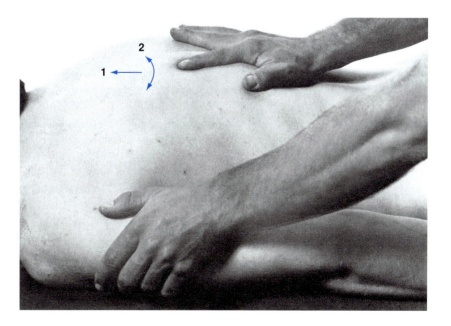

Palpiert man Strukturen, die zur späteren Orientierung dienen oder an denen therapeutische Handlungen vorgenommen werden sollen, so sollte man diese (oder deren Begrenzungen) mit einem *Dermographen* (zum Zeichnen auf der Haut geeigneter Stift) kennzeichnen. Wer sich in der Untersuchung bestimmter Gebiete übt, tut immer gut daran, seine Befunde mit einem Dermographen aufzuzeichnen. Dies verbessert das räumliche Vorstellungsvermögen von dem, was sich hinter der normalen menschlichen Körperoberfläche befindet.

Bei der speziellen Palpation in Ruhe untersucht man anatomische Strukturen im Einzelnen. Ihre technische Ausführung wird näher beschrieben in Teil 2 bis 4. Folgende Strukturen sind hier von Bedeutung:

- *Die Haut.* Mit dem Handrücken beurteilt man Hauttemperatur und regionale Temperaturunterschiede. Die Palpation vermittelt uns einen Eindruck von der Hautkonsistenz, ihrer Verschiebbarkeit auf dem Unterhautgewebe und möglicherweise vorhandenen Abweichungen.
- *Knochenstrukturen.* Diese sind bei der Palpation hart und bilden im Allgemeinen für die Kennzeichnung mit einem Dermographen vorzüglich geeignete Orientierungspunkte. Man kann knöcherne Strukturen, wenn nötig, auch mit dem Daumen palpieren.
- *Sehnen und Bänder.* Diese sind fest-elastisch und werden im Allgemeinen quer zur Verlaufsrichtung palpiert.
- *Entspannte Muskeln.* Gewöhnlich von weicher Konsistenz, doch kann man hier aufgrund von Tonusunterschieden noch zwischen verschiedenen Qualitäten differenzieren, am besten durch direkten Vergleich. Man fahnde nach auffälligen Konsistenzveränderungen innerhalb eines Muskels (z. B. Stellen mit festem Tastgefühl in entspanntem Muskel). Hier kann eine pathologische Veränderung vorliegen.
Die Muskelgrenzen werden sorgfältig ausgetastet und eventuell mit einem Dermographen markiert. Ursprünge und Ansätze von Muskeln werden getrennt palpiert, wobei man vor allem auf bei der Palpation auftretende Schmerzen achtet.
Manchmal sieht man lokale Veränderungen im Grenzbereich des Muskels. Verdickungen werden wahrgenommen und registriert.
- *Blutgefäße.* Bei Arterien Pulsschlag aufsuchen und mit wohldosiertem Druck palpieren. Diesen so lange anpassen, bis man den Pulsschlag optimal fühlt (wenn möglich, diesen erst durch spezielle Inspektion ermitteln!).
Venen fühlen sich weich an und werden sehr zart palpiert. Bei größerem Druck wird eine Vene schnell untastbar.
- *Nerven.* Der Tasteindruck von Nerven ist fest; sie können jedoch durch ihre Wegrollneigung einen elastischen Eindruck machen. Für Versuchsperson oder Patient ist die Nervenpalpation gewöhnlich unangenehm und wird dann auch mit Vorsicht ausgeführt – Gesicht des Untersuchten im Auge behalten.
- *Lymphknoten.* Gewöhnlich festes Tastgefühl. Man achte vor allem auf Regelmaß und Verschieblichkeit gegenüber dem umliegenden Gewebe. Unregelmäßige und schlecht verschiebliche Schwellungen verlangen immer eine gründlichere Diagnostik, immerhin kann es sich um maligne Veränderungen handeln (was natürlich nicht notwendigerweise der Fall ist).

D. Spezielle Inspektion bei Bewegung (oder Anspannung)

Hauptziel der speziellen Inspektion bei Bewegung ist die Identifizierung von Gelenkspalten. Kopf und Pfanne vieler Synovialgelenke bewegen sich bei der Durchführung bestimmter spezieller Bewegungen gegeneinander. Dies ermöglicht uns die Lokalisierung des Gelenkspaltes. Wird die Lokalisierung durch die Muskulatur der untersuchten Person erschwert, dann sind passive Bewegungen anzuraten.

Oft muss man bei der Suche nach bestimmten Muskeln diese erst durch Anspannung sichtbar werden lassen. Oberflächlich gelegene Muskeln sind in kontrahiertem Zustand meistens gut zu sehen. Dazu braucht man gewöhnlich keine definierten Bewegungen ausführen zu lassen, sondern kann sich mit der isometrischen Kontraktion gegen Widerstand begnügen.

E. Spezielle Palpation bei Bewegung (oder Anspannung)

Diese konzentriert sich auf den Gelenkspalt, der sich durch sein fest-elastisches Tastgefühl zwischen zwei harten Strukturen zu erkennen gibt. Man palpiert bei Bewegung (oder jedenfalls «unter Kontrolle»), um sicher zu sein, dass es sich tatsächlich um den betreffenden Gelenkspalt handelt. Tasten Sie, wie Kopf und Pfanne sich gegeneinander bewegen. Hat man Gewissheit, kann der Spalt markiert werden. Beim Bewegen achtet man auch auf eine eventuell bestehende Krepitation, ein fühlbar knisterndes Geräusch. Die Identifizierung von Strukturen im Gelenk (Diszi, Meniski) kann danach wieder in Ruhe stattfinden.

Im Allgemeinen liefern kontrahierte Muskeln (gegen Widerstand) weniger Information als entspannte. Gespannte Muskeln ergeben ein festes Tastgefühl. Eine schlaffe Lähmung kann vorliegen, wenn ein Muskel sich während einer Bewegung, an der er normalerweise teilnimmt, nicht anspannt.

Teil II
Das Gebiet von Schulter, Arm und Hand

(Kapitel 4, 5 und 6)

4 Inspektion und Funktionsuntersuchung von Schultergürtel und Arm

Allgemeine Inspektion von Schultergürtel und Arm

Inspektion in Ruhe

Die *Inspektion in Ruhe* findet am stehenden oder sitzenden Patienten statt. Man inspiziert von vorne, von hinten und von beiden Seiten.

Bei der allgemeinen Inspektion des Schultergürtels beachten wir dessen Konturen (die von Skapula, Akromion und Klavikula sowie der Schultergürtelmuskulatur gebildet werden). Achten Sie auf eventuell vorhandene Atrophien, gleichfalls auf die Nacken-Schulter-Linie (befinden die Schultern sich auf gleicher Höhe?) und den Achselkontakt (symmetrisch?). Man unterstellt, dass die Schulterstellung wichtige Aussagen über die Körperhaltung eines Menschen ermöglicht (was auch immer das sei). Ein Mensch mit nach hinten gehaltenen Schultern macht in der Regel einen «stolzen» Eindruck, während jemand mit hängenden Schultern «schlaff» wirkt. Es zeigt sich, dass die «Haltung» in vielen Fällen von Beschwerden im Nacken-Schulter-Gebiet diese mit zu verantworten hat. «Haltungsverbesserung» ist dann auch ein wichtiger Teil der Therapie.

Achten Sie auf die Stellung des Nackens und des zervikothorakalen Überganges (Befindet der Kopf sich in Anteposition? Besteht ein seitwärts geneigter oder rotierter Schiefhals?).

Bei der Inspektion von hinten gilt unsere Aufmerksamkeit vor allem den Schulterblättern. Stehen diese auf gleicher Höhe oder springen sie auffallend vor (wie bei Lähmung des M. serratus anterior – Scapula alata)?

Die allgemeine Inspektion des Arms richtet sich auf die Symmetrie beider Arme, auf Standabweichungen (die vor allem bei krankhaften Ellenbogenprozessen vorkommen), auf mögliche Atrophien (z.B. Atrophie der Mm. interossei dorsales bei Ulnarislähmung), auf abnorme Schwellungen und im Besonderen auf Farbe und Feuchtigkeit der Hand (es gibt eine Vielzahl von Durchblutungsstörungen der Hand, die eine sorgfältige Diagnostik und Therapie erfordern).

Neben den oben genannten Formen der *allgemeinen* Inspektion in Ruhe nimmt auch die *spezielle* Inspektion einen Teil der Routineuntersuchung für sich in Anspruch. Diese Inspektion der einzelnen Strukturen geht meistens der Palpation voraus. Jede zu palpierende Struktur wird erst einer Inspektion unterzogen.

Bei der Untersuchung von Schultergürtel und oberer Extremität finden nacheinander die folgenden Handlungen statt:

- *Allgemeine Inspektion in Ruhe*
- *Inspektion bei Bewegung, ausmündend in Funktionsprüfung (aktive und passive Bewegungen sowie Widerstandstests)*
- *Spezielle Inspektion der einzelnen Strukturen, gefolgt von*
- *Palpation der einzelnen Strukturen*

Inspektion bei Bewegung

Ziel der Inspektion bei Bewegung ist es, Störungen der neuromuskulären Integration aufzuspüren (Sind die Bewegungen fließend? Sehen wir zielunsichere Bewegungen, wie sie bei einigen zerebellären Störungen vorkommen? Verlaufen die Bewegungen geschmeidig und schmerzlos, oder sind sie von Lähmungen und Schmerzen begleitet? usw.).

Weiterhin werden aktive Bewegungen bei der *Funktionsprüfung* von Schultergürtel und Arm ausgeführt. Aktive Bewegungen verwendet man ebenfalls zur inspektorischen Aufspürung des Gelenkspalts, der danach palpiert werden kann. Schließlich können aktive Bewegungen und solche gegen Widerstand dazu dienen, die Funktion bestimmter Muskeln zu beurteilen bzw. die Orientierung bei der Suche nach Muskeln zu erleichtern (beispielsweise muss man bei der elektromyographischen Untersuchung genau wissen, in welchen Muskel die Elektrode eingebracht wird. Zweifelt man nun, ob diese sich im M. teres major oder minor befindet, kontrolliert man dies gewöhnlich mittels einer Rotation gegen Widerstand. Wenn der Muskel mit der Elektrode sich bei Innenrotation des Oberarms kontrahiert, handelt es sich offensichtlich um den M. teres major, kontrahiert er sich jedoch bei Außenrotation, ist es der M. teres minor).

Funktionsprüfung des Schultergürtels – Schema

Vgl. Kapitel 2, Allgemeine Inspektion und Spezielle Funktionsprüfung.

Die Bezeichnungen der mit Text und Fotos näher erläuterten wesentlichen Tests sind blau gedruckt.

Zur Beachtung
In den folgenden Kapiteln wird zur Bezeichnung des Bewegungsumfangs der einzelnen Gelenke von der so genannten *Nullstellung* ausgegangen. Dabei richten wir uns nach der im Jahre 1962 als «Neutral Zero Method» beschriebenen Terminologie der American Academy of Orthopedic Surgeons. Im Einzelfall wird die Nullstellung eines Gelenks durch Zeichnungen verdeutlicht[*].

Zur speziellen Einteilung in wesentliche und ergänzende Tests, vgl. die Erläuterungen auf S. 35.

Aktive Bewegungen:	Elevation Depression Protraktion Retraktion
Passive Bewegungen:	Elevation Depression Protraktion Retraktion
Widerstandstests:	Elevation Depression Protraktion Retraktion
Ergänzende Tests:	Translations- und Traktionstests des akromioklavikularen und des sternoklavikularen Gelenks. Horizontale Schulteradduktion als akromioklavikularer Druck-Provokationstest.

---

[*] Vgl. Literaturverzeichnis S. 323: Russe/Gerhardt/King.

Funktionsprüfung des Schultergürtels – Wesentliche Tests

Schultergürtel – Aktive Bewegungen

	Normaler (durchschnittlicher) Bewegungsumfang	*Bemerkungen*
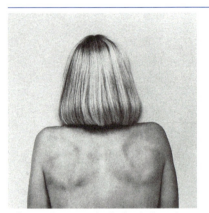 *Aktive Elevation (Schulterhebung).*	20–40°, gemessen ab der Horizontallinie (Transversallinie), die durch die Incisura jugularis verläuft.	Prüfung auf Krankheitsbeteiligung der Articulatio sternoclavicularis, der Articulatio acromioclavicularis und der skapulothorakalen Gleitverbindung.
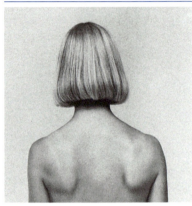 *Aktive Depression.*	5–10°, wie bei Elevation gemessen ab der Linie, die horizontal durch die Incisura jugularis verläuft. 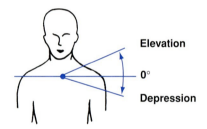	Manchmal eingeschränkt oder schmerzhaft bei Kompression des Gefäß-Nerven-Bündels an der oberen Thoraxapertur (thoracic outlet).
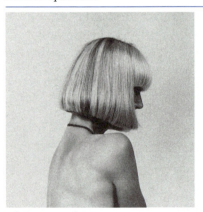 *Aktive Protraktion.*	30°, gemessen ab der Linie, die den Kopf direkt hinter den Ohren horizontal durchschneidet. 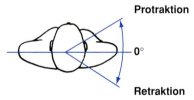	Selten eingeschränkt oder schmerzhaft.

	Normaler (durchschnittlicher) Bewegungsumfang	*Bemerkungen*
Aktive Retraktion.	30°, (siehe oben)	Manchmal eingeschränkt und/oder schmerzhaft bei Erkrankungen der thorakalen Wirbelsäule oder von Strukturen im Bereich der oberen Thoraxapertur.

Funktionsprüfung des Schultergürtels/ Art. scapulohumeralis – Schema

Wesentliche Tests (vgl. Fotos und Erläuterungen) sind blau gedruckt.

Aktive Bewegungen:
Elevation des Armes mit Abduktion
Elevation des Armes mit Anteversion
Elevation des Armes mit Abduktion und Innenrotation
Elevation des Armes mit Abduktion und Außenrotation («normaler» Painful-arc-Test)
Adduktion
Retroversion
Innenrotation
Außenrotation

Passive Bewegungen:
Elevation des Armes mit Abduktion
Elevation des Armes mit Anteversion
Abduktion
Adduktion
Retroversion
Innenrotation
Außenrotation

Widerstandstests:
Anteversion
Retroversion
Adduktion
Abduktion
Innenrotation
Außenrotation
Flexion des Ellenbogens
Flexion des Ellenbogens und Supination des Unterarms
Extension des Ellenbogens

Ergänzende Tests:
Translations- und Traktionstests des Schultergelenks
Beweglichkeitstests der thorakoskapulären Gleitverbindung

Prüfung der oberen Thoraxapertur – Schema

Wesentliche Tests:
Adson-Test
Eden-Test
Arterieller Belastungstest
Wright-Test
Erb-Test

Untersuchung der Halswirbelsäule
Untersuchung des Schultergürtels
Untersuchung der Schulter

Schultergürtel / Articulatio scapulohumeralis – Aktive Bewegungen

	Normaler (durchschnittlicher) Bewegungsumfang	*Bemerkungen*
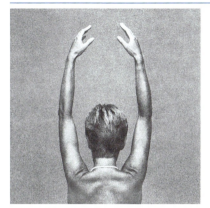 *Aktive Elevation der Arme.*	Ca. 180°, ausgehend von Nullstellung. Hebung des Armes (Elevation) ist möglich mit gleichzeitiger Abduktion (seitwärts) oder Anteversion (vorwärts). Dies führt zu einigen praktischen Konsequenzen.	Die Elevation des Armes ist ein hochkomplexes Geschehen, bei dem die Bewegungen einer ganzen Gelenkkette miteinander kooperieren. Wichtige Glieder sind die Verbindung Skapula-Thoraxwand und das Skapulohumeralgelenk. In Letzterem ist der Rotationsgrad von großer Bedeutung, weil z.B. bei maximaler Innenrotation keine vollständige Elevation möglich ist. Diese Bewegung ist bei vielen Erkrankungen eingeschränkt und/oder schmerzhaft. Als Beispiel können genannt werden: Erkrankungen des Akromioklavikulargelenks und des Schultergelenks wie auch Weichteilerkrankungen im Bereich des Schultergelenks (Tendopathien der Mm. supraspinatus, infraspinatus, subscapularis und biceps brachii). An der Elevation nehmen noch andere Muskeln teil, welche jedoch selten erkranken.
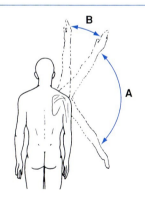 «Painful-arc-Syndrom»* (= schmerzhafter-Bogen-Syndrom). A. Subakromialer «painful arc». B. Akromioklavikularer «painful arc».		Wenn nur ein Teil der Elevationsbewegung schmerzhaft ist (Anfangs- und Endteil schmerzfrei), sprechen wir von einem Painful-arc-Syndrom. Eine der Strukturen im Bereich von Humeruskopf und Pfannendach (M. supraspinatus, M. infraspinatus, M. subscapularis oder Bursa subacromialis [subdeltoidea]) ist dann beteiligt. Wenn sich der Druck auf eine dieser Strukturen erhöht (meistens zwischen 60° und 120°), entsteht ein Schmerz, der bei Druckentlastung im weiteren Verlauf der Bewegung wieder verschwindet.

* siehe auch Tijdschrift van de Nederlandse en Belgische Vereniging voor Orthopedische Geneeskunde, Nr. 2, November 1981, Painful Arc.

4 Inspektion und Funktionsuntersuchung von Schultergürtel und Arm

Schultergürtel / Articulatio scapulohumeralis – Passive Bewegungen

	A. Normaler (durchschnittl.) Bewegungsumfang B. Bewegungsendgefühl	Bemerkungen
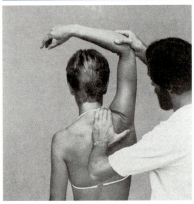 *Passive Elevation des Armes.*	A. Normalerweise etwas über 180° (vgl. Aktive Bewegungen). B. Federnd.	Ausführung: Die homolaterale Hand* umfasst den Ellenbogen dorsal und bewegt ihn nach kraniomedial. Die andere Hand fixiert den Thorax medial der Skapula. Am Ende der Bewegung erzeugt man einen geringen Überdruck. Vgl. Aktive Elevation
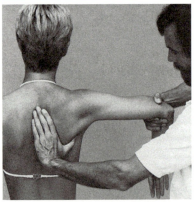 *Passive humeroglenoidale Abduktion.*	A. Ca. 90°, gemessen wie bei aktiver und passiver Elevation. B. Am Bewegungsende fühlt man, wie der Angulus inferior scapulae gegen den Daumen stößt. Setzt man die Bewegung dann fort, entsteht ebenfalls Bewegung zwischen Skapula und Thoraxwand. In diesem Falle sprechen wir von Elevation des Armes.	Ausführung: Die homolaterale Hand umfasst den Oberarm direkt oberhalb des Ellenbogens. Der Daumen der anderen Hand fixiert den palpablen Angulus inferior scapulae. U. a. beim Kapselmuster** ist die Außenrotation am stärksten eingeschränkt, gefolgt von Abduktion und Innenrotation.
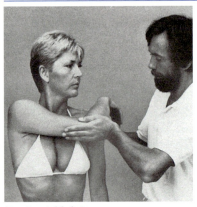 *Passive Adduktion.*	A. Nur die Testausführung in der horizontalen Ebene verschafft uns relevante Information über diese Bewegung. Der Bewegungsumfang beträgt dann ca. 60°. B. Federnd.	Ausführung: Die homolaterale Hand fixiert dorsal die heterolaterale Schulter des Patienten. Die andere Hand umfasst den Ellenbogen an der Dorsalseite. Die folgenden Zustände können eine Bewegungseinschränkung und Schmerzen verursachen: – Erkrankungen des Akromioklavikulargelenks; – Erkrankungen des Sternoklavikulargelenks; – Schulterarthritiden; – Insertionstendopathie des M. subscapularis (Pars inferior); – Erkrankungen des M. infraspinatus (Dehnungsschmerz); – Bursitiden (selten).

* Siehe Seite 34.
** Siehe Seite 17.

Prüfung der oberen Thoraxapertur – Schema

	A. Normaler (durchschnittl.) Bewegungsumfang B. Bewegungsendgefühl	Bemerkungen
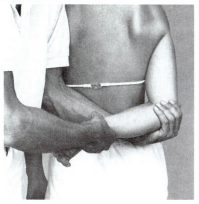 *Passive Innenrotation.*	A. Ca. 90°, ausgehend von Schulter in Nullstellung und Ellenbogen in 90°-Beugung. B. Kapsulär-federnd. 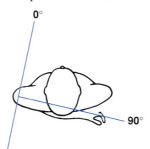	Ausführung: Die homolaterale Hand umfasst das distale Ende des pronierten Unterarms, wobei die Finger dorsal liegen. Die andere Hand umfasst den Ellenbogen (Finger medial), der Unterarm des Untersuchers stützt den Rücken des Patienten zur Fixierung des Thorax. Diese Bewegung ist beim Kapselmuster meistens eingeschränkt.
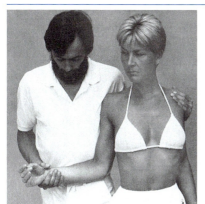 *Passive Außenrotation.*	A. Ca. 90°, ausgehend von Schulter in Nullstellung und Ellenbogen in 90°-Beugung. B. Kapsulär-federnd. 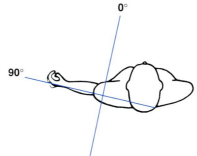	Ausführung: Der Körper des Therapeuten fixiert den Ellenbogen des Patienten. Die homolaterale Hand umfasst das distale Ende des Unterarms (in Nullstellung, vgl. bei Pronation und Supination des Ellenbogens). Die andere Hand fixiert die heterolaterale Schulter zur Verhinderung von Thoraxbewegungen. Bewegungseinschränkung ist meistens Folge einer Arthritis (Kapselmuster). Ist der M. subscapularis erkrankt, wird auch oft Schmerz angegeben.

Schulter – Widerstandstests

	Ausführung	*Bemerkungen*
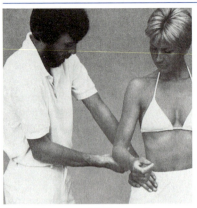 *Adduktion gegen Widerstand.*	Man prüft, ausgehend von Schulter in Nullstellung und Ellenbogen in 90°-Beugung. Unterarm in Nullstellung. Die Finger der homolateralen Hand bieten an der medialen Ellenbogenseite Widerstand. Die andere Hand übt Gegendruck auf den heterolateralen Beckenkamm aus.	Adduktorentest der Schulter: Erkrankungen der Adduktoren sind im Übrigen selten. Sollte später die Innenrotation gegen Widerstand schmerzhaft sein, ist der M. subscapularis erkrankt, jedoch keiner der Adduktoren, die auch innenrotatorische Funktion haben (Mm. latissimus dorsi, pectoralis major und teres major).
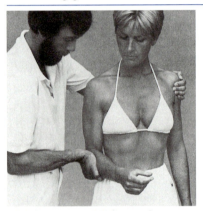 *Abduktion gegen Widerstand.*	Ausgangshaltung des Patienten wie oben. Die homolaterale Hand gibt Gegendruck an der lateralen Ellenbogenseite, die andere Hand an der homolateralen Schulter.	Abduktorentest: Der M. deltoideus ist selten*, der M. supraspinatus sehr häufig betroffen. Test manchmal positiv bei Bursitis subacromiodeltoidea.
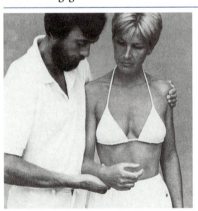 *Innenrotation gegen Widerstand.*	Ausgangshaltung des Patienten wie bei Abduktion gegen Widerstand. Die homolaterale Hand bietet Widerstand an der volaren Seite des distalen Unterarmendes. Die andere Hand gibt an der homolateralen Schulter Gegendruck.	Test für die Innenrotatoren: Ist die Adduktion gegen Widerstand nicht, die Innenrotation jedoch schmerzhaft, so liegt eine Erkrankung des M. subscapularis vor.

* Wohl bei Verletzungen des N. axillaris, die z. B. nach Schulterluxation auftreten.

	Ausführung	*Bemerkungen*
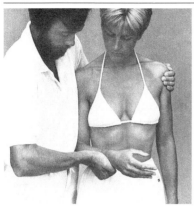 *Außenrotation gegen Widerstand.*	Prüfung der Außenrotation gegen Widerstand, ausgehend von ca. 45° Innenrotation (des Weiteren Ausgangsstellung so wie beschrieben bei Abduktion gegen Widerstand). Die homolaterale Hand gibt Gegendruck an der dorsalen Seite des Unterarms (distal), die andere Hand an der heterolateralen Schulter.	Außenrotatorentest: Regelmäßig betroffen ist nur der M. infraspinatus.
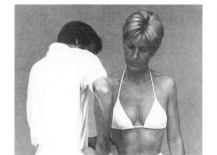 *Ellenbogenflexion gegen Widerstand (hier als Schultertest).*	Ausgangshaltung des Patienten wie bei Abduktion gegen Widerstand (jetzt aber mit Unterarm in Supination). Die homolaterale Hand bietet an der volaren Seite des distalen Unterarmes Widerstand. Die andere Hand stützt den Ellenbogen.	Test des M. biceps brachii. Meistens ist die Sehne des Caput longum im Sulcus intertubercularis in Schulterhöhe betroffen.
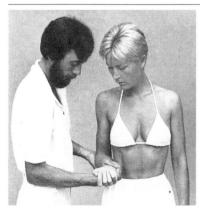 *Ellenbogenextension gegen Widerstand (hier als Schultertest).*	Ausgangshaltung des Patienten wie bei Abduktion gegen Widerstand (jetzt aber mit Unterarm in Supination). Die homolaterale Hand bietet an der dorsalen Seite des distalen Unterarms Widerstand. Die andere Hand stützt den Ellenbogen.	Test des – selten erkrankten – M. triceps brachii. Dieser Test verursacht auch eine Kompression zwischen Humeruskopf und Pfannendach. Ist diese Bewegung schmerzhaft, handelt es sich nicht unbedingt um eine Verletzung des M. triceps. Der Schmerz kann auch durch eine der Strukturen zwischen Tuberculum majus/minus und Pfannendach verursacht werden (vgl. auch «Painful-arc» bei der aktiven Schulteruntersuchung).

Funktionsprüfung des Ellenbogens – Schema

Wesentliche Tests (vgl. Fotos und Erläuterungen)

Aktive Bewegungen:
Extension
Flexion
Pronation
Supination

Passive Bewegungen:
Extension
Flexion
Supination
Pronation

Widerstandstests:
Extension
Flexion
Supination
Pronation
Dorsalflexion der Hand
Volarflexion der Hand

Ergänzende Tests:
Widerstandstests in verschiedenen Stellungen
Adduktion der Hand gegen Widerstand
Abduktion der Hand gegen Widerstand
Extension der Finger gegen Widerstand
Translations- und Traktionstests

Notabene: Bei allen Pronations- und Supinationstests wirkt auch das distale Radioulnargelenk mit (vgl. Seite 62).

Funktionsprüfung des Ellenbogens – Wesentliche Tests

Ellenbogen – Passive Bewegungen

A. Normaler (durchschnittl.) Bewegungsumfang
B. Bewegungsendgefühl

Bemerkungen

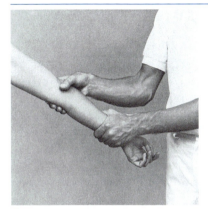

Passive Extension.

A. 0–5° Hyperextension*.

B. Hart. Ursache ist der ventrale Teil des medialen Lig. collaterale, also *nicht* der direkte knöcherne Kontakt zwischen Olecranon und Fossa olecrani.

Ausführung: Die homolaterale Hand umfasst den distalen Unterarm an der Volarseite. Die andere Hand umschließt den Ellenbogen in Höhe des Gelenks, und zwar so, dass der Daumen vorne und die Finger hinten liegen. Jetzt wird der Ellenbogen um einige Grad aus der Maximalextension angebeugt. Die den Ellenbogen umfassende Hand streckt diesen nun mit einer kurzen und schnellen, aber nicht kräftigen Bewegung zur Beurteilung des Endgefühls. Wenn bei Einschränkung beider Bewegungen die passive Flexion stärker eingeschränkt ist als die passive Extension, so liegt wahrscheinlich ein Kapselmuster vor. Manchmal ist nur eine der beiden Bewegungen mit leicht federndem Endgefühl gehemmt. Dies ist oft Folge eines Corpus liberum.

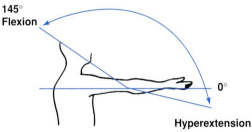

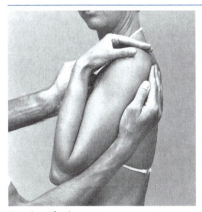

Passive Flexion.

A. 145°.

B. Weich. Ursache sind die Weichteile des Ober- und Unterarms.

Ausführung: Durch Druck auf die Dorsalseite des distalen Endes des supinierten Unterarmes beugt die homolaterale Hand den Ellenbogen des Patienten. Die andere Hand sorgt für Gegendruck an der Dorsalseite der Schulter.

* Die Hyperextension ist bei Frauen oft stärker ausgeprägt als bei Männern.

	A. Normaler (durchschnittl.) Bewegungsumfang B. Bewegungsendgefühl	Bemerkungen
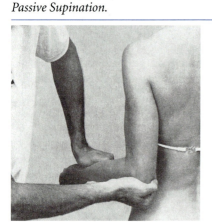 *Passive Supination.*	A. Ca. 85°. B. Annähernd hart. 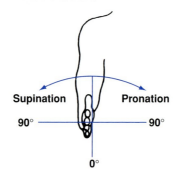	Ausführung: Die homolaterale Hand umfasst den distalen Unterarm an der Radial- oder Ulnarseite, jedoch immer so, dass die Bewegung vor allem durch Druck auf den Radius entsteht. Die andere Hand unterstützt den Ellenbogen in 90°-Beugung. Die passive Supination ist selten gehemmt oder schmerzhaft. Ist dies der Fall, liegt den Beschwerden ein Trauma zugrunde. Denken Sie dann immer an eine Radiusfraktur.
 Passive Pronation.	A. Ca. 90°. B. Ziemlich hart, jedoch etwas weicher als bei Supination.	Ausführung: Die homolaterale Hand umfasst den distalen Unterarm an der Radial- oder Ulnarseite. Auch hierbei sind verschiedene Ausführungen möglich, jedoch wird der Druck primär auf den Radius ausgeübt. Die andere Hand stützt den Ellenbogen in 90°-Beugung. Die passive Pronation kann bei einer Insertionstendopathie des M. biceps brachii (Anheftung an der Tuberositas radii) schmerzhaft sein. Ursache ist dann eine Kompression der Bizepsinsertion gegen die Ulna. Die passive Pronation ist selten eingeschränkt, nach einem Trauma muss man jedoch immer an eine Radiusfraktur denken.

Ellenbogen – Widerstandstests

	Ausführung	*Bemerkungen*
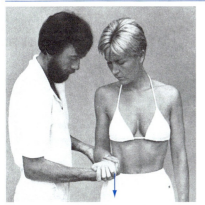 *Extension gegen Widerstand.*	Die homolaterale Hand bietet an der dorsalen Seite des Unterarms Widerstand. Die Ellenbogen von Patient und Untersucher befinden sich in 90°-Flexion. Die andere Hand unterstützt den Ellenbogen.	Oft ist der M. triceps brachii betroffen (Sportler aus Wurfdisziplinen). Dieser Test ist der gleiche wie bei der Schulteruntersuchung, jedoch mit anderer diagnostischer Zielsetzung.
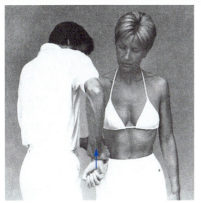 *Flexion gegen Widerstand.*	Die homolaterale Hand bietet Widerstand an der distalen Volarseite des Unterarms. Der Unterarm befindet sich in Supination, und der Ellenbogen ist um 90° gebeugt. Der Unterarm des Untersuchers lehnt lotrecht auf dem des Patienten. Die andere Hand stützt den Ellenbogen.	Ellenbogenflexorentest. Der M. biceps brachii ist am häufigsten betroffen, vgl. hiervor.
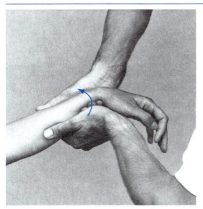 *Supination gegen Widerstand.*	Der Thenar der heterolateralen Hand gibt an der dorsaldistalen Seite des Unterarms Gegendruck (auf den Radius). Der Ellenbogen des Patienten ist um 90° gebeugt. Die andere Hand verstärkt den Griff der heterolateralen Hand. Lassen Sie auch hier den Widerstand lotrecht zur Bewegungsrichtung einwirken.	Supinatorentest. Am häufigsten erkrankt der M. biceps brachii (Flexion und Supination). Der M. supinator gibt nur selten Anlass zu Besorgnis.

	Ausführung	*Bemerkungen*
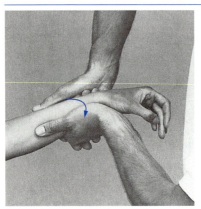 *Pronation gegen Widerstand.*	Der Thenar der homolateralen Hand bietet Widerstand an der volaren Seite des distalen Unterarms (auf dem Radius). Der Ellenbogen ist um 90° gebeugt. Die andere Hand verstärkt den Griff der homolateralen Hand. Am günstigsten ist es, wenn man den Widerstand lotrecht zur Bewegungsrichtung ausübt.	Pronatorentest. Meistens ist der M. pronator teres angegriffen, und zwar an seinem Ursprung auf dem Epicondylus medialis humeri.
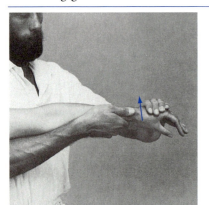 *Dorsalflexion der Hand gegen Widerstand (Ellenbogentest).*	Die homolaterale Hand bietet dem Handrücken des Patienten Widerstand. Die Dorsalflexoren werden getestet, ausgehend vom Handgelenk in Nullstellung. Der andere Arm des Untersuchers hält den Ellenbogen des Patienten bei proniertem Unterarm in maximaler Streckung.	Prüfung der am lateralen Humerusepikondylus entspringenden Handextensoren. Bei Schmerzhaftigkeit besteht wahrscheinlich ein «Tennisellenbogen». Manchmal kann der Test bei nicht maximaler Streckung des Patientenellenbogens negativ ausfallen, auch wenn er bei Streckung positiv gewesen wäre!
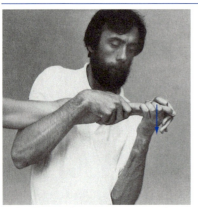 *Volarflexion der Hand gegen Widerstand (Ellenbogentest).*	Die homolaterale Hand bietet Widerstand an der Volarseite der Patientenhand unter Freilassung des Daumens. Man testet die Volarflexion ausgehend vom Handgelenk in Nullstellung. Wie bei Extension der Hand wird der Ellenbogen des Patienten bei proniertem Unterarm vom anderen Arm des Untersuchers in maximaler Streckung gehalten.	Prüfung der am medialen Humerusepikondylus entspringenden Handflexoren. Bei positivem Testergebnis sprechen wir von einem «Golferellenbogen».

Funktionsprüfung des distalen Radioulnargelenks – Schema

Wesentliche Tests (vgl. Fotos und Erläuterungen) sind blau gedruckt.

Aktive Bewegungen:	Pronation Supination
Passive Bewegungen:	Pronation Supination
Widerstandstests:	Pronation Supination
Ergänzende Tests:	Translationstests

Zur Beachtung: Bei der Funktionsprüfung dieses Gelenks wirkt auch der Ellenbogen mit.

Funktionsprüfung des distalen Radioulnargelenks – Wesentliche Tests

Distales Radioulnargelenk – Passive Bewegungen

A. Normaler (durchschnittl.) Bewegungsumfang
B. Bewegungsendgefühl

Bemerkungen

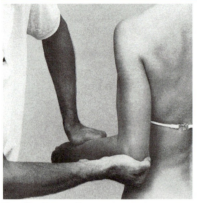

Passive Pronation.

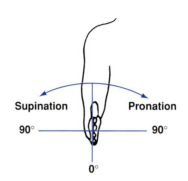

A. Ca. 90°.

B. Annähernd hart.

Ausführung: Die homolaterale Hand umfasst **von oben** das distale Ende des Unterarms des Patienten (die Fingerspitzen dorsal auf dem Radius). Bei **oberhandiger** Umfassung liegen Thenar und Hypothenar dorsal auf dem Radius. Die andere Hand stützt den Ellenbogen in 90°-Flexion. Wenn sowohl Pronation als Supination am Bewegungsende schmerzhaft sind und der Schmerz im distalen Teil des Unterarms lokalisiert ist, besteht wahrscheinlich eine entzündliche Erkrankung des distalen Radioulnargelenks (Arthritis).

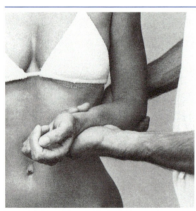

Passive Supination.

A. Ca. 85°.

B. Annähernd hart.

Ausführung: Die homolaterale Hand umfasst **von unten** das distale Ende des Unterarms des Patienten, wobei Thenar und Hypothenar von volar Druck auf den Radius ausüben. Die andere Hand stützt den Ellenbogen in 90°-Flexion.

Funktionsprüfung des Handgelenks – Schema

Wesentliche Tests (vgl. Fotos und Erläuterungen)

Aktive Bewegungen:
Flexion (Volarflexion)
Extension (Dorsalflexion)
Abduktion (Ulnardeviation)
Adduktion (Radialdeviation)

Passive Bewegungen:
Flexion
Extension
Abduktion (Ulnardeviation)
Adduktion (Radialdeviation)

Widerstandstests:
Flexion
Extension
Abduktion (Ulnardeviation)
Adduktion (Radialdeviation)

Ergänzende Tests:
Translations- und Traktionstests

Funktionsprüfung des Handgelenks – Wesentliche Tests

Handgelenk – Passive Bewegungen

A. Normaler (durchschnittl.) Bewegungsumfang
B. Bewegungsendgefühl

Bemerkungen

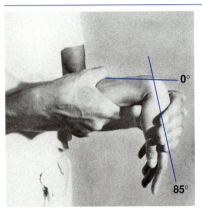

Passive Flexion.

A. Ca. 85°.

B. Kapsulär.

Ausführung: Die homolaterale Hand umfasst distal vom Handgelenk die Hand des Patienten, wobei die Finger dem Handrücken und der Daumen der Handfläche aufliegen. Der Unterarm des Patienten bleibt proniert. Die andere Hand umschließt den distalen Unterarm direkt proximal des Handgelenks. Oft findet man noch lange Zeit nach einem Flexionstrauma des Handgelenks Schmerzen bei passiver Bewegung. Meistens rühren diese von einer Überdehnung der dorsalen interkarpalen Ligamente her. Sind Beugung und Streckung gleichermaßen eingeschränkt (und oftmals auch schmerzhaft), so sprechen wir von einem Kapselmuster (Ursache meistens Trauma oder rheumatisch).

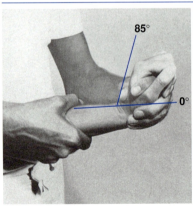

Passive Extension.

A. Ca. 85°.

B. Kapsulär.

Ausführung: Die homolaterale Hand umfasst die Hand des Patienten so, dass ihre Finger an der Volar- und der Daumen an der Dorsalseite anliegen. Der Unterarm des Patienten befindet sich in Pronation oder in Nullstellung. Die andere Hand umfasst das distale Ende des Unterarms direkt proximal vom Handgelenk.

Viele Affektionen können die Ursache von Schmerz und/oder Bewegungshemmung sein. Leicht eingeschränkte und schmerzhafte Extension finden wir vor allem bei einem Ganglion in Höhe des Os capitatum. Subluxation des Os capitatum verursacht Bewegungshemmung und Schmerzen.

Vgl. bei: Passive Flexion.

Funktionsprüfung des Handgelenks – Wesentliche Tests

	A. Normaler (durchschnittl.) Bewegungsumfang B. Bewegungsendgefühl	Bemerkungen
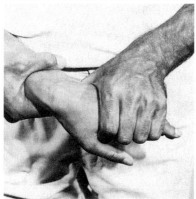 *Passive Abduktion (Ulnardeviation).*	A. Ca. 40°. B. Kapsulär.	Ausführung: Die homolaterale Hand umfasst den Handrücken, wobei die Fingerspitzen an der Volarseite liegen und der Daumen frei bleibt. Die andere Hand umschließt den distalen Teil des pronierten Unterarms direkt proximal des Handgelenks. Speziell bei diesem Test auftretende Schmerzen weisen auf Beschädigung des radialen Kollateralligaments.
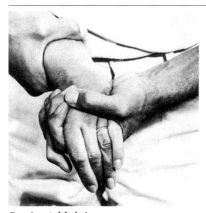 *Passive Adduktion (Radialdeviation).*	A. 20°. B. Kapsulär.	Ausführung: Die homolaterale Hand umschließt mit Ausnahme des Daumens die Hand des Patienten so, dass Daumen und Fingerspitzen dorsal liegen. Die andere Hand umfasst das distale Ende des pronierten Unterarms direkt proximal des Handgelenks. Speziell bei diesem Test auftretende Schmerzen weisen auf eine Schädigung des ulnaren Kollateralligaments.

Handgelenk – Widerstandstests

	Ausführung	Bemerkungen
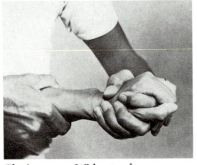 *Flexion gegen Widerstand.*	Der Unterarm ist proniert. Die homolaterale Hand bietet der Patientenhand unter Freilassung des Daumens an der Volarseite Widerstand. Das Handgelenk wird getestet ausgehend von der Nullstellung. Die andere Hand fixiert den Unterarm direkt proximal des Handgelenks.	Prüfung der Handgelenksflexoren. Schädigungen sind selten. Manchmal sind der M. flexor carpi ulnaris oder der M. flexor carpi radialis betroffen.
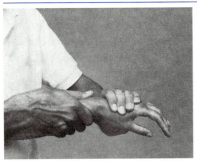 *Extension gegen Widerstand.*	Die homolaterale Hand übt ihren Widerstand aus auf den Rücken der Patientenhand, ausgehend vom Handgelenk in Nullstellung. Die andere Hand fixiert den in Pronation gehaltenen Unterarm direkt proximal des Handgelenks.	Prüfung der Handgelenksextensoren. Es kommen vor: Sehnenerkrankungen der Mm. extensores carpi radialis longus und brevis sowie des M. extensor carpi ulnaris.
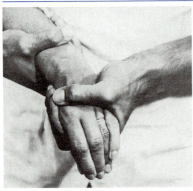 *Abduktion (Ulnardeviation) gegen Widerstand.*	Die homolaterale Hand bietet Widerstand an der Ulnarseite der Hand in Höhe des 5. Mittelhandknochens (Os metacarpale V). Die andere Hand umfasst den in Pronation gedrehten Unterarm direkt proximal des Handgelenks und gibt an der Radialseite Gegendruck. Prüfung des Handgelenks ausgehend von Nullstellung.	Prüfung der Mm. flexor und extensor carpi ulnaris. Der M. flexor carpi ulnaris erkrankt selten.
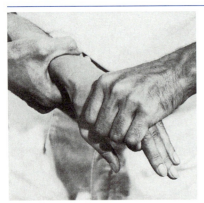 *Adduktion (Radialdeviation) gegen Widerstand.*	Unter Freilassung des Daumens bietet die homolaterale Hand der Patientenhand in Höhe des 2. Mittelhandknochens (Os metacarpale II) Widerstand. Test ausgehend mit Handgelenk in Nullstellung. Die andere Hand umfasst den pronierten Unterarm direkt proximal des Handgelenks und gibt mit den Fingerspitzen an der Ulnarseite Gegendruck.	Prüfung der Mm. extensores carpi radialis longus und brevis sowie des M. flexor carpi radialis. Hierbei sind die Extensoren häufiger angegriffen als die Flexoren.

Funktionsprüfung der Articulatio carpometacarpea pollicis – Schema

Wesentliche Tests (vgl. Fotos und Erläuterungen) sind blau gedruckt.

Aktive Bewegungen: Reposition
Abduktion
Adduktion
Opposition

Passive Bewegungen: Reposition
Abduktion
Adduktion
Opposition

Widerstandstests: Extension
Abduktion
Adduktion
Flexion

Ergänzende Tests: Translations- und Traktionstests

Funktionsprüfung der Articulatio carpometacarpea pollicis

Articulatio carpometacarpea pollicis – Passive Bewegungen

	A. Normaler (durchschnittl.) Bewegungsumfang B. Bewegungsendgefühl	Bemerkungen
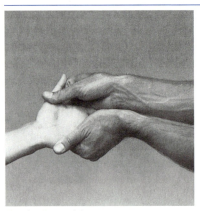 *Passive Reposition.*	A. Ca. 20°. B. Kapsulär. Die Reposition des Daumens ist eine Kombinationsbewegung aus Abduktion und Extension. Unter Opposition verstehen wir die entgegengesetzte Bewegung.	Ausführung: Die homolaterale Hand umfasst die Finger des Patienten, während der Daumen der anderen Hand den Daumen des Patienten reponiert. Normalerweise braucht an diesem Gelenk nur diese passive Bewegung ausgeführt zu werden. Bei gehemmter Reposition und uneingeschränkten anderen Bewegungen sprechen wir von einem Kapselmuster. Seine häufigsten Ursachen sind Arthrose und traumatische Arthritis.

Articulatio carpometacarpea pollicis – Widerstandstests

	Ausführung	Bemerkungen
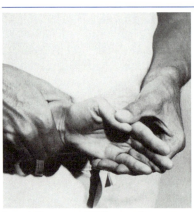 *Extension gegen Widerstand.*	Ausgangsstellung des Patienten: Alle vier Widerstandstests des Daumens beginnen mit der Articulatio metacarpea pollicis in Nullstellung (siehe Zeichnung). Handgelenk und Unterarm ebenfalls in Nullstellung. Die Spitze des homolateralen Daumens übt nun, ausgehend von dieser Stellung, bei allen Widerstandstests Gegendruck auf die distale Phalanx des Patientendaumens aus.	

Funktionsprüfung der Articulatio carpometacarpea pollicis

	Ausführung	*Bemerkungen*
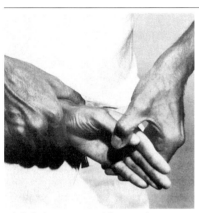 *Abduktion gegen Widerstand.*	1. Widerstand dorsal bei Extension. 2. Widerstand radial bei Abduktion.	1. Prüfung der Mm. extensores pollicis longus und brevis. 2. Prüfung des M. abductor pollicis longus (Affektionen des M. extensor pollicis brevis sind selten). Häufigste Ursache für Schmerz bei sowohl Extension als Abduktion gegen Widerstand ist der Morbus de Quervain. Dies ist eine Tendovaginitis der Mm. extensor pollicis brevis und abductor pollicis longus in Höhe der Handwurzel.
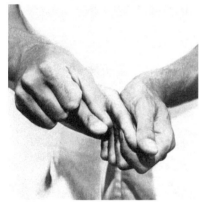 *Adduktion gegen Widerstand.*	3. Widerstand ulnar bei Adduktion. 4. Widerstand volar bei Flexion.	3. Prüfung des M. adductor pollicis, dessen Caput obliquum nach Abduktionstrauma verletzt sein kann. 4. Prüfung des M. flexor pollicis longus. Sehr selten betroffen.

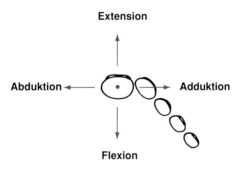

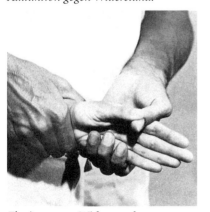

Das Diagramm stellt die Spitzen aller Finger und des Daumens dar. Auf dem Daumen die Andeutung des Daumennagels.

Flexion gegen Widerstand.

Funktionsprüfung der Finger – Schema

Wesentliche Tests (vgl. Fotos und Erläuterungen) sind blau gedruckt.

Aktive Bewegungen: Extension
Flexion
metakarpophalangeal (MCP-Gelenk) und
interphalangeal, proximal (PIP-Gelenk)
und distal (DIP-Gelenk)

Passive Bewegungen: Extension
Flexion
metakarpophalangeal und
interphalangeal

Widerstandstests: Extension
Flexion
metakarpophalangeal und
interphalangeal

Spreizung des 2. und 3. Fingers
Spreizung des 3. und 4. Fingers
Abduktion des 5. Fingers
Adduktion des 5. Fingers
Adduktion des 4. Fingers
Adduktion des 2. Fingers

Ergänzende Tests: Translations- und Traktionstests

Funktionsprüfung der Finger – Wesentliche Tests

Die Finger – Passive Bewegungen

	A. Normaler (durchschnittl.) Bewegungsumfang B. Bewegungsendgefühl	Bemerkungen
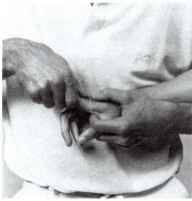 *Passive Extension der MCP-Gelenke.*	A 30°–45°. B. Kapsulär. 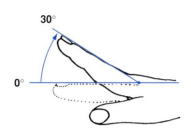	Die homolaterale Hand umfasst mit dem Daumen dorsal und den Fingern volar die proximale Phalanx so nah wie möglich am MCP-Gelenk. Daumen (dorsal) und Zeigefinger (volar) der anderen Hand fixieren so distal wie möglich das Os metacarpale. Erkrankungen dieser kleinen Gelenke sind meist traumatischen Ursprungs. Man findet dann ein Kapselmuster, wobei die Flexion stärker gehemmt ist als die Extension.
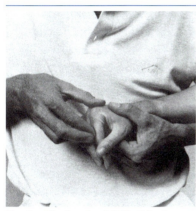 *Passive Flexion der MCP-Gelenke.*	A. 90°. B. Kapsulär. 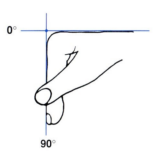	Der Daumen der homolateralen Hand befindet sich dorsal gleich proximal des MCP-Gelenks. Der Zeigefinger liegt, unterstützt durch den Mittelfinger, direkt distal des MCP-Gelenks (dorsal). Die andere Hand fixiert mit dem Daumen dorsal und den Fingern volar das Os metacarpale. Bei eingeschränkter Flexion ist die Ursache meist traumatischer Art (siehe oben).
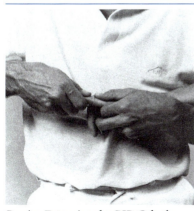 *Passive Extension der PIP-Gelenke.*	A. 0°. B. Kapsulär. 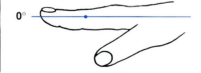	Daumen (dorsal) und Zeigefinger (volar) der homolateralen Hand umfassen die Mittelphalanx direkt distal des PIP-Gelenks. Die andere Hand fixiert mit Daumen und Zeigefinger die proximale Phalanx direkt proximal vom PIP-Gelenk. Kapselmuster (Flexion stärker gehemmt als Extension) deutet meist auf rheumatoide oder traumatische Arthritis.

	A. Normaler (durchschnittl.) Bewegungsumfang B. Bewegungsendgefühl	Bemerkungen
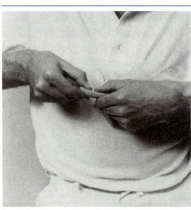 *Passive Flexion der PIP-Gelenke.*	A. 100°–120°. B. Kapsulär. 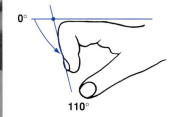	Man legt den Daumen der homolateralen Hand direkt proximal und den vom Mittelfinger unterstützten Zeigefinger gleich distal vom PIP-Gelenk an. Daumen und Zeigefinger der anderen Hand fixieren proximale Phalanx und Os metacarpale. Kapselmuster: Vgl. passive Extension PIP-Gelenk.
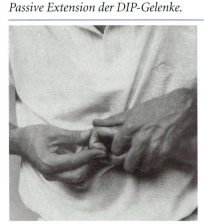 *Passive Extension der DIP-Gelenke.*	A. 0°–10°. B. Kapsulär. 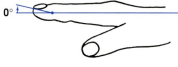	Daumen und Zeigefinger der homolateralen Hand umfassen die distale Phalanx direkt distal des DIP-Gelenks. Daumen und Zeigefinger der anderen Hand fixieren die mediale Phalanx direkt proximal am selben Gelenk. Affektionen dieses Gelenks sind meist traumatischen oder arthrotischen Charakters. In beiden Fällen findet man ein Kapselmuster, wobei die Flexion stärker gehemmt ist als die Extension.
Passive Flexion der DIP-Gelenke.	A. 70°–90°. B. Kapsulär. 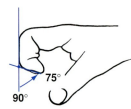	Zur passiven Flexion des DIP-Gelenks muss erst das PIP-Gelenk um 90° gebeugt werden. Daumen und Zeigefinger der homolateralen Hand greifen jetzt proximal und distal vom DIP-Gelenk an. Daumen und Zeigefinger der anderen Hand fixieren proximale Phalanx und Os metacarpale. Kapselmuster: Siehe oben.

Die Finger – Widerstandstests

	Ausführung	*Bemerkungen*
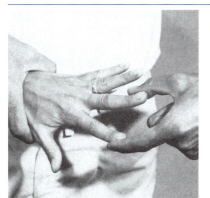 *Spreizung des 2. und 3. Fingers gegen Widerstand.*	Ausgangsstellung des Patienten: Unterarm proniert, Handgelenk in Nullstellung. Der Patient spreizt die Finger. Die Zeigefinger- und Daumenspitze der homolateralen Untersucherhand üben Widerstand aus auf die Ulnarseite der dritten und die Radialseite der zweiten Fingerspitze. Die andere Hand fixiert das Handgelenk.	Prüfung der Mm. interossei dorsales. Diese erkranken selten (Pianisten), es sei denn, ein Ausfall des N. ulnaris liegt vor. In diesem Fall testet man die Mm. interossei dorsales I und III.
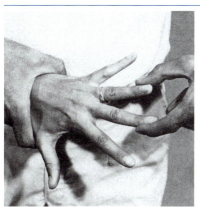 *Spreizung des 3. und 4. Fingers gegen Widerstand.*	Wie oben, jedoch gibt man nun Gegendruck auf den 3. und 4. Finger. Die andere Hand fixiert das Handgelenk.	Vgl. Test oben. Hier Prüfung der Mm. interossei dorsales II und IV.
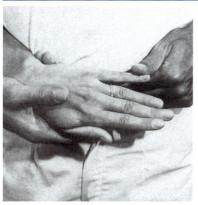 *Abduktion des 5. Fingers gegen Widerstand.*	Ausgangsstellung wie oben. Die homolaterale Daumenspitze bietet Widerstand an der Ulnarseite der 5. distalen Fingerphalanx. Die andere Hand fixiert das Handgelenk.	Prüfung des M. abductor digiti minimi. Erkrankungen sind selten.

	Ausführungen	*Bemerkungen*
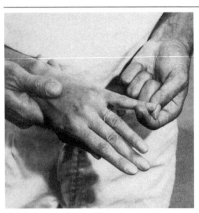 *Adduktion des 5. Fingers gegen Widerstand.*	Ausgangsstellung wie bei der Widerstandsprüfung für Spreizung des 2. und 3. Fingers. Die homolaterale Zeigefingerspitze übt Widerstand auf die Radialseite der 5. distalen Fingerphalanx aus. Die andere Hand fixiert das Handgelenk.	Prüfung des M. interosseus palmaris III.
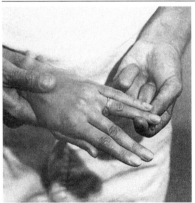 *Adduktion des 4. Fingers gegen Widerstand.*	Ausgangsstellung wie oben. Die homolaterale Zeigefingerspitze bietet Widerstand an der Radialseite der 4. distalen Fingerphalanx. Die andere Hand fixiert das Handgelenk.	Prüfung des M. interosseus palmaris II. Diese Muskeln erkranken seltener als die dorsalen Mm. interossei.
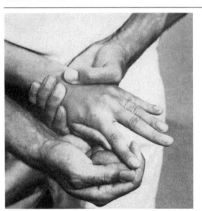 *Adduktion des 2. Fingers gegen Widerstand.*	Ausgangsstellung wie oben. Die homolaterale Hand fixiert das Handgelenk des Patienten, während die Zeigefingerspitze der anderen Hand an der Ulnarseite der 2. distalen Fingerphalanx Gegendruck gibt.	Prüfung des M. interosseus palmaris I.

5   Palpation von Schultergürtel und Arm

Palpation von Schulterregion, Arm und Hand

Die Palpation von Schultergürtel und Arm findet am stehenden oder sitzenden Probanden statt und ist immer auf jede einzelne Struktur gerichtet. Wir haben diese Strukturen in einer für die Anatomie in vivo brauchbaren Weise geordnet. Damit weicht unsere Einteilung von den gebräuchlichen systematischen oder topographisch-anatomischen Einteilungen ab. Zuerst besprechen wir – nach Regionen geordnet – die palpablen Knochen- und Bandstrukturen, danach tastbare Muskeln und andere Weichteile. Darauf (Kapitel 6) geben wir eine Übersicht der Gefäß- und Nervenstrukturen von Schultergürtel und Arm mit Betonung ihrer topographischen Beziehungen. Die Palpation behandeln wir nur kurz.

Durch seinen Zuschnitt auf die Anatomie in vivo hat der Stoff eine ungebräuchliche Einteilung bekommen. Auch ist unsere Auswahl relevanter Strukturen in gewissem Sinne neuartig. Zwei Überlegungen haben uns zu diesem Aufbau angeregt: Die Tastbarkeit der Strukturen und die praktische Bedeutung ihrer Palpation. Wenn also in unserer Erörterung gewisse Strukturen fehlen, so sind sie unserer Ansicht nach entweder nicht eindeutig genug zu palpieren (gewöhnlich liegen sie zu tief oder sind von anderen Strukturen überdeckt), oder wir halten ihre Palpation in der Praxis für bedeutungslos. Bei der Bestimmung der Reihenfolge haben wir uns vor allem von orientierungstechnischen Argumenten leiten lassen. Man fahndet bei der Untersuchung einer bestimmten Region nämlich erst nach charakteristischen Strukturen («Orientierungspunkte» oder «landmarks»), bevor man detailliertere Untersuchungen vornimmt.

Wir möchten noch einmal betonen, dass jeder Palpation eine Inspektion in Ruhe vorauszugehen hat. Unterlässt man die Inspektion, «projektiert» man nur zu oft sein Atlas-Wissen auf den untersuchten Körper, ohne eine wirkliche Untersuchung durchzuführen.

Nach der Inspektion in Ruhe folgt die Palpation in Ruhe. *Zu Studienzwecken, aber auch in der Praxis, ist es empfehlenswert, die palpierten Strukturen mit einem Dermographen (Hautstift) zu kennzeichnen.*

Im Rahmen der Gelenkprüfung folgen jeder Inspektion und Palpation in Ruhe eine Inspektion und Palpation bei Bewegung. Auch bei der Untersuchung von Muskeln kann eine Inspektion und Palpation während Kontraktion nach Ruheinspektion und -palpation wünschenswert sein (diese Kontraktion kann mit und ohne sichtbare Bewegung – gegen Widerstand – verlaufen). *Die Palpation eines Muskels während Kontraktion darf nicht die Palpation in Ruhe ersetzen, sondern muss dieser folgen.*

Wir können jetzt also unser Inspektionsschema verfeinern und kommen zu folgendem Handlungsaufbau:
Spezielle Inspektion in Ruhe;
Palpation in Ruhe;
Inspektion während Bewegung/Kontraktion;
Palpation während Bewegung/Kontraktion.

Natürlich braucht man dieses ganze Schema nicht für alle Strukturen abzuwickeln, aber bei Gelenk- und Muskelprüfungen ist es fast immer von großem Nutzen (Phänomene wie «misleading tenderness» und «referred pain» entgehen jedem Untersucher, der sich an kein sinnvolles Handlungsschema hält).

Schulterregion: Palpation der Knochen- und Bandstrukturen

Ausgangsstellung: Sitzend

Zur Identifizierung von Anomalien an Knochen und Bändern muss man sich erst das für normale Knochen und Bänder charakteristische Tastgefühl zu eigen machen. Wie schon erwähnt, weist der Knochen ein hartes Palpationsgefühl auf. Unbedeckter Knochen – wie man ihn vielleicht bei einem Gerippe erwarten würde – kommt in der Anatomie in vivo nicht vor. Er ist immer von Periost umgeben, meistens von Muskeln, und immer muss man durch Subkutis und Haut hindurch palpieren. Wir nennen die Tastqualität von Bändern im Allgemeinen «fest-elastisch». Gelenkspalten (fest-elastische Palpation zwischen zwei Strukturen mit hartem Tastgefühl) sollte man immer während Bewegung identifizieren. Mögliches Krepitieren kann dann gleichzeitig ausgeschlossen werden.

Articulatio sternoclavicularis

Sowohl das Sternum als auch die Schlüsselbeine kommen bei Atemexkursionen in eine mehr kraniokaudale Lage. Die Verbindungen zwischen Sternum und Klavikeln befinden sich normalerweise jedoch in Höhe des Processus spinosus Th3. Gelenk und umgebende Strukturen sind leicht zu palpieren.

Zwischen beiden Sternoklavikulargelenken finden wir als kraniale Begrenzung des Manubrium sterni eine Einbuchtung, die Incisura jugularis. Diese kann für verschiedene Ortsbestimmungen (z.B. bei Tracheotomie) als wichtiger Orientierungspunkt dienen. Die kaudale Grenze des Larynx befindet sich nämlich etwa 3 cm oberhalb der Inzisur (Die Tracheotomie ist zwischen Larynx und Manubrium sterni möglich. Hierbei darf man zur Schonung der Glandula thyreoidea nicht zu weit nach kranial und im Zusammenhang mit der Blutversorgung nicht zu weit aus der Medianebene abweichen.) Die Incisura jugularis kann beim Zählen der Rippen als Bezugspunkt dienen, jedoch wird dazu meist der Übergang Manubrium sterni – Corpus sterni gebraucht (vgl. unter «Rumpf»).

Das Ligamentum interclaviculare ist in der Incisura jugularis zu palpieren. Die gemischt muskel- und sehnengewebigen, leicht zu palpierenden, sternalen Bäuche der Mm. sternocleidomastoidei flankieren die Inzisur an beiden Seiten und bedecken die Gelenke. Von diesen bedeckt finden wir die Extremitates sternales clavicularum, die dem Sternum zugewandten Schlüsselbeinenden, die kranial den Rand des Manubriums überragen. Bei Schulterbewegungen sieht man, wie sich die Extremitas sternalis claviculae gegenüber dem Manubrium sterni bewegt. Bei Luxationen haben sich die Klavikelenden nach kranial und medial verschoben, und die normalen Konturen der Incisura sind verschwunden.

Das Sternoklavikulargelenk besitzt zwischen seinen stark inkongruenten Gelenkflächen einen Discus articularis. Dessen Palpation wird durch das Lig. sternoclaviculare und die bedeckende Sehne des M. sternocleidomastoideus erschwert. Im Allgemeinen ist der Gelenkspalt der Articulatio sternoclavicularis jedoch fühlbar breiter als der von Gelenken ohne Diskus. Bei oberflächlichem Tasten fühlt man das Lig. sternoclaviculare. Arthrotische Veränderungen des Gelenks führen zu fühlbaren zarten Krepitationen bei Innen- und Außenrotation der Schulter am um 90° abduzierten Oberarm.

Die Palpation des Gelenks findet dann auch während aktiver Pro- und Retraktion des Schultergürtels statt.

Arthrotische Prozesse dieser Gelenke verlaufen meist mild und gehen mit nur geringen Funktionseinbußen einher.

Klavikula

Nach Palpation des Sternoklavikularbandes sind weiter lateral die Ventral- und Kranialseite der Klavikula relativ frei fühlbar. Diese wird hier nur bedeckt vom Platysma, dem oberflächlichen Halsmuskel.

Die Klavikula hat in ihren medialen zwei Dritteln einen annähernd runden Querschnitt. Ihr ventrokaudaler Rand und ihre kaudale Seite sind durch Anheftungen/Ursprünge von Muskeln nicht oder kaum zu tasten. Ihr konkaves laterales Drittel ist weniger rund und zeigt ventrokranial und dorsokaudal Abflachungen.

Man täuscht sich leicht über das wahre Ausmaß ihres ventrodorsalen Durchmessers. Die Klavikula ist hier breiter als man denkt.

Sowohl kranial als kaudal dieses Klavikulaendes befinden sich sicht- und fühlbare Einsinkungen der Körperoberfläche.

Es sind dies (1) die Fossa supraclavicularis major, medial begrenzt von der Pars clavicularis des M. sternocleidomastoideus und lateral vom Venter inferior des M. omohyoideus (diese Fossa bildet den unteren Teil der Regio colli lateralis – vgl. im Kapitel «Rumpf»), (2) die Fossa infraclavicularis, zwischen M. pectoralis major, M. deltoideus und Klavikula. Die Fossa infraclavicularis sehen wir am deutlichsten bei Anteversion oder Abduktion des Oberarms (Abb. 5.1 und 5.2).

Processus coracoideus

In der Fossa infraclavicularis, oder direkt lateral von ihr, ist oft der Processus coracoideus, der Rabenschnabelfortsatz der Skapula, zu sehen, in jedem Fall aber gut zu fühlen. Palpabel sind nur seine Spitze und Medialseite. Man palpiert am leichtesten bei Retroversion des sich zwischen Innen- und Außenrotation befindenden Oberarms. An ihm sind einige Bänder und Muskeln befestigt, die gewöhnlich gut zu palpieren sind (Ligg. coracoclavicularia, Lig. coracoacromiale, M. pectoralis minor, M. coracobrachialis, Caput breve des M. biceps brachii). (Abb. 5.1, 5.2 und 5.10).

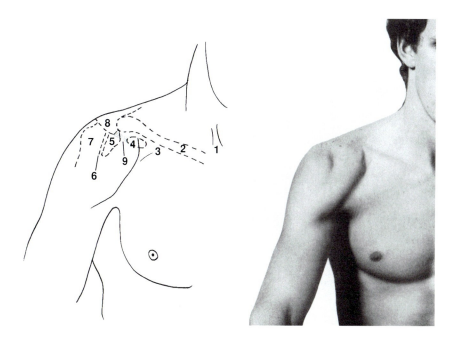

Abb. 5.1: Rechte Schulter, Vorderansicht.

1. M. sternocleidomastoideus, Pars sternalis
2. Klavikula
3. Fossa infraclavicularis
4. Processus coracoideus
5. Tuberculum minus
6. M. deltoideus, Rinne zwischen Pars clavicularis und Pars acromialis (Ortsbestimmung des Sulcus intertubercularis)
7. Tuberculum majus
8. Akromion
9. Ligamentum coracoacromiale

Ligamenta coracoclavicularia

Normalerweise sieht man bei nicht sehr muskulösen oder mageren Personen eine den Processus coracoideus und die Klavikula in vertikaler Richtung verbindende Erhebung. Zur Untersuchung der Ligg. coracoclavicularia legt man den oder die palpierenden Finger darauf und bewegt sie hin und her (tatsächlich fühlt man nur den vorderen Teil dieser Ligamente).

Articulatio acromioclavicularis (Abb. 5.3, 5.7 und 5.8)

Affektionen dieses Gelenks rufen lokale Schmerzen hervor, die das gesamte Dermatom C4 erfassen können (keine Ausstrahlung in den Arm). Dieses erstreckt sich zwischen Klavikula (ventral), Schulterkamm (lateral), Spina scapulae (dorsal) und halber Höhe der lateralen Nackenseite.

Bei Injektionen ins Akromioklavikulargelenk ist das Einbringen der Nadel in den Gelenkspalt oft mit Schwierigkeiten verbunden. Ungenaue Palpation vor der Injektion ist häufig die Ursache.

Normalerweise ist am lateralen (akromialen) Klavikulaende eine Erhebung sichtbar. Ist diese unauffällig, so ist sie doch in jedem Fall fühlbar. Man schließt daraus dann allzu leicht, dass der Gelenkspalt der Articulatio acromioclavicularis sich mitten auf dieser Erhebung befindet, jedoch ist dies nur selten der Fall. Der Gelenkspalt liegt gewöhnlich ein wenig lateral von dieser Erhebung. Manchmal kann man seine Position schon während der Inspektion (bei Schulterbewegungen) bestimmen. Man macht aber immer die Gegenprobe durch Palpation des Gelenkspalts bei Bewegung. Folgendes Verfahren eignet sich am besten zur Ortsbestimmung des Gelenkspalts: Hinter dem Patienten stehend palpiert man mit der Zeigefingerspitze der homolateralen Hand den lateralen Rand des Akromions. Diesem Rand folgt man nach ventral, bis man auf die Ecke stößt, die das Akromion in beinah rechtem Winkel nach medial in Richtung Klavikula bildet. Ungefähr 1,5 bis 2 cm hinter der Akromionecke stößt man auf eine kleine V-förmige Kerbe (Abb. 5.8). Diese ist der Vorderteil des Akromioklavikulargelenks. Den hinteren Teil findet man, indem man dem Kranialrand der Spina scapulae von medial nach lateral folgt, bis man am Treffpunkt von Klavikula und Spina scapulae nicht mehr weiterkommt (Abb. 5.3, 5.4). Auch hier ist eine V-förmige Kerbe zu fühlen, deren Scheitel nach lateral weist. Verbindet man nun die Scheitel beider Kerben, so erhält man in erster Linie das die Gelenkkapsel verstärkende Ligamentum acromioclaviculare superius. Das Gelenk ist bei Armrotationen in Abduktionsstellung gut zu fühlen. Man kann auch den Arm auf den Rücken bringen (Innenrotation) und dann passiv überadduzieren. Der Gelenkspalt wird dadurch weiter und ist besser fühlbar. Gleichzeitig ist dies (Dehnung der Ligamente) ein guter Test bei Erkrankungen im Akromioklavikularbereich.

Die passiven Bewegungen der Schulter sind bei Affektionen des Gelenks oder seiner Kapselbänder in Endstellung praktisch immer schmerzhaft und oft leicht eingeschränkt. Oft kommen Subluxationsstellungen des Akromioklavikulargelenks auch ohne vorabgegangenes Trauma vor, vor allem bei Personen mit leptosomem Habitus. Es entsteht dann das so genannte Klaviertastenphänomen, wobei die Klavikula ständig zu hoch steht und nach dem Hinunterdrücken in ihre Fehlstellung zurückkehrt.

Ligamentum coracoacromiale (Abb. 5.1)

Dieses ist zwischen Processus coracoideus und Akromion gut palpabel. Bei Betastung des Ligaments quer zur Faserrichtung durch den M. deltoideus hindurch ist kräftiger Palpationsdruck zu empfehlen.

Schulterregion: Palpation der Knochen- und Bandstrukturen

Akromion (Abb. 5.2–5.8)

Zusammen mit dem Tuberculum majus humeri und der darüber liegenden Pars acromialis m. deltoidei sorgt dieser Fortsatz der Spina scapulae für die runde Kontur der Schulter.

Zur Bestimmung der Armlänge ist eine korrekte Palpation der Rinne zwischen Akromion und Tuberculum majus unentbehrlich.

Die runde Schultersilhouette verschwindet bei der relativ häufigen Luxatio subcoracoidea des Humerus (Luxation nach ventrokaudal). Die Luxatio supracoracoidea mit Fraktur des Processus coracoideus kommt glücklicherweise nur selten vor. Das Akromion ist das Endstück der Spina scapulae, die an der Margo medialis scapulae beginnt und in ihrer ganzen Länge zu fühlen ist (Abb. 5.5).

Abb. 5.2:

1. Platysma
2. M. trapezius
3. Fossa infraclavicularis
4. M. pectoralis major, Pars clavicularis
5. M. latissimus dorsi
6. M. deltoideus, Rinne zwischen Pars clavicularis und Pars acromialis (in dieser ist die Sehne des Caput longum m. bicipitis brachii palpabel)
7. Incisura jugularis
8. Fossa supraclavicularis major

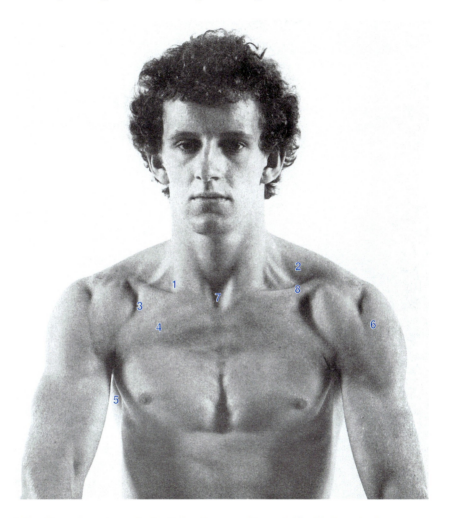

Schnelle und systematische Palpation von Akromioklavikulargelenk, Processus coracoideus, Ligamenta coracoclavicularia, Tuberculum minus, Sulcus intertubercularis und Tuberculum majus

Bei der gesunden jungen Versuchsperson ist die Palpation von Akromioklavikulargelenk, Processus coracoideus und Tuberculum majus und minus relativ unproblematisch. Die Versuchssituation ist dann auch optimal zum Kennenlernen dieser Strukturen.

Von größter Bedeutung ist jedoch, dass der Untersucher bei Ertastung dieser Knochenstellen äußerst systematisch vorgeht. Die so einfach erscheinende Untersuchung kann vor allem bei älteren Menschen mit Gelenkerkrankungen, dickerer

5 Palpation von Schultergürtel und Arm

Abb. 5.3: Palpation des Raumes zwischen Klavikula und Spina scapulae.

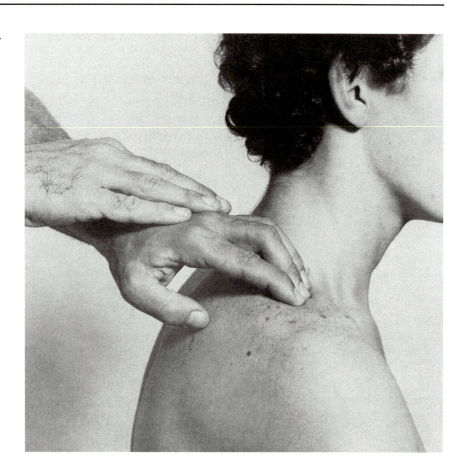

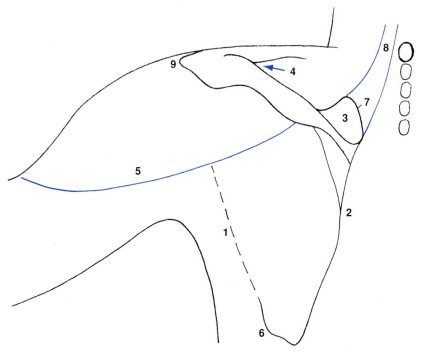

Abb. 5.4: Linke Schulter, Rückansicht.

1. Margo lateralis scapulae, verborgen unter einer dicken Muskelschicht
2. Margo medialis scapulae, einfach zu tasten
3. Spina scapulae, flaches Dreieck am Beginn der Spina
4. Palpable Kerbe des Akromioklavikulargelenks, Orientierungshilfe
5. M. deltoideus, Verlauf der Pars spinalis
6. Angulus inferior, palpabel, nur bedeckt vom M. latissimus dorsi
7. Angulus superior, palpabel
8. M. levator scapulae
9. Vorstehende dorsale Akromionecke

Haut und möglichen Bursitiden plötzlich sehr schwierig sein, wodurch der Untersucher schnell seine Orientierung verliert. *Darum empfehlen wir auf das Nachdrücklichste die folgende systematische Methode.*

Man kennzeichne sowohl beim Üben als auch bei späteren Untersuchungen jede Phase der Palpation mit einem Dermographen. Der Untersucher zwingt sich so zur Objektivierung der Resultate und kann Fehler weitgehend vermeiden. Die unter dem M. deltoideus liegenden Skelettteile sind in liegender Position oft noch deutlicher zu tasten.

Stellen Sie sich hinter den Patienten und palpieren Sie den dorsalen Klavikularand bis zur V-förmigen Kerbe zwischen dem lateralen Ende des kranialen Spina-scapulae-Randes und der Klavikula (Abb. 5.3).

Palpieren Sie nun den kaudalen Rand der Spina scapulae mittels der so genannten Lange-Finger-Technik, bis die Spina mit einem deutlichen Knick in den laterokaudalen Rand des Akromions übergeht (Abb. 5.5). Dieser Übergang dient als wichtiger Orientierungspunkt beim Verabreichen intraartikulärer Schulterinjektionen sowie der Therapie der sehnig-knöchernen Anheftung des M. infraspinatus.

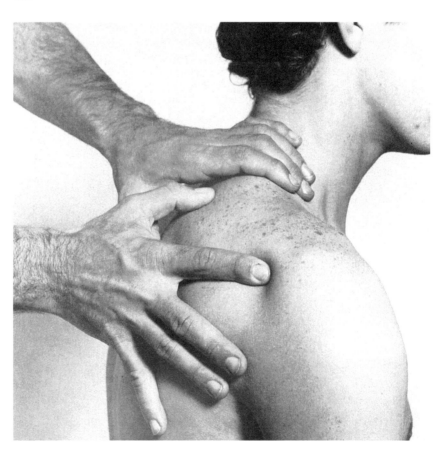

Abb. 5.5: Palpation der vorstehenden Ecke zwischen Spina scapulae und Akromion.

Jetzt folgt man mit dem flachen Zeigefinger dem laterokaudalen Akromionrand bis zur ventralen flachrunden Krümmung (im Gegensatz zur rechtwinkligeren dorsalen Krümmung) (Abb. 5.7).

Ertasten Sie wiederum mit dem Zeigefinger der homolateralen Hand den lateralen Akromionrand. Die andere Zeigefingerspitze folgt jetzt dem ventralen Akromionrand nach medial. Ungefähr 1,5 cm medial vom lateralen Akromionrand fühlt man eine kleine, aber deutliche, V-förmige Kerbe. Dies ist die ventrale Grenze des Akromioklavikulargelenks (Abb. 5.8).

Abb. 5.6: Demonstration der beinah rechtwinkligen Ecke zwischen Unterrand von Spina scapulae und laterokaudalem Akromionrand.

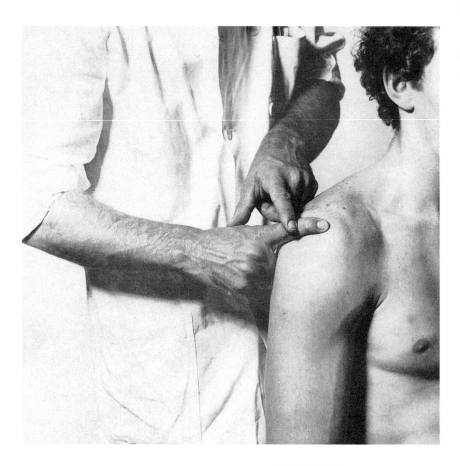

Abb. 5.7: Palpation der flachrunden Akromionkrümmung an der Vorderseite.

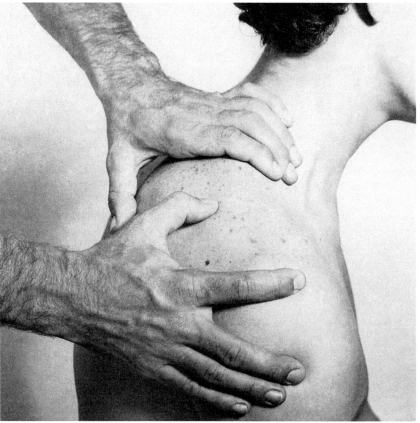

Schulterregion: Palpation der Knochen- und Bandstrukturen

Abb. 5.8: Palpation der V-förmigen Kerbe zwischen Akromion und Klavikula.

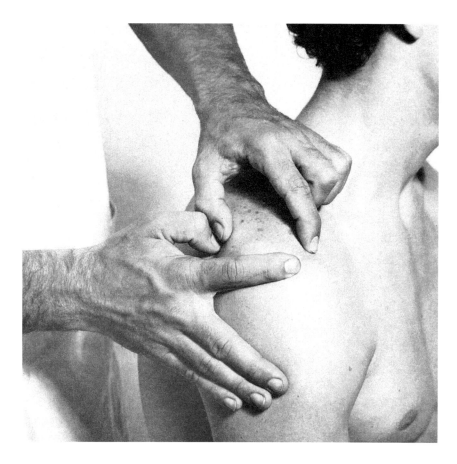

Abb. 5.9: Die Fossa infraclavicularis.

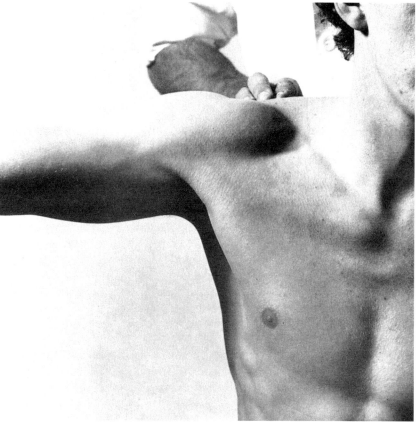

Abb. 5.10: Palpation des Processus coracoideus.

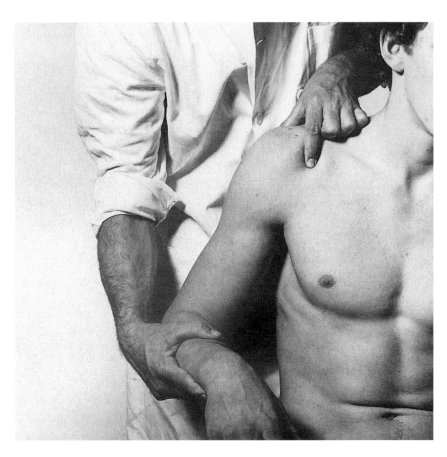

Nach Markierung des Gelenks (Verbindungslinie zwischen den Scheiteln der beiden V-förmigen Kerben) abduziert oder antevertiert der Patient nun den Arm zur Darstellung der Fossa infraclavicularis (Abb. 5.9).

Diese dient als Ausgangspunkt bei der Suche nach dem Processus coracoideus. Dessen mediale Spitze ist direkt lateral der Fossa unter der Pars clavicularis des M. deltoideus zu fühlen (individuell kommen viele Variationen dieser Normallage vor).

Hierbei halten wir den Arm des Patienten in einer Stellung zwischen Innen- und Außenrotation und bringen ihn gleichzeitig zur Erleichterung der Palpation in Retroversion (Abb. 5.10).

Bei Rotation des Armes in beiden Richtungen ist das Tuberculum minus gut einen Finger lateral vom Processus coracoideus zu tasten. Man fühlt dann, wie es, im Gegensatz zum kaum beweglichen Processus coracoideus, unter dem palpierenden Zeigefinger hin und her schnellt (Abb. 5.11). Das Tuberculum minus hat die Form eines Tropfens (oder einer Birne), d.h., dass es an seiner Proximalseite breit ist und deutlich prominiert, während es nach distal schmäler wird.

Nach Markierung des Tuberculum minus bringt der Patient seinen Arm aktiv in Anteversion. Im M. deltoideus entsteht dabei oft (vor allem bei Männern) eine sichtbare Rinne (Abb. 5.12). Diese bildet die Grenze zwischen Pars clavicularis und Pars acromialis des M. deltoideus und liegt direkt lateral des Tuberculum minus (sie ist bei Sektion meistens nicht zu erkennen!).

Wechselweise rotiert man jetzt den Oberarm passiv nach innen und außen, während man den palpierenden Finger auf die Rinne legt.

Wir können nun die Ränder des Sulcus intertubercularis* und oft auch die Sehne des langen Kopfes des M. biceps brachii palpieren (durch Ausschaltung des

---

* Nicht verwechseln mit dem von den Weichteilen des Oberarms gebildeten Sulcus bicipitalis medialis/lateralis.

Abb. 5.11: Palpation des Tuberculum minus.

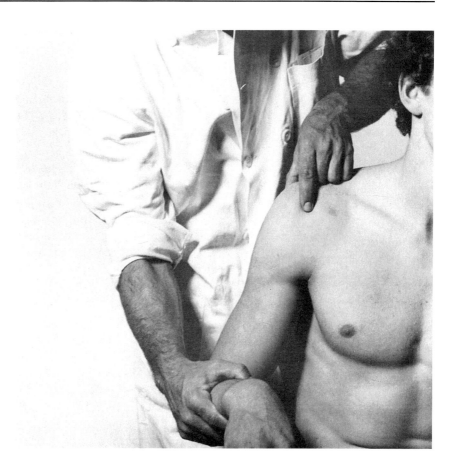

Abb. 5.12: Palpation der Rinne zwischen Pars clavicularis und Pars acromialis des M. deltoideus.

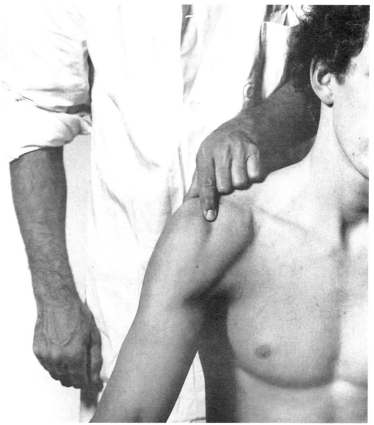

Abb. 5.13: Palpation des Tuberculum majus bei innenrotiertem Arm.

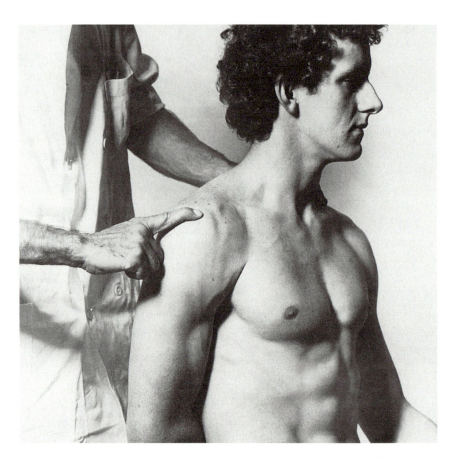

Muskeltonus ist diese Palpation bei Sektion praktisch undurchführbar). Die lange Bizepssehne hat hier ihre eigene Sehnenscheide, die intrakapsulär an der Tuberositas supraglenoidalis entspringt. Ein Retinakulum, das Ligamentum transversum humeri, sorgt dafür, dass Sehne und Sehnenscheide in der Rinne liegen bleiben. Regelmäßig sehen wir, dass bei Patienten mit Schulterbeschwerden die lange Bizepssehne im Sulcus intertubercularis druckempfindlich ist. Patienten lokalisieren den Schmerz bei Erkrankungen von Schulterstrukturen oft an der falschen Stelle (referred pain/tenderness). Auch sind nicht betroffene Stellen häufig sehr druckempfindlich (misleading tenderness), was jedoch meistens keine therapeutischen Konsequenzen hat. Darum darf der Untersucher auch erst *nach* der Funktionsprüfung, also nach dem Stellen der Wahrscheinlichkeitsdiagnose, die vermutlich beschädigte Struktur palpieren. Er bezweckt damit die möglichst exakte Lokalisierung der Schädigung, die es ihm ermöglicht, seine auf diese Stelle beschränkte Therapie zu wählen.

Anschließend palpieren wir vom Sulcus intertubercularis aus das Tuberculum majus, dessen laterale Grenze es bildet. Der dicke M. deltoideus erschwert die weitere Palpation nach dorsolateral. Jedoch ist das Tuberculum majus bei Innenrotation direkt lateral und ventral des Akromions zu fühlen (Abb. 5.13).

Skapula (Abb. 5.4)

Margo vertebralis und Angulus inferior

Die Palpation des medialen Skapularandes beginnt am medialen (vertebralen) Ende der Spina scapulae (in Höhe des Processus spinosus Th3) und verläuft dann von kranial nach kaudal. Man palpiert größtenteils durch den M. trapezius hindurch. Am Unterrand wird der nicht vom M. trapezius bedeckte Angulus inferior gefühlt, der sich normalerweise in ungefährer Höhe des Processus spinosus Th7 befindet.

Bei aufrechter Haltung und entspannt herabhängenden Armen (Unterarme in Supination) liegt die Margo vertebralis scapulae ungefähr 6 cm seitlich der thorakalen Dornfortsätze flach auf der Thoraxwand. Verantwortlich für diese Fixierung sind der M. serratus anterior, der M. trapezius und der M. rhomboideus. Das manchmal auftretende Abstehen der Skapula nach hinten («Scapula alata» von lat. ala = Flügel, flügelförmig abstehendes Schulterblatt) beruht meist auf der Lähmung des M. serratus anterior, kann jedoch auch als Folge des Aufwärtsdrucks der Rippen bei Skoliose auftreten.

Angulus superior und Margo superior (Abb. 5.4)

Im Allgemeinen ist der Angulus superior schwieriger zu finden als der Angulus inferior. Der kraniale Teil der Margo vertebralis scapulae wird vom M. trapezius bedeckt. Der Angulus superior weist nach kranioventral und verschwindet damit gewissermaßen unter den tastenden Fingern. Außerdem wird er vom Ursprung des M. levator scapulae verschleiert (vgl. unter «Rumpf»). Bei Patienten mit deutlich lokalisierten Schmerzen in Höhe des Angulus superior muss auch an Affektionen der Halswirbelsäule gedacht werden. Wir interpretieren die Schmerzen dann als «referred pain».

Die wegen der Dicke der Muskellage unter großem Druck ausgeführte Palpation der Margo superior scapulae ist immer grob und angreifend. Palpation hat dann auch *indirekt* stattzufinden. Bei der Arbeit mit einem Dermographen (gerade in dieser Region dringend erwünscht) empfiehlt es sich, alle indirekt palpierten Strukturen mit einer unterbrochenen Linie zu kennzeichnen.

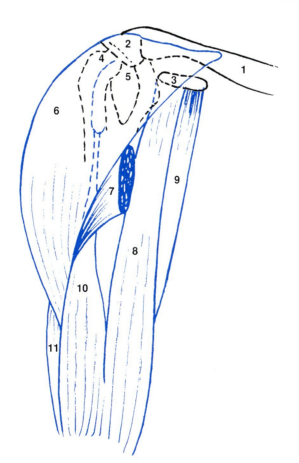

Abb. 5.14: Rechte Schulter, Vorderansicht; Tubercula, Processus coracoideus und Sulcus intertubercularis.

1. Klavikula
2. Akromion
3. Processus coracoideus
4. Tuberculum majus
5. Tuberculum minus
6. M. deltoideus
7. M. pectoralis major, durchtrennt
8. M. biceps brachii, Caput breve
9. M. coracobrachialis
10. M. biceps brachii, Caput longum
11. M. brachialis

Margo lateralis (Abb. 5.4)

Die Palpation ist hier schwierig, weil man streckenweise durch den M. teres major hindurch tasten muss. Auch hier palpiert man indirekt (Markierung mit unterbrochener Linie).

Spina scapulae (Abb. 5.4)

In einer breiten, fast dreieckigen Basis beginnt diese am vertebralen Skapularand (Margo vertebralis scapulae, Abb. 5.4). Ihr kranialer Rand ist bis zur Klavikula zu verfolgen. Hinter der Versuchsperson stehend palpiert man den V-förmigen Raum zwischen lateralem Ende des oberen Spinarandes und dorsalem Rand des lateralen Klavikulaendes (Abb. 5.3); vgl. auch unter Behandlung der Articulatio acromioclavicularis.

Palpieren Sie hiernach mit Hilfe der so genannten Lange-Finger-Technik den kaudalen Rand der Spina scapulae bis zu der Stelle, wo diese in einem für jedermann deutlichen Knick in den laterokaudalen Rand des Akromions übergeht (Abb. 5.6). Diese vorstehende Stellung ist ein wichtiger Orientierungspunkt bei der Verabreichung intraartikulärer Schulterinjektionen und bei der Behandlung an der Periostanheftung der Infraspinatussehne. Der Unterrand der Spina scapulae und der laterokaudale Akromionrand stehen in beinah rechtem Winkel zueinander.

Letzterem folgt man mit dem flachen Zeigefinger nach vorne bis zur ventralen Krümmung, welche im Gegensatz zur rechtwinkligen dorsalen Ecke flach ist (Abb. 5.7).

Schließlich verfolgt man den vorderen Akromionrand bis zur Articulatio acromioclavicularis (vgl. unter Art. acromioclavicularis).

Ventral gelegene palpable Skapulateile

Der ventral befindliche Processus coracoideus wurde bereits besprochen. Das Tuberculum infraglenoidale ist noch als einziger Skapulateil für den vor der Versuchsperson stehenden Untersucher tastbar. Die Arme des Probanden hängen dabei entspannt herab, während der palpierende Finger von dorsal in die Achselhöhle gleitet (direkt ventral des hinteren Achselbogens und des M. subscapularis). Gelegentlich sind dann tief in der Achselhöhle das Tuberculum infraglenoidale und das Labrum articulare zu fühlen. Diese Palpation ist für den Patienten durch den hier verlaufenden N. axillaris meist schmerzhaft und darf darum auch nur bei indizierter Untersuchung der Articulatio humeri durchgeführt werden.

Palpation von Muskeln und anderen Weichteilen im Gebiet der Schulter

Für viele schmerzhafte Situationen gilt, dass sich die Verletzung nicht am Ort des stärksten Schmerzes befindet. Dieses Phänomen nennen wir «referred pain», d.h. eine Schmerzempfindung organischen Ursprungs mit Ausstrahlung in einen Abkömmling desselben embryonalen Segments (z.B. Dermatom). Mit diesen Gebieten korrespondieren die so genannten Head[*]-Zonen.

Wie schon erwähnt, wird darum auch die schmerzhafteste Stelle erst nach der Funktionsprüfung getastet. Die Palpation beschränkt sich auf die verletzte Struktur.

---

[*] Sir Henry Head (1861–1940), Neurologe; London.

Abb. 5.15: M. sternocleidomastoideus.

1. Processus coracoideus
2. Fossa infraclavicularis
3. M. sternocleidomastoideus
3.a M. sternocleidomastoideus, Pars clavicularis
3.b M. sternocleidomastoideus, Pars sternalis
4. M. sternohyoideus
5. Incisura jugularis sterni
6. Klavikula

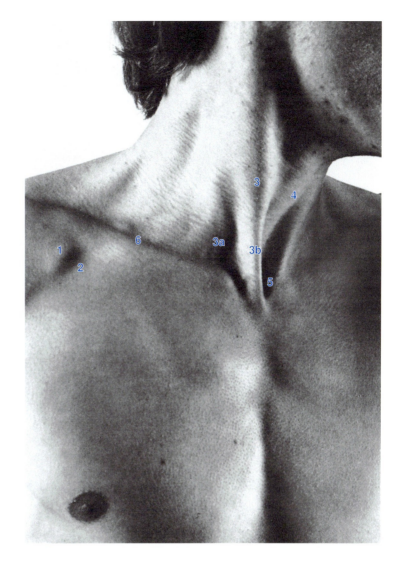

Die Muskeln von Versuchspersonen palpieren wir zunächst in völlig entspanntem Zustand. Kontrahierte Muskeln vermitteln nämlich ein zu schematisches Bild des Muskelbaus und sind beim Erlernen der Tasttechnik somit von nur geringem Nutzen.

M. sternocleidomastoideus (Abb. 5.2, 5.15 und 5.16)

(= sterno-claviculo-mastoideus, Bezeichnung gemäß Ursprung und Ansatz)

Dieser in der oberflächlichen Schicht der Fascia cervicalis liegende Muskel ist eine wichtige Orientierungshilfe.

Rotationsbewegungen des Kopfes führen zu einer deutlichen Darstellung sowohl des sich sehnig anfühlenden sternalen als auch des muskulösen klavikulären Bauches. Die Rotationsbeziehung ist heterolateral, d.h. eine Anspannung des rechten Muskels rotiert den Kopf nach links und umgekehrt.

Die gesamte Muskeloberfläche ist palpabel, auch wenn ihr Kaudalteil vom Platysma bedeckt wird, dem oberflächlichen mimischen Halsmuskel, der manchmal unterhalb der Klavikula als Ansammlung dünner rollender Muskelbündel zu fühlen ist.

Am gemeinsamen Ursprung beider Bäuche auf dem Processus mastoideus in Höhe des Ohrläppchens und der Linea nuchae steht der Muskel in enger Beziehung mit dem retromandibulären Teil der Glandula parotis, der Ohrspeicheldrüse.

Von seiner fühlbaren sternalen Insertion aus verläuft er über die Mm. sternohyoideus und sternothyreoideus sowie die Articulatio sternoclavicularis.

Sein unteres Viertel kreuzt den M. omohyoideus da, wo dieser eine Kurve beschreibt. Letzteren fühlen wir lateral des Sternokleidomastoideus als kreuzenden und rollenden Muskelstrang, der die Fossa supraclavicularis major begrenzt. Medial und kranial von ihm palpiert man den Puls der A. carotis communis. Diese tastet man mit vorsichtigem Druck* an beiden Seiten (jedoch nicht gleichzeitig) und vergleicht sie mit den Leistenarterien. Finden wir im Hals kräftigere Pulsationen als in der Leiste, so weckt das den Verdacht einer Aortenverengung irgendwo zwischen Aortenbogen und Bifurkation der Aorta.

Die Äste des Plexus brachialis (Abb. 5.16) treten aus der hinteren Skalenuslücke** aus und nehmen ihren weiteren Verlauf laterokaudal in der Regio colli lateralis, wo sie oftmals in der Tiefe zu fühlen sind. In halber Höhe des M. sternocleidomastoideus treten dorsolateral von ihm die Nn. supraclaviculares, der N. transversus colli, der N. auricularis magnus und der N. occipitalis minor hervor. Eine hypertone Muskulatur in diesem Gebiet kann zu Einklemmungen vor allem des zwischen M. sternocleidomastoideus und des M. levator scapulae hervortretenden N. occipitalis minor führen.

Sowohl der Sternokleidomastoideus als auch der Trapezius entstehen aus Kiemenbogenmaterial, was ihre Innervation durch den 11. Gehirnnerv (N. accessorius, XI) erklärt. Bei Schwächung, Ausfall oder Spastizität beider Muskeln gleichzeitig denke man darum an Erkrankungen hoch im Rückenmark des Halses oder im Verlauf des Nervs, da, wo er das Foramen jugulare verlässt. Sein Weg oberflächlich über den M. levator scapulae gibt uns Gelegenheit, ihn (manchmal als rollende Struktur) zu palpieren.

Fortgeschrittene Spastizität oder Kontraktur*** des M. sternocleidomastoideus kann zum so genannten Tortikollis führen (Schiefhals). Der Kopf ist zur Seite des betroffenen Muskels geneigt und zur anderen Seite rotiert.

Autounfälle, namentlich Auffahrunfälle, haben oft ein so genanntes Schleudertrauma («Whiplash-Trauma», «Peitschenhiebverletzung») zur Folge. Die plötzliche Einwirkung des Zusammenstoßes kann zu Schmerzen des M. sternocleidomastoideus führen, der auf dem Reflexwege die Verschiebung der Wirbel abgebremst hat. Suchen Sie durch Palpation ventral (medial) und dorsal (lateral) entlang des Muskels sowie entlang des Mandibulaunterrandes nach geschwollenen Lymphknoten.

Topographie der Skalenuslücken (Abb. 5.16)

Zwischen dem hinteren Rand des M. sternocleidomastoideus, dem Vorderrand des M. trapezius und dem Oberrand der Klavikula liegt ein mehr oder weniger dreieckiges Gebiet, die Regio colli lateralis (vgl. unter «Hals», Kap. 10, Abb. 10.7).

Im vorderen Abschnitt dieser Region palpieren wir die Mm. scaleni. Diese entspringen an den Querfortsätzen der Halswirbelsäule und inserieren an den Rippen (die Mm. scalenus anterior und medius an der ersten, der M. scalenus posterior an der zweiten Rippe). Tief im Hals sind die Faszien dieser Muskeln mit dem Pleurablatt verwachsen.

---

* Druck auf den Sinus caroticus kann gefährlich starke vegetative Reaktionen hervorrufen.
** Hintere Skalenuslücke = Spalte zwischen M. scalenus anterior und M. scalenus medius.
*** Kontraktur = Verkürzung von Muskel- und anderem Gewebe, oft begleitet von Bindegewebebildung.

Abb. 5.16: Halsregion, Seitenansicht rechts. Beziehung zwischen Muskeln und Gefäß-Nerven-Strukturen.

1. M. sternocleidomastoideus
   a) Pars clavicularis
   b) Pars sternalis
2. M. scalenus anterior
3. M. scalenus medius
4. M. scalenus posterior
5. M. levator scapulae
6. M. splenius capitis
7. M. trapezius
8. Faszikuli des Plexus brachialis
9. A. subclavia
10. V. subclavia
11. Klavikula
12. Processus mastoideus
13. M. omohyoideus
14. Punctum nervosum
    (vgl. Abb. 11.14)

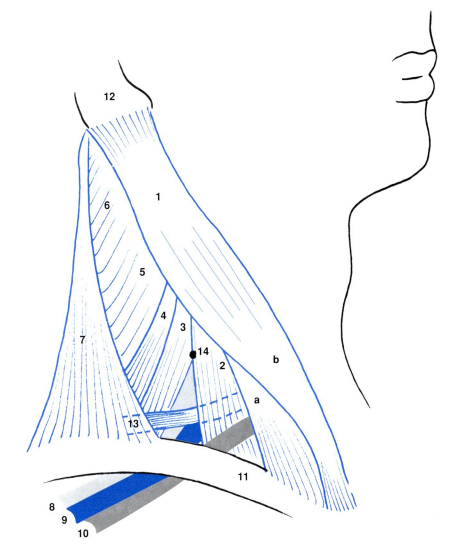

Zwischen Scalenus medius und Scalenus anterior befindet sich die so genannte *hintere Skalenuslücke*. Die *vordere Skalenuslücke* liegt zwischen Scalenus anterior und klavikulärer Insertion des Sternokleidomastoideus.

Der M. omohyoideus zieht vor dem unteren Abschnitt der hinteren Skalenuslücke entlang (vgl. Kapitel 10: «Hals»).

Von großer topographischer Bedeutung ist die hintere Skalenuslücke. Durch sie hindurch tritt der Plexus brachialis, dessen Nervenfasern sich nach ihrem Austritt aus der Halswirbelsäule wieder ordnen und dann gebündelt durch die hintere Skalenuslücke und unter dem M. omohyoideus hindurch nach laterokaudal ziehen, wo sie nach seitlicher Passage der Halsregion hinter der Klavikula in die Achsel eintauchen.

Kraniodorsal in der hinteren Skalenuslücke palpieren wir als Teil des Plexus cervicalis das Punctum nervosum (vgl. unter «Hals», Kapitel 10). Schließlich tritt noch die Arteria subclavia auf ihrem Weg aus dem Thorax lateralwärts über die erste Rippe durch die hintere Skalenuslücke.

In topographischer Hinsicht verläuft der Plexus brachialis zuerst oberhalb der Arterie und umfasst sie dann mit seinen Ästen.

In Höhe der hinteren Skalenuslücke gibt die Arteria subclavia eine große Zahl Äste ab, von denen einige bereits tief im Hals entspringen und durch die vordere Skalenuslücke austreten. In der Tiefe ist hier die Arteria subclavia palpabel.

Der Verlauf von Plexus brachialis und Arteria subclavia durch die hintere Skalenuslücke hat manchmal beträchtliche klinische Konsequenzen. Eine Verengung der Lücke (durch Halsrippe, zusätzlichen Serratus-anterior-Ansatz o.Ä.) kann zur Einklemmung der Nerven bzw. der Arterie mit allen denkbaren Folgen führen.

Die wichtigste der durch die vordere Skalenuslücke tretenden Strukturen ist die nicht palpable Vena subclavia.

M. trapezius (Abb. 5.16, 5.17 und 5.19)

Zur Kontraktion dieses Muskels werden die Arme um 90° abduziert, die Hände greifen ineinander und ziehen nach außen (Jendrassik*-Handgriff). Der Verlauf der einzelnen Muskelbündel ist auf diese Weise bei mageren und muskulösen Personen gut zu sehen. Die Pars ascendens verläuft in Richtung der Spina scapulae, die Pars transversa verläuft quer nach lateral, und hieraus in immer schrägerer Richtung von kraniomedial nach kaudolateral die Bündel der Pars descendens.

Deren Ursprung ist palpabel ab dem Medialteil der Linea nuchae superior am Os occipitale, der Protuberantia occipitalis externa und dem Ligamentum nuchae.

Beginnen Sie am Muskelursprung und folgen Sie der Pars descendens bis zur Insertion am Akromion und am lateralen Klavikulaende. Der einfach zu palpierende vorstehende Rand dieses Muskelteiles bildet gleichzeitig dessen ventrale Begrenzung und die hintere Grenze der Regio colli lateralis (vgl. unter «Rumpf»).

Tasten Sie die Bündel der Pars transversa bis zu deren Anheftung auf der Wirbelsäule. Palpieren Sie nun die Pars ascendens. Hierzu den flachen Zeigefinger in Höhe von Th12 aufsetzen und dem vermutlichen Verlauf des Muskelrandes bis zur Spina scapulae folgen.

Verwechslungen mit der Faserrichtung des tiefer gelegenen M. erector spinae sind möglich, jedoch bei oberflächlicher Palpation nicht wahrscheinlich. Relativ oft haben Patienten am Ursprung des Muskels bei der Linea nuchae oder in seiner Pars descendens direkt oberhalb der Spinamitte beträchtliche Schmerzen.

Erstgenannte Struktur kann durch Einklemmung des sensiblen N. occipitalis major gegen das Schädeldach schmerzen, oft imponiert dies als vollständige Hinterhauptsmigräne. Wie auch beim Stresssyndrom sind Hypertonien dieses Muskels als Folge von Spannungen zu interpretieren, zu deren Abwehr man die Schulter hochzieht.

Meist sind jedoch im Trapeziusgebiet vorkommende Schmerzen aus der Gegend der Halswirbelsäule übertragen (z.B. Diskus- oder Facettenprobleme). Vor allem bei Aktivitäten wie dem Kämmen der Haare führt der Trapeziusausfall zu Problemen. Schnell offenbart sich dann der enge funktionelle Zusammenhang zwischen Oberarm und Schulterblatt.

Auskultatorisches Dreieck

Die Margo medialis scapulae, die Pars ascendens m. trapezii und der Rand des M. latissimus dorsi begrenzen ein «auskultatorisches Dreieck» genanntes Gebiet (Abb. 5.17a und b). Hier ist die ideale Stelle zur Wahrnehmung von Thoraxgeräuschen (z.B. Atmungsgeräusch) aufgrund der nur dünnen, die Rippen bedeckenden Muskelschicht. Im oberen Teil des Dreiecks fühlen wir die von mediokranial nach laterokaudal ziehenden Fasern des M. rhomboideus major.

---

* Ernö Jendrassik, 1858–1921, Internist in Budapest.

Abb. 5.17: Auskultatorisches Dreieck, Rückansicht.

1. M. trapezius
2. M. deltoideus
3. M. infraspinatus
4. M. teres minor
5. M. teres major
6. M. latissimus dorsi
7. Auskultatorisches Dreieck (M. rhomboideus). Vergrößerung des Dreiecks bei Abduktion des Armes (vgl. Abb. 5.17b).

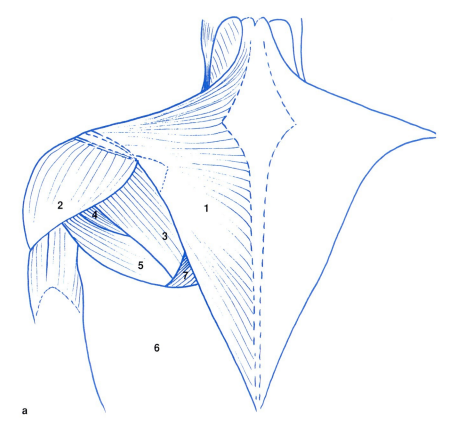

a

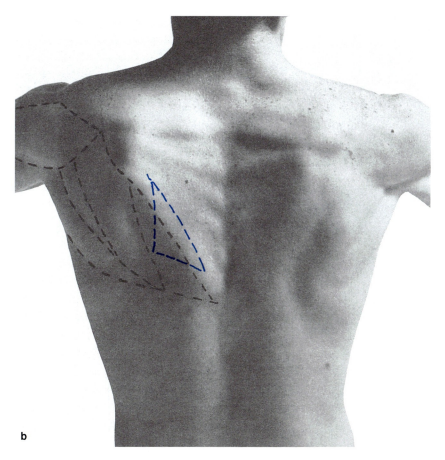

b

M. rhomboideus

Der M. rhomboideus – aufgeteilt in den kranialen M. rhomboideus minor und den kaudalen M. rhomboideus major – zieht in schräger Richtung von kraniomedial (Processus spinosi) nach kaudolateral (Margo medialis scapulae). Durch die folgende Bewegung ist sein unterer Rand gut darstellbar: Die aufrecht stehende Versuchsperson legt ihren Handrücken auf den tief-thorakalen (hoch-lumbalen) Teil der eigenen Wirbelsäule, Oberarm in Retroversion und Innenrotation, Unterarm in Flexion und Pronation. Jetzt zieht man den Arm mit einem kleinen Ruck rückwärts (vom Rumpf weg). Bei dieser Bewegung spannen sich die Mediorotatoren der Skapula und der untere Rhomboideusrand wird in seinem Verlauf von kraniomedial zum kaudolateralen Angulus inferior scapulae sichtbar (mit der gleichen Bewegung lassen sich zwecks Palpation auch der M. pectoralis minor und der M. levator scapulae darstellen).

Der untere Rhomboideusrand lässt sich in Ruhe und bei Kontraktion palpieren. Die Tastung des Oberrandes gelingt nur selten. Dieser verläuft parallel zum Unterrand und inseriert am Angulus superior scapulae (der Unterrand am Angulus inferior). Fühlt man dort Muskelgewebe in der typischen Verlaufsrichtung, so kann es sich auch noch um einen Teil des oberflächlicheren M. trapezius handeln.

M. serratus anterior (Abb. 5.18)

Dieser Muskel mit seiner charakteristischen Form ist beim Mann oft deutlich sichtbar. Wir fühlen ihn als mediale Begrenzung der Axilla.

Palpieren Sie die Muskelbäuche laterokaudal des M. pectoralis major, wo sie zwischen den Bäuchen des M. obliquus externus abdominis entspringen. Die Palpation geschieht mit der ganzen Hand flach auf den Rippen, in und unterhalb der Axilla der Thoraxkonvexität folgend. Tief in der Axilla stoßen Sie auf den ventra-

Abb. 5.18: Seitenansicht, rechts.

1. M. latissimus dorsi
2. Bäuche des M. serratus anterior

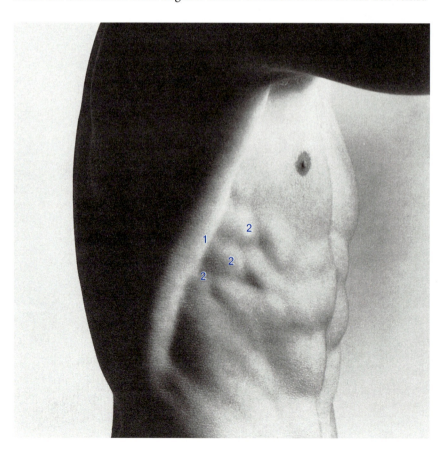

len Rand des M. latissimus. Bei hoch erhobenem Arm fühlen Sie zwischen M. serratus anterior und M. latissimus dorsi einen zum M. subscapularis gehörenden Sims.

Eine Serratuslähmung führt zur so genannten Flügelstellung der Skapula (Scapula alata).

M. pectoralis major (Abb. 5.19 und 5.20)

Dieser ist bei Männern meist über seine gesamte Oberfläche bis an die Insertionssehne zu fühlen. Für Frauen gilt das nicht in dem Maße, weil ein (vornehmlich zentral liegender) größerer Teil des Muskels durch die Mammae bedeckt wird. Palpieren Sie, beginnend am Ursprung, die Pars sternocostalis des Muskels, die einen Großteil des Sternums bedeckt. Versuchen Sie, zwischen den über das Sternum laufenden Sehnensträngen und den aus ihnen hervorgehenden Muskelfaserbündeln zu unterscheiden.

Abb. 5.19: Vorderansicht, rechts.

1. M. trapezius
2. M. sternocleidomastoideus
3. M. deltoideus
4. M. pectoralis major
   a) Pars clavicularis
   b) Pars sternocostalis
   c) Pars abdominalis
5. M. serratus anterior
6. M. latissimus dorsi
7. M. biceps brachii, Caput breve
8. M. biceps brachii, Caput longum
9. Klavikula
10. Fossa infraclavicularis
11. Mohrenheim-Grube

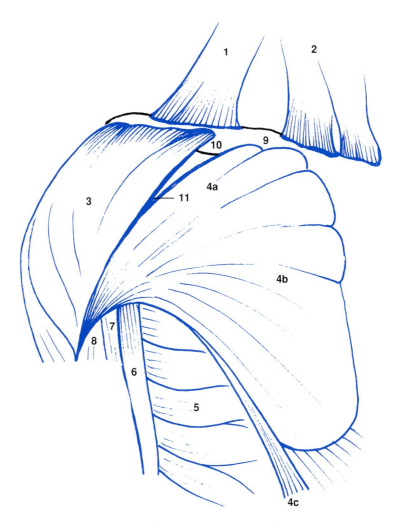

Palpieren Sie anschließend die kraniolateral befindliche Pars clavicularis.

Zwischen dieser und der Pars clavicularis m. deltoidei sehen und fühlen Sie eine dreieckige Aussparung. Dies ist die Fossa infraclavicularis, die nach distal, wo die beiden Muskeln sich aneinanderschmiegen, spaltförmig wird. Wir sprechen hier vom Trigonum deltoideopectorale oder der Mohrenheim-Grube*. In dieser

---

* Mohrenheim – Baron, Joseph Jacob Freiherr von, österr. Arzt zu Petersburg, † 1799.

Abb. 5.20a: Vorderansicht, rechts.

1. M. pectoralis major, tiefer inserierende Ventralschicht
2. M. pectoralis major, höher inserierende Dorsalschicht
3. M. coracobrachialis

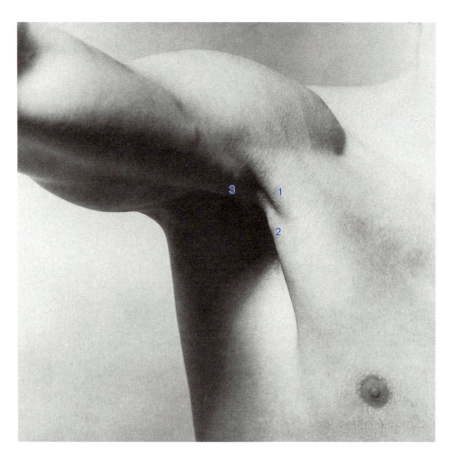

liegt die Vena cephalica, die in der Tiefe der Fossa infraclavicularis in die V. subclavia und manchmal auch in die V. axillaris mündet.

Nun tasten wir die variable kaudale Begrenzung der Pars abdominalis an ihrem Ursprung in der Rektusfaszie und damit gleichzeitig an der Aponeurose des M. obliquus externus abdominis (nicht palpabel). Bei keiner der eben erwähnten Palpationen des Pectoralis-major-Ursprungs fühlt man eine deutliche Muskelgrenze. Nur in Nähe der Insertion ist der Muskelrand kaudal palpabel.

Der mit 4% nur sporadisch vorkommende M. sternalis stellt sich als oberflächlich von der Rektusfaszie zum Manubrium sterni ziehender Strang dar. Meist ist er auch asymmetrisch oder kann mit einem oder beiden Mm. sternocleidomastoidei in Verbindung stehen.

Umfassen Sie den teilweise freien kaudalen Rand des M. pectoralis mit einer Hand, und forschen Sie vor allem an seiner Axillarseite nach Abweichungen. Die Topographie des Pektoralisunterrandes unterliegt starken Schwankungen, oft besteht sogar eine Links-rechts-Asymmetrie.

Wir fühlen, dass die Insertionssehne des Muskels aus zwei Lagen besteht, von denen die oberflächliche die dickere ist. Palpieren Sie die Kreuzung beider Lagen (Abb. 5.20a).

Die dorsale (tiefere) Lage, Lamina posterior, inseriert höher am Humerus und bedeckt den Sulcus intertubercularis.

Die verschiedenen Muskelschichten sind mit Hilfe von Adduktion und Innenrotation gegen Widerstand darzustellen (isometrische Kontraktion). Betasten Sie den Muskel jetzt während Aktivität. Ein Klimmzug an Reck oder Ringen veranschaulicht seine Funktion am besten.

Abb. 5.20b: Achselhöhle, rechte Vorderansicht.

1. M. pectoralis major
2. M. subscapularis
3. M. deltoideus
4. M. latissimus dorsi
5. M. coracobrachialis und Gefäß-Nerven-Strang
6. M. serratus anterior

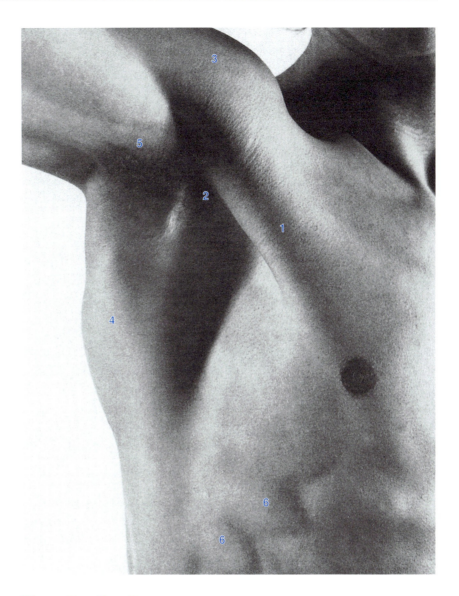

M. pectoralis minor

Dieser verläuft ab dem Processus coracoideus, völlig überdeckt vom Pectoralis major, schräg nach kaudomedial. Der Muskel ist somit auch in Ruhe selten sichtbar, wodurch seine Ruhepalpation viel Erfahrung erfordert. Am besten ist zur Untersuchung des M. pectoralis minor noch die Technik geeignet, die schon beim M. rhomboideus beschrieben wurde (vgl. S. 94). Bei medial rotierter Skapula fühlt man dann durch den M. pectoralis major hindurch einen vom Processus coracoideus aus schräg nach kaudomedial ziehenden festen Strang. Gelegentlich ist der M. pectoralis minor während dieses Manövers sogar sichtbar.

M. latissimus dorsi (Abb. 5.17, 5.18, 5.20b und 5.21)

Dieser große Oberflächenmuskel ist zwischen Crista iliaca und der rautenförmigen Fascia thoracolumbalis fühlbar. Kranial von Th11/12 (variierend) ist sein Ursprung aufgrund seines Verlaufs unter dem M. trapezius nicht mehr zu verfolgen. Der Muskelrand ist in der Achselregion durch Umfassen mit der ganzen Hand als hinterer Achselbogen zu fühlen. Wir verfolgen seinen freien Rand in mediokaudaler Richtung. Palpation des unkontrahierten Muskels ist beinah unmöglich.

Abb. 5.21: Rückansicht, rechts.

1. M. latissimus dorsi
2. M. teres major
3. M. infraspinatus
4. M. teres minor
5. M. deltoideus, Pars spinalis
6. M. triceps brachii, Caput longum

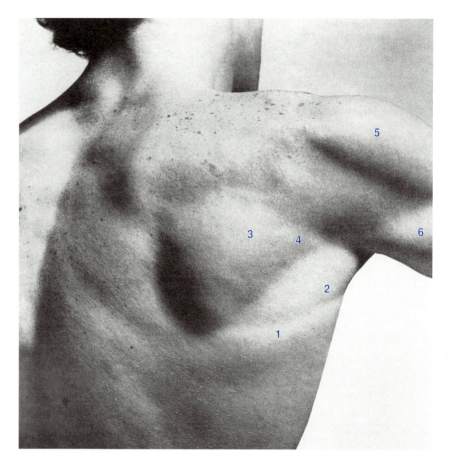

Der Oberrand des Latissimus dorsi zieht über den Angulus inferior scapulae hinweg und wendet sich danach, fast parallel der Margo lateralis scapulae, nach laterokranial und ventral.

Fahren Sie mit einem horizontal und flach gehaltenen Finger von unterhalb der Spina scapulae nach unten, und tasten Sie dort einen horizontal verlaufenden Muskelrand. Ist die Wahrnehmung des passiven Muskels unmöglich, so lassen Sie ihn zur Unterstützung der Palpation kontrahieren. Der Muskel endet ventral in einer flachen Sehne, die an der Crista tuberculi minoris inseriert. Gelegentlich finden wir einen Seitenstrang des Latissimus, der dann als eine Art Zipfel die Axilla kreuzt (dorsaler Achselbogen) und an der Sehne des M. pectoralis major endet.

An der Lumbalseite finden wir zwischen M. obliquus externus abdominis, Crista iliaca und M. latissimus dorsi ein Dreieck, das Trigonum lumbale (Petit)*, dessen Boden vom nur hier von keinem anderen Muskel überlagerten M. obliquus internus abdominis gebildet wird. Auch die Funktion dieses Muskels wird beim Klimmzug am deutlichsten. Lassen Sie den Patienten bei der Palpation pressen.

M. teres major (Abb. 5.17 und 5.21)

Dieser ist zwischen dem kranialen Teil des M. latissimus dorsi, der Pars spinalis des M. deltoideus und dem M. teres minor zu fühlen.

Der Muskel, der manchmal bei innenrotatorischen Bewegungen des Schultergelenks sichtbar ist, nimmt seinen Ursprung nahe dem Angulus inferior scapulae. Wir nehmen ihn als einen dem Latissimus dorsi kranial hinzugefügten runden Muskelbauch wahr. In der Achsel wendet sich die Insertionssehne des M. latissi-

---

* Jean Louis Petit, 1674–1760, franz. Anatom und Chirurg, Paris.

mus unter ihm von kaudal nach ventral durch. Man sieht den Muskel in der Achsel und unterscheidet ihn am deutlichsten vom Latissimus dorsi bei Innenrotation, Adduktion gegen Widerstand aus 90°-Abduktion und maximaler Außenrotation (vgl. auch bei M. teres minor).

M. deltoideus (Abb. 5.17, 5.19, 5.21 und 5.22 a–c)

Von oben betrachtet beschreibt der Ursprung des Muskels die Form eines U. Die Pars clavicularis kommt vom lateralen Klavikuladrittel und die Pars spinalis von der Spina scapulae. Den Boden des U formt die Pars acromialis durch ihren lateralen Ansatz auf dem Akromion. Die Pars clavicularis begrenzt lateral die Fossa infraclavicularis und bedeckt sowohl den Processus coracoideus als das Tuberculum minus. Zwischen Pars clavicularis und Pars acromialis sieht und fühlt man einen Einschnitt, der sich bei 90°-Anteversion am deutlichsten manifestiert. Dieser Einschnitt verschafft uns Zugang zur Sehne des Caput longum m. bicipitis brachii, die tief am Boden der Grube palpabel ist (Abb. 5.1 und 5.12).

Direkt lateral von ihr fühlen wir die Muskelstränge der Pars acromialis. In diesem Teil ist der Muskel mehrfach gefiedert. Seine Bündel verlaufen federförmig von proximal nach distal, wo sie in einer gemeinsamen Insertionssehne kurz vor der Oberarmmitte zwischen Caput longum m. bicipitis brachii und den Ursprüngen des M. brachialis und des Caput laterale m. tricipitis brachii enden. Palpieren Sie das Tuberculum majus gleich unter dem Akromion (ventrolateral) durch den Deltoideus hindurch.

Palpieren Sie nun die Pars spinalis. Bei 90°-Abduktion sehen Sie ein Tal an der kaudalen Seite dieses Muskelteils, das gleichzeitig seine Begrenzung im Medialteil der Spina scapulae angibt. Bei Zeichenversuchen zeigt sich, dass die Pars spinalis meist zu klein taxiert wird.

Bei dauerndem Gebrauch von Achselstützen findet eine Einklemmung des motorischen Nervs (N. axillaris) unter der Achsel statt. Man sieht dann schnell eine progressive Atrophie des M. deltoideus und die Verminderung der Abduktionskraft sowie eine Neigung zu Humerusluxationen. Im umgekehrten Fall kann auch eine Luxation zur Axillarislähmung führen.

Abb. 5.22a: M. deltoideus, Pars spinalis, Rückansicht, rechts.

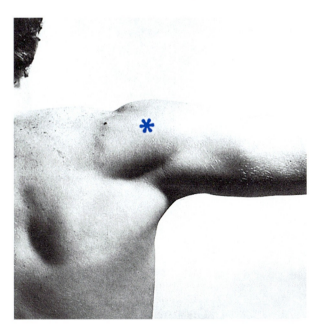

Abb. 5.22b: M. deltoideus, Pars acromialis, Seitenansicht, rechts.

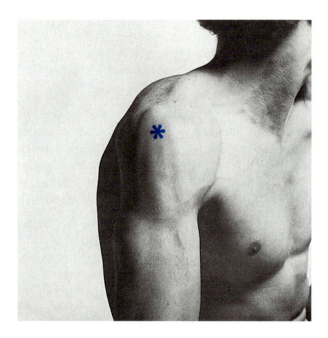

Abb. 5.22c: M. deltoideus, Pars clavicularis, Vorderansicht, links.

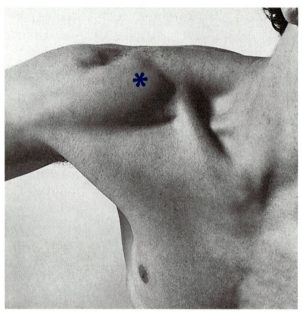

Oft geben Patienten mit Schulterbeschwerden Schmerzen im Deltoideusgebiet an und gelegentlich sogar noch genauer an der Anheftung des M. deltoideus auf der Tuberositas deltoidea humeri. Nicht selten sind dann auch druckempfindliche Stellen im Verlauf des M. deltoideus zu finden, was jedoch nicht bedeutet, dass der Muskel selbst betroffen ist. Fast immer handelt es sich hierbei um «referred pain» im Dermatom C5 (die Schulter hat sich aus dem C5-Segment entwickelt). Allgemein stellen wir fest, dass das Ausmaß der distalen Schmerzausstrahlung mit dem Grad der Verletzung korreliert, in diesem Fall bis zur Basis des Os metacarpale I, dem distalsten Teil des Dermatoms C5.

M. subscapularis (Abb. 5.20b)

Die Insertion dieses Muskels auf dem Tuberculum minus ist nicht palpabel, jedoch ist vor allem der proximale Anteil des Tuberculum leicht zu lokalisieren und kann demnach als Orientierungspunkt gebraucht werden, z.B. bei Behandlungstechniken wie der tiefen Querfriktion. Zur Friktion der Muskelinsertion quer zur Faserrichtung legt man die Daumenspitze distal auf das Tuberculum minus. Nun adduziert man den Daumen und bewegt ihn so nach proximal über das Tuberkulum.

Der laterale Teil des M. subscapularis ist zum Teil in der Achsel zugänglich, die bei Abduktion des Armes sichtbar wird (zwischen hinterem – M. latissimus dorsi/ M. pectoralis major – und vorderem Achselbogen – M. pectoralis major). In der Achsel sieht man zwei in Längsrichtung verlaufende Erhebungen. Die vordere entspricht dem Verlauf des Caput breve m. bicipitis brachii zugleich mit dem M. coracobrachialis, während die hintere mit dem Gefäß-Nerven-Strang der Achsel in Beziehung steht. Noch weiter dorsal fühlt man tief in der Achsel den lateralen Teil des M. subscapularis. Bei der Orientierung ist zu beachten, dass der Medialteil des Muskels die Skapula bedeckt, während er als Teilnehmer am hinteren Achselbogen ventral am Humerus (Tuberculum minus) inseriert. Bei Innenrotation des Oberarms ist der kontrahierte M. subscapularis an der beschriebenen Stelle gut zu fühlen.

M. supraspinatus (Abb. 5.23a–b)

Palpation von Ursprungsgebiet und Bauch des Muskels in der Fossa supraspinata ist nur indirekt durch den M. trapezius hindurch möglich. Dies gelingt am besten in dem Moment, wo man den entspannt herabhängenden Arm mit einem kleinen Ruck abduziert. Seine Insertionssehne, die vom Lig. coracoacromiale, dem M. deltoideus und dem Akromion durch die Bursa subacromialis* getrennt ist, zieht zur oberen Facette des Tuberculum majus.

Die Insertionssehne des M. supraspinatus ist ausschließlich bei passiv innenrotiertem Arm palpabel. In dieser Stellung fühlt man sie ventrokaudal des Akromions durch den M. deltoideus hindurch.

Abb. 5.23a: Die Palpation der sehnig-knöchernen Insertion des M. supraspinatus findet am innenrotierten und adduzierten (rechten) Arm statt.

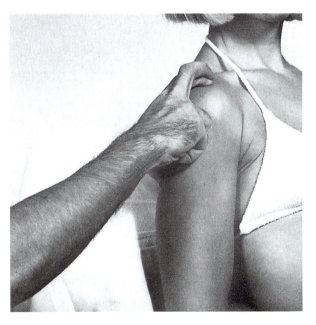

---

* Die Bursa subdeltoidea befindet sich zwischen M. deltoideus und Humerus, die Bursa subacromialis unter dem Akromion. Meist stehen die beiden Bursae miteinander in Verbindung und bilden somit die größte Bursa des Körpers.

Abb. 5.23b: Insertion des M. supraspinatus (rechts).

1. Humerus
2. Klavikula
3. Akromion
4. Insertion des M. supraspinatus
5. Akromioklavikulargelenk

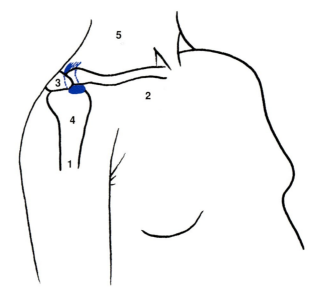

Von allen nahe dem Schultergelenk inserierenden Muskeln ist der M. supraspinatus am häufigsten betroffen. Die Palpation seiner Insertionssehne durch den M. deltoideus hindurch erfordert recht viel Erfahrung. Zuerst sucht man die vordere Akromionecke auf und palpiert mit der Zeigefingerspitze direkt distal von dieser, dem Akromionrand folgend, in medialer Richtung. Der tastende Finger macht dabei eine leicht nach unten beugende Bewegung, die man im langsamen Gleiten nach medial stets wiederholt. Nach ca. zwei Zentimetern (variierend) fühlt man den medialen Rand der Supraspinatussehne. Ihr 1 cm weiter lateral befindlicher Seitenrand ist nicht zu fühlen. Ihr distales Ende liegt ca. 1 cm unterhalb des Akromionrandes. Diese Palpationstechnik wurde ausführlich im Sektionssaal erprobt.

M. infraspinatus und M. teres minor (Abb. 5.24a–f)

Bei einer rückwärtigen Armbewegung in der Transversalebene, beginnend in 90°-Abduktion, ist der lange Kopf des M. triceps oft deutlich zu erkennen. Man verwende diesen als Wegweiser auf der Suche nach den Mm. teres major und minor. Er läuft mit seinem Caput longum zwischen beiden hindurch, wobei der M. teres minor höher liegt als der M. teres major.

Die so entstandenen beiden Räume zwischen den drei Muskeln und dem Humerusschaft sind medial das Spatium axillare triangulare (mediale Achsellücke) und lateral das viereckige Spatium axiallare quadrangulare (laterale Achsellücke). Zählt man ab dem Latissimusrand, so ist der zweite Muskelbauch der des M. teres minor. Da er schnell wieder vom Deltoideus bedeckt wird, ist er nur über eine kurze Strecke zu verfolgen. Gleiches gilt für den M. infraspinatus, der obendrein noch unter einer kräftigen Faszie liegt und zwischen den Rändern der Pars ascendens m. trapezii und der Pars spinalis m. deltoidei nur ein kleines Stück der Palpation zugänglich macht.

Die Grenze zwischen M. teres minor und M. infraspinatus ist palpatorisch nicht exakt zu lokalisieren. Hat man bei der Ertastung des M. teres minor Zweifel, ob man diesen oder einen kranialen Abschnitt des Teres major fühlt, bittet man die Versuchsperson, ihren Oberarm abwechselnd innen- und außenzurotieren. Platziert man dann den Mittelfinger der homolateralen Hand da, wo man den M. teres minor erwartet, und den Zeigefinger auf den vermutlichen M. teres major, so fühlt man (bei korrekter Technik) bei Außenrotation dessen Kontraktion unter dem Mittelfinger und bei Innenrotation die Kontraktion unter dem Zeigefinger.

Schädigungen des M. infraspinatus gehen meist von der Sehne oder ihrer knöchernen Anheftung aus. Beide Strukturen sind jedoch am ruhenden Arm nicht palpabel. Zu ihrer Freilegung begibt der Patient sich in eine spezielle Ausgangshaltung.

Diese besteht darin, dass er sich, gestützt auf die Ellenbogen, mit ungefähr 20° außenrotiertem Oberarm bäuchlings hinlegt, wodurch sich das Tuberculum majus nach dorsal schiebt und teilweise unter dem Akromion hervortritt. Adduziert man jetzt, sind Sehne und sehnig-knöcherner Übergang frei palpabel.

Die Sehne ist ungefähr 2 cm distal der hinteren Akromionecke fühlbar. Man palpiert am geschicktesten, indem man den Daumen eine adduzierende Bewegung in Richtung Akromion beschreiben lässt. Verfolgt man die Sehne in lateraler Richtung, bis man auf Knochen stößt (Tuberculum majus), dann hat man ihre knöcherne Anheftung gefunden. Der M. infraspinatus ist viel häufiger geschädigt als der M. teres minor.

Palpationsschema der knöchernen Insertion des M. infraspinatus, links

Abb. 5.24a: Ausgangshaltung: Bauchlage in Ellenbogenstütze, Ellenbogen 10 cm vom Rand des Behandlungstisches, Schulter und Ellenbogen lotrecht übereinander.

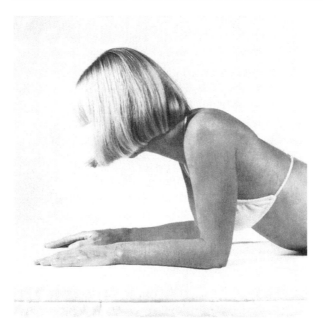

Abb. 5.24b: Jetzt wird der Arm außenrotiert und der Rand des Behandlungstisches umfasst, der Ellenbogen bleibt auf seinem Platz. Hierdurch erreicht man eine Drehung der Infraspinatusinsertion auf dem Tuberculum majus nach dorsal um ca. 30°.

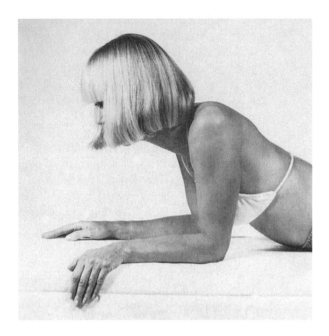

Abb. 5.24c: Der Patient kippt leicht zum Rand des Behandlungstisches hin. Dadurch wird der Arm adduziert, und das Tuberculum majus tritt unter dem Akromion hervor.

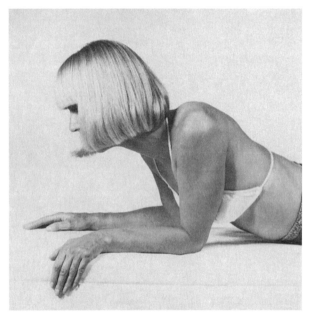

Abb. 5.24d: Man palpiert die Sehne des M. infraspinatus mit dem Daumen zwei Zentimeter unter der gut zu fühlenden dorsalen Akromionecke. Man tastet mit gestrecktem Handgelenk und supiniertem Unterarm quer zum Sehnenverlauf, indem man den Daumen adduziert. Im Hinblick auf therapeutische Querfriktionen, die mit der gleichen Technik durchgeführt werden, sollte man genau nach dieser Vorschrift handeln.

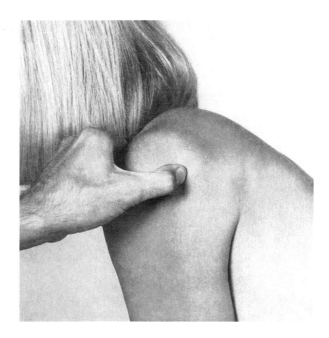

Abb. 5.24e: Endstellung der oben beschriebenen Palpation.

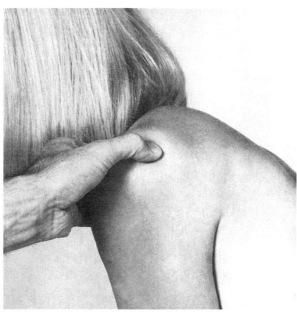

Abb. 5.24f: Zur Injektion in den M. infraspinatus (Infiltrationstherapie) empfehlen wir die gleiche Ausgangshaltung.

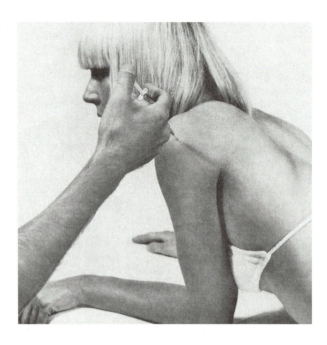

Topographie der Achselhöhle (Abb. 5.20b)

Jede Palpation in der Achselregion erfordert fundierte Kenntnisse der recht komplexen topographischen Verhältnisse in diesem Gebiet. Man stelle sich die Achselhöhle dabei als einen dreidimensionalen Raum mit den folgenden Begrenzungen vor:

a) Ihre Vorderwand besteht größtenteils aus dem lateralen Anteil des M. pectoralis major – bis zu seiner Insertion an der Crista tuberculi majoris. Dieser Muskel bildet den leicht zu palpierenden lateralen Rand des *vorderen Achselbogens*. Weiter medial entspringt am Processus coracoideus der M. pectoralis minor, der dann nach mediokaudal zieht. Dieser Muskel bildet die mediale Begrenzung des vorderen Achselbogens.

b) Der Thorax bildet, bedeckt vom Serratus anterior, die Medialwand der Achselhöhle. Die einzelnen Serratusabschnitte sind hier für gewöhnlich gut zu tasten.

c) Die hintere Achselwand bildet zum Großteil der die Skapula bedeckende M. subscapularis. Beachten Sie, dass dieser am Tuberculum minus humeri inseriert. Die *Rückwand* der Achsel endet also an der *Vorderseite* des Humerus, die Achselhöhle liegt dann auch relativ ventral. Die Insertionen der gemeinsam den *hinteren Achselbogen* formenden M. teres major und M. latissimus dorsi bilden den lateralen Teil der Achselrückwand. Auch sie inserieren ventral am Humerus (der M. latissimus dorsi liegt ganz vorne).

d) Der Humerus bildet die laterale Wand der Achselhöhle. Am weitesten lateral verläuft die Sehne des langen Bizepskopfes zwischen Tuberculum minus (Anheftung der Rückwandmuskeln) und Tuberculum majus (an dessen Krista der M. pectoralis major, der wichtigste Vorderwandmuskel, inseriert).

Bei Abduktion des Armes sehen wir in der Achsel (zwischen den Achselbögen) zwei längliche Wälle. Der ventrale (direkt hinter dem vorderen Achselbogen) markiert den Verlauf von M. coracobrachialis und kurzem Bizepskopf. Beide Muskeln ziehen vom Processus coracoideus aus durch die vordere Achselhöhle zum Arm.

Den hinteren Wall bildet der Gefäß-Nerven-Strang. Die A. subclavia heißt nach der Kreuzung mit dem Pectoralis minor A. axillaris, die dann durch die Achselhöhle zum Arm zieht, wo sie in die A. brachialis übergeht. Sie ist umgeben von den Fasciculi plexus brachialis, die in der Achselhöhle ihre großen Äste abgeben: Den N. axillaris, den N. radialis, den N. ulnaris, den N. medianus u.v.a. Die Arteria subclavia und die Faszikuli sind in der Achsel deutlich zu fühlen.

Bei entspannt herabhängendem Arm fühlt man hoch in der Achsel die Articulatio humeroscapularis mit dem fest-elastisch sich anfühlenden Labrum glenoidale und dem in einigen Fällen tastbaren Tuberculum infraglenoidale. Direkt distal des Gelenks verläuft der N. axillaris, was eine behutsame Palpation erforderlich macht.

In der Achselrückwand befinden sich zwei Öffnungen, von denen die *laterale* topographisch und praktisch von Bedeutung ist (die mediale Achsellücke werden wir an dieser Stelle nicht besprechen). Diese liegt zwischen Humerus, M. teres minor, langem Trizepskopf und M. teres major (de facto liegen der M. teres minor und der lange Trizepskopf hinter der Achsel; der Zugang zur lateralen Achsellücke befindet sich dann auch, von der Achsel aus betrachtet, zwischen M. subscapularis und hinterem Achselbogen). Durch sie treten die A. circumflexa humeri posterior und der N. axillaris.

Die A. circumflexa humeri posterior ist ein Zweig der A. axillaris, die hinter dem Humerus kreuzt und dann nach vorne abbiegt, wo sie mit der den Humerus vorne kreuzenden A. circumflexa humeri anterior anastomosiert. Der N. axillaris ist ein Ast des Fasciculus posterior, der M. deltoideus und M. teres minor innerviert. Bei einer Humerusluxation nach unten oder bei schlecht reponierter Luxation kann der N. axillaris in der lateralen Achsellücke eingeklemmt werden. Man findet dann eingeschränkte Abduktion und einige Zeit später Deltoideusatrophie.

Den Boden der Achselhöhle bildet eine bindegewebige Platte, an deren Oberfläche sich Lymphknoten und Schweißdrüsen befinden. Die Achsellymphknoten können bei etlichen infektiösen und malignen Prozessen vergrößert sein und präsentieren sich dann mit festem Palpationsgefühl. Man sollte vergrößerte Lymphknoten, vor allem wenn sie nicht schmerzhaft sind, immer ernst nehmen und gegebenenfalls einer fachärztlichen Untersuchung zuführen, auch wenn sie keineswegs immer Malignität bedeuten (z.B. Metastasierung eines Mammakarzinoms). Auch die Achselschweißdrüsen können anschwellen. Meist sind sie dann schmerzhaft entzündet und somit gut von bösartigen Lymphknoten zu unterscheiden. Die Unterscheidung von entzündeten Lymphknoten ist schwierig.

Palpation von Muskeln und anderen Weichteilen des Oberarmes

M. biceps brachii (Abb. 5.12, 5.14, 5.25a–d und 5.26)

Die Darstellung des Muskels ist einfach: durch Ellenbogenflexion gegen Widerstand bei gleichzeitiger Supination des Unterarms. Manchmal sind dann beide Bizepsbäuche sichtbar.

Zuerst zeichnet man die Konturen von Processus coracoideus, Tuberculum minus und Tuberculum majus auf die Haut.

Lokalisieren Sie anhand dieser Strukturen den Ursprung des Caput breve am Processus coracoideus (zusammen mit dem M. coracobrachialis).

Der lange Kopf ist nicht an seinem Ursprung zu fühlen, sondern im bereits besprochenen Sulcus intertubercularis. Bringen Sie den Arm in Abduktion und inspizieren Sie beide Muskelbäuche. Gelegentlich tastet man über einen großen Ab-

5 Palpation von Schultergürtel und Arm

Abb. 5.25a–d
Die Teile des M. biceps brachii, rechts.

Abb. 5.25a:

1. M. biceps brachii
2. Lacertus fibrosus
3. M. brachioradialis
4. V. basilica
5. Hiatus basilicus

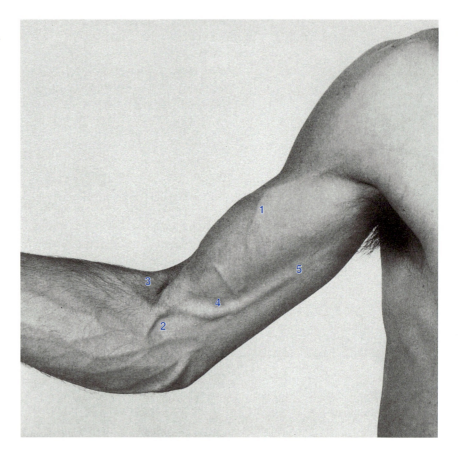

Abb. 5.25b:
Palpation des Sehnen-Muskel-Überganges des M. biceps brachii.

6. Sulcus bicipitalis medialis.

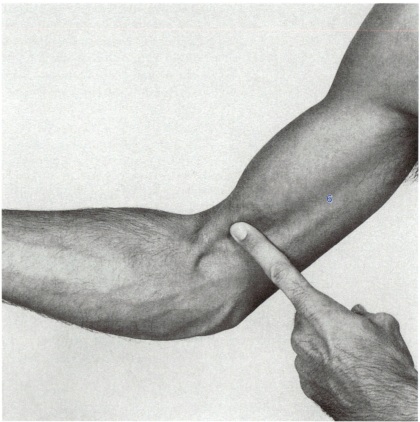

Abb. 5.25c:
Palpation der Sehne des M. biceps brachii.

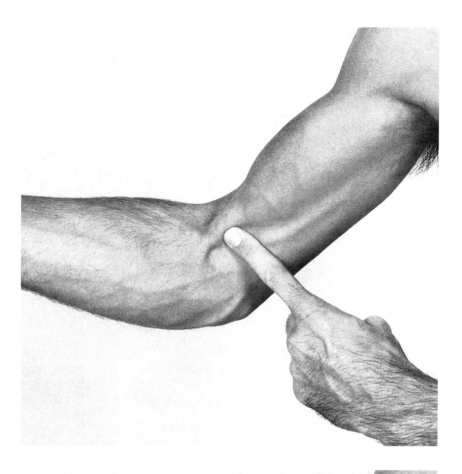

Abb. 5.25d:
Palpation des Lacertus fibrosus.

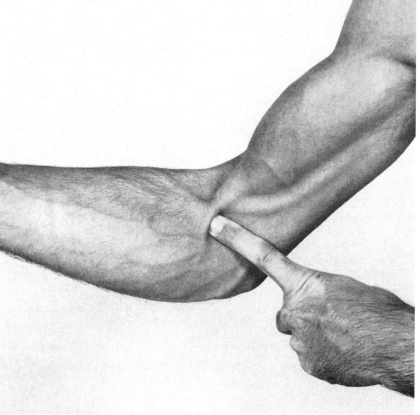

stand eine Rinne zwischen beiden Bäuchen. An der dorsomedialen Seite des Muskels stoßen wir auf den Sulcus bicipitalis medialis, in welchem wir A. brachialis und basilica fühlen. Letztere ist in ihrem subkutanen Verlauf palpabel, also bevor sie im Hiatus basilicus in die V. brachialis übergeht. Je nach subkutaner Fettmenge sind meist auch der N. medianus und der N. ulnaris zu tasten.

Dorsolateral liegt zwischen M. biceps und M. brachialis der Sulcus bicipitalis lateralis, in dessen Rinne oder direkt daneben (ventromedial) die Vena cephalica auf ihrem Weg zur Fossa infraclavicularis zu fühlen ist. Der M. biceps brachii endet mit seiner Hauptsehne in der Tiefe der Fossa cubiti auf der Tuberositas radii. Mit seiner anderen Insertion fächert er medial in einer flachen oberflächlichen Sehnenplatte aus, der leicht palpablen Aponeurosis m. bicipitis brachii (auch Lacertus fibrosus genannt). Lateral hiervon, inmitten der Fossa cubiti, befindet sich seine runde Hauptsehne, Tendo m. bicipitis, die im Boden der Fossa an der Tuberositas radii inseriert. Der distale Anteil dieser Sehne ist schlecht palpierbar.

Affektionen des M. biceps fallen durch Schmerz bei Flexions- und Supinationsbewegungen gegen Widerstand auf. Meist handelt es sich dann um diffusen Schulterschmerz, der bei Schädigungen in Ellenbogenhöhe jedoch von lokaler Art sein kann. Nach der Funktionsprüfung zeigt sich dann bei spezieller Palpation, dass der Schmerz oftmals rund um die Sehne des langen Kopfes im Sulcus intertubercularis lokalisiert ist (Tendovaginitis).

Therapie *auf kleinstem Raum,* wie z.B. tiefe Querfriktion, kann oft schnelle Linderung der Beschwerden bringen.

M. brachialis (Abb. 5.26)

Man fühlt den Muskel dorsal der Tuberositas deltoidea humeri, von wo aus er parallel zum M. triceps nach distal zieht. Er läuft unter dem M. biceps entlang nach distal, jedoch fühlt man beide deutlich voneinander getrennt (Sulcus bicipitalis lateralis).

Der M. brachialis ist medial des M. biceps brachii auf einer kurzen Strecke palpabel, und zwar von der Sehnen-Muskel-Grenze bis zum proximalen Rand des Lacertus fibrosus.

M. coracobrachialis (Abb. 5.20a und b)

Diesen Muskel fühlen wir am abduzierten Arm als laterale Begrenzung der Fossa axillaris. Folgen Sie dem Verlauf des Muskels zusammen mit dem Gefäß-Nerven-Strang den Arm entlang.

Bei Sportlern aus Wurfdisziplinen kann der Ursprung dieses Muskels am Processus coracoideus geschädigt sein.

M. triceps brachii (Abb. 5.21)

Man stellt die Konturen dieses Muskels durch aktive Stützbewegungen, z.B. Hochdrücken des Körpers mit den Händen auf einer Stuhllehne dar. Verwirrend sind die Beziehungen der einzelnen Trizepsköpfe. Je nach Stellung des Arms sieht man medial deutlich sein Caput longum. Der laterale Bauch liegt eher proximal als lateral vom medialen Bauch.

Meist sind nur Caput longum und Caput laterale zu sehen. Beginnen Sie die Palpation des langen Kopfes in der Mitte des dorsalen Oberarmes, und verfolgen Sie ihn nach proximal bis zu seinem Durchtritt zwischen Teres major und minor. Man vereinfacht die Palpation durch aktive Dorsalbewegung des Armes gegen Widerstand aus 90°-Abduktion.

Der laterale Kopf grenzt direkt an den M. brachialis, während das Caput mediale sowohl unterhalb des langen als auch des lateralen Kopfes verläuft. Letzteres

Palpation von Muskeln und anderen Weichteilen des Oberarmes

Abb. 5.26: M. brachialis, rechter Arm, Vorderansicht.

1. M. brachialis
2. M. biceps brachii
3. Lacertus fibrosus
4. Ursprung des M. brachioradialis
5. Ursprung des M. extensor carpi radialis longus
6. Ursprung des M. extensor carpi radialis brevis
7. Ursprung des M. pronator teres
8. Gemeinsamer Ursprung der Handgelenksflexoren
9.a Ursprung des M. supinator
9.b Insertio des M. supinator
10. Ursprung des M. flexor digitorum superficialis, Caput ulnare
11. Ursprung des M. pronator teres, Caput ulnare

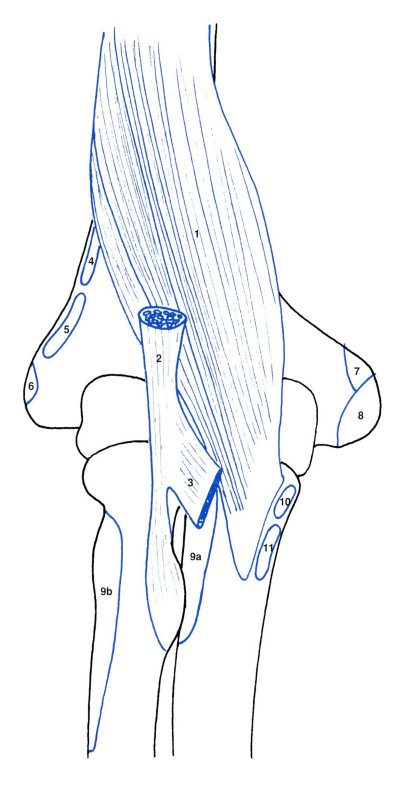

fühlt man an der Medio- und der Laterodorsalseite des Arms, und zwar ab der Stelle, wo es vom Caput longum und laterale freikommt. Palpieren Sie beide Trizepsköpfe bis zu ihrer gemeinsamen sehnigen Insertion am Olecranon ulnae. Erkrankungen dieses Muskels sind selten.

M. anconeus (Abb. 5.27)

Fortsetzung des Caput laterale m. tricipitis brachii. Man nennt diesen Muskel auch den Kapselspanner des Ellenbogengelenks, obwohl diese Funktion noch nie eindeutig bewiesen werden konnte. Zwischen dem Olekranon einerseits und der Margo posterior ulnae sowie dem Epicondylus lateralis andererseits fühlen wir ein kleines muskulöses Dreieck, den M. anconeus. Dessen Kontraktion bei Ellenbogenstreckung ist deutlich.

Abb. 5.27: M. anconeus, Seitenansicht, rechter Arm.

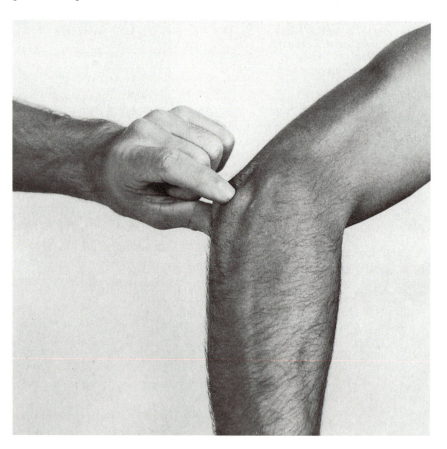

Sulcus bicipitalis medialis (Abb. 5.25b und 6.8)

Suchen Sie die pulsierende A. brachialis dorsomedial des M. biceps auf. Dieser liegt ein deutlich fühlbarer Strang auf, der N. medianus, der bis knapp proximal der Bizepsaponeurose zu fühlen ist.

In der oberen Hälfte des Oberarms verläuft der N. ulnaris hinter der Arteria brachialis, anschließend noch weiter nach dorsal zum Sulcus nervi ulnaris, der Rinne zwischen Olekranon und Epicondylus medialis humeri. Über den gesamten Oberarm ist der Nerv gut zu palpieren (Achtung: Mit geringem Druck palpieren! Irritationen des Nervs in seiner Rinne kommen häufig vor).

Die Vena basilica findet sich ebenfalls in Höhe des Sulcus bicipitalis medialis. Meist ist diese gut, d.h. bis zum Hiatus basilicus, zu sehen. Am Hiatus verschwindet sie in der Tiefe, wo sie in die V. brachialis mündet (Abb. 5.25a).

Sulcus bicipitalis lateralis

In Höhe des Sulcus bicipitalis lateralis befindet sich die Vena cephalica, die durch die Mohrenheim-Grube nach proximal zur Fossa infraclavicularis zieht (die Topographie dieser Vene variiert stark).

Ellenbogenregion: Palpation der Knochen- und Bandstrukturen

Articulatio cubiti (Abb. 5.33)

Markieren Sie den runden Epicondylus medialis humeri (Abb. 5.26, 5.33 und 5.34a) und palpieren Sie den Humerus, so weit Sie können, nach proximal. Achten Sie dabei auf mögliche Lymphknotenschwellungen im Sulcus bicipitalis medialis. Achten Sie ebenfalls auf mögliche, die Ulnarisfunktion beeinflussende Verdickungen des Epikondylus. Gleichzeitig palpiert und markiert man das Olekranon, wobei man nicht vergisst, dass sich zwischen dieser Knochenstruktur und der Haut eine Bursa befindet. Ertasten Sie Unregelmäßigkeiten und schmerzhafte Stellen (Bursitis oder Insertionstendopathie des M. triceps brachii).

Das Olekranon endet distal in einer Spitze, von wo aus man die auf ihrer gesamten Länge bis zum Handgelenk palpable Margo posterior ulnae erreicht. Kennzeichnen Sie jetzt den weniger markanten Epicondylus lateralis humeri. Die drei erwähnten Knochenspitzen bilden bei 90°-Beugung des Ellenbogengelenks gemeinsam ein gleichseitiges Dreieck. Ist der Arm gestreckt, liegen sie auf einer Geraden. Bei Frakturen und anderen Ellenbogenverletzungen ist die normale Form des Dreiecks zerstört. Vor allem an der Medialseite kommen suprakondyläre Frakturen bei Kindern und alten Menschen häufig vor. Am gestreckten supinierten Arm ist an der Radialseite des Olekranons ein Grübchen sichtbar (Inspektion von hinten). Hier befindet sich der Zugang zur Articulatio humeroradialis. Wir palpieren das Radiusköpfchen vorzugsweise wie folgt.

Caput radii (Abb. 5.28a, b und 5.29)

Stellen Sie sich vor den stehenden oder sitzenden Patienten. Nun umfassen Sie dessen beide Unterarme an der Unterseite und legen Ihre Zeigefinger auf die Epicondyli laterales humeri. Beugen Sie nun Ihre Arme, und schieben Sie Ihre Zeigefinger zwischen Humerus und Radiusköpfchen. Stellen Sie einen Größenvergleich der Gelenke an, und palpieren Sie danach erneut die beiden Radiusköpfchen während aktiver Pronation und Supination. Man fühlt ein vom Radiusköpfchen zum lateralen Epikondylus verlaufendes plattes Band, das Ligamentum collaterale radiale. Auch sind so eventuelle Kapselverdickungen in Höhe des Radiusköpfchens (wie bei rheumatoider Arthritis) festzustellen.

Das Ligamentum anulare radii läuft über den Radiuskopf hinweg und ist dort auch palpabel, d.h. man fühlt eine weniger harte Struktur als bei der reinen Knochentastung. Proximal vom Radiuskopf fühlt man das Capitulum humeri, das im Übrigen vom Epicondylus lateralis nicht deutlich abzugrenzen ist.

Abb. 5.28a und b: Palpation des Radiusköpfchens bei Flexion und bei Extension des Ellenbogens.

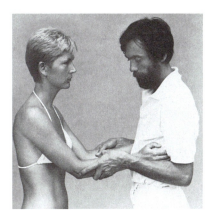
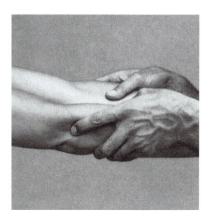

Abb. 5.29: Verlauf des rechten Nervus radialis in Beziehung zum Caput radii. Dieser ist von Bedeutung bei Injektionen und Friktionen im Gebiet des Ellenbogens.

1. N. radialis
2. N. radialis, R. superficialis
3. N. radialis, R. profundus
4. Caput radii

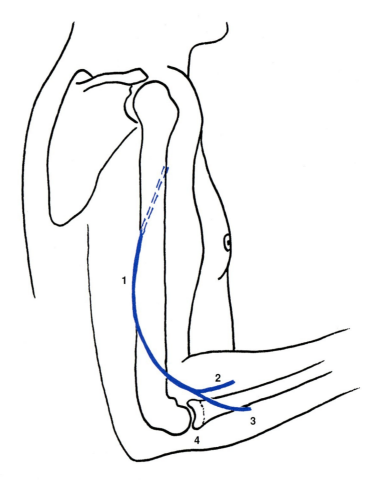

Palpation der Muskeln an der dorsoradialen Seite des Unterarmes

M. brachioradialis (Abb. 5.30, 5.31 und 5.33)

Bringt man den Unterarm bei 90°-Ellenbogenflexion in eine Position zwischen Supination und Pronation und beugt den Ellenbogen dann gegen Widerstand, so stellt der M. brachioradialis sich deutlich als radiale Begrenzung der Fossa cubiti dar.

Der Muskel fungiert zwar als Ellenbogenbeuger, gehört jedoch topographisch zur dorsolateralen Gruppe des Unterarms und bildet zusammen mit dem Pronator teres gleichzeitig die Grenze zwischen den überwiegend volar gelegenen Flexoren und den mehrheitlich dorsalen Extensoren.

Beginnen Sie mit der Palpation des Muskels an der Radialseite der Fossa cubiti, und gehen Sie von da aus nach proximal, wo Sie ihn zwischen M. brachialis und M. triceps lokalisieren können. Anschließend nach distal mit dem Muskelbauch zwischen Daumen und Zeigefinger bis zum Handgelenk, wo der Muskel am Processus styloideus radii inseriert.

Palpation der Muskeln an der dorsoradialen Seite des Unterarmes

Abb. 5.30: Rechter Arm, Lateralansicht.

1. M. brachioradialis
2. M. extensor carpi radialis longus
3. M. extensor carpi radialis brevis. Bei Kontraktion befindet sich der Muskelbauch in der Verlängerungslinie des kleinen Bauches des M. extensor carpi radialis longus.
4. M. extensor digitorum
5. M. extensor carpi ulnaris
6. M. anconeus
7. M. extensor digiti minimi

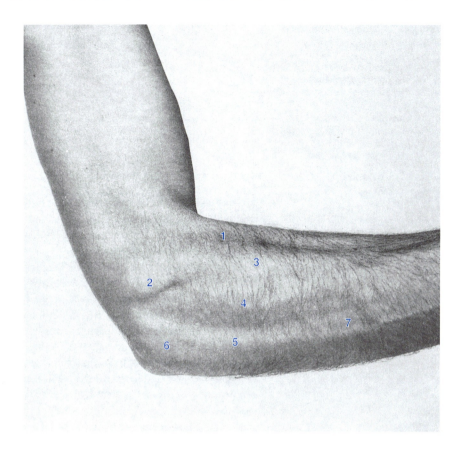

M. supinator (Abb. 5.26)

Die Grenzen des M. supinator in der Fossa cubiti bilden radial der M. brachioradialis, ulnar der M. pronator teres und proximal die Sehne des M. biceps brachii. Einen kleinen Teil des M. supinator selbst fühlt man direkt ulnar des M. brachioradialis, und zwar am besten während kräftiger Supination gegen Widerstand.

M. extensor carpi radialis longus (Abb. 5.30, 5.31 und 5.32a)

Der Muskel ist durch kräftiges Ballen der Faust bei leicht gestrecktem Handgelenk darstellbar. Seinen Muskelbauch sehen wir direkt distal des Brachioradialis. Beginnen Sie am Epicondylus lateralis humeri mit der Tastung, und folgen Sie dem Muskel zwischen Epikondylus und M. brachioradialis hindurch mittels alternierender Palpation (Zeige- und Mittelfinger). Gelegentlich ist sein Ursprung befallen, was dann als Variante des häufig vorkommenden Tennisellenbogens gelten muss. Diagnose durch Palpation mit der Daumenspitze direkt supraepikondylär an der Humerusvorderseite. Der Unterarm des Untersuchers bildet dabei die Verlängerung des Patientenunterarms. Der Daumen palpiert in einer adduzierenden Bewegung quer zum Faserverlauf (Abb. 5.32a).

Vgl. Palpation der Insertionssehne unter S. 136.

M. extensor carpi radialis brevis (Abb. 5.30, 5.31 und 5.32b–d)

Die Palpation dieses Muskels beginnt am Epicondylus lateralis, wonach er sich radial dem Brachioradialis und dem Extensor carpi radialis longus anschmiegt.

Vor allem sein Ursprung auf dem Epicondylus lateralis ist häufig am viel zitierten Tennisellenbogen beteiligt. Die Palpation seiner einzelnen Abschnitte findet dann auch mit großer Sorgfalt statt. Der Ursprung wird am günstigsten bei um

Abb. 5.31: Unteram und Hand, rechts. Radialansicht.

1. Listersches Tuberkulum
2. M. extensor carpi radialis brevis
3. M. extensor carpi radialis longus
4. M. brachioradialis
5. M. extensor digitorum
6. M. abductor pollicis longus und M. extensor pollicis brevis
7. M. extensor pollicis longus
8. Radius

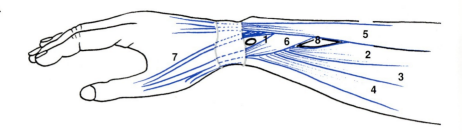

45° abduzierter Schulter palpiert, da der entsprechende Teil des lateralen Humerusepikondylus sich dann in der Horizontalen befindet. Der Ellenbogen ist um 90° gebeugt und der Unterarm supiniert. Der Muskel ist so am besten entspannt und der Palpation zugänglicher.

Bei einer anderen als der soeben beschriebenen Haltung kann die Palpation trotz einer Affektion des sehnig-knöchernen Überganges schmerzlos sein.

Ist der M. extensor carpi radialis brevis betroffen, supiniert der Untersucher den Unterarm des Patienten mit der homolateralen Hand, um dann mit dem Daumen der anderen Hand den Epikondylus zu palpieren. Die anderen Finger stützen den Ellenbogen und halten den Oberarm in 45°-Abduktion. Man legt nun die Kuppe des im Interphalangealgelenk gebeugten Daumens auf den lateralen Epikondylenrand und verstärkt den Griff zwischen diesem und den den Ellenbogen dorsal stützenden Fingern. Unter Einhaltung der Griffstärke bewegt der Untersucher den ganzen Arm in der Schulter um einen halben Zentimeter medialwärts. Diese Bewegung wird von proximal nach distal für verschiedene Stellen des Epikondylus wiederholt (Abb. 5.23b).

Die proximale Sehne des Extensor carpi radialis brevis fühlt man am besten am maximal pronierten und um 135° gestreckten Ellenbogen. Die Sehne verläuft nun über das Radiusköpfchen und ist da leicht zu palpieren. Dazu hält der Untersucher den Daumen flacher und adduziert sein Handgelenk (Abb. 5.32c). Pathologische Veränderungen an dieser Stelle sind selten.

Bringt man den Ellenbogen in 80°-Flexion und maximale Supination, so sind der sehnig-muskulöse Übergang und das proximale Ende des Muskelbauchs mittels einer Greifbewegung zwischen Daumen und Zeigefinger zu palpieren (Daumen in Höhe des Radiushalses und Zeigefinger lateral der Bizepssehne) (Abb. 5.32d). Zur Palpation der Insertionssehne siehe S. 136.

M. extensor digitorum communis (Abb. 5.30, 5.31, 5.42, 5.45 und 5.48)

Der Muskel ist bei mageren und muskulösen Versuchspersonen gut durch Extension des Handgelenks mit gestreckten Fingern darstellbar.

Mit Hilfe der folgenden Technik ist er leicht vom M. extensor carpi radialis brevis zu unterscheiden. Suchen Sie erst das Listersche Tuberkulum auf (ein kleiner Höcker mitten auf dem distalen Radiusende [Abb. 5.31, 5.38 und 5.42]). Bei Unterarm in Nullstellung finden wir eine Fingerlänge proximal hiervon ein rautenförmiges Gebiet, in dem der Radius bloßliegt (Abb. 5.45). Der M. extensor digitorum ist direkt ulnar dieses nicht von Muskeln bedeckten Radiusabschnittes palpabel. Radial liegt der M. extensor carpi radialis brevis und distal die Mm. abductor pollicis longus und extensor pollicis brevis. Eine zweite Möglichkeit besteht darin, dass man erst den M. extensor carpi ulnaris lokalisiert und anschließend zwischen diesem und dem M. extensor carpi radialis brevis den Extensor digitorum communis aufzeichnet. Der Extensor indicis zieht mit ihm durch die gleiche Loge.

Abb. 5.32a–d:
Palpation des Ursprungs des
M. extensor carpi radialis longus und
der verschiedenen Abschnitte des
M. extensor carpi radialis brevis.

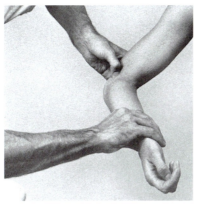

Abb. 5.32a
Ursprungspalpation des rechten M. extensor carpi radialis longus; Ausgangshaltung.

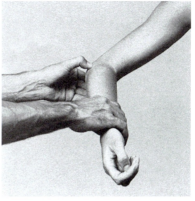

Abb. 5.32b
Ursprungspalpation des rechten M. extensor carpi radialis brevis: Ausgangshaltung.

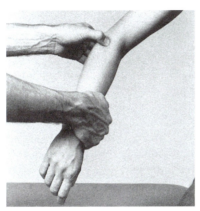

Abb. 5.32c
Palpation des Sehnenursprungs des rechten M. extensor carpi radialis brevis; Ausgangshaltung.

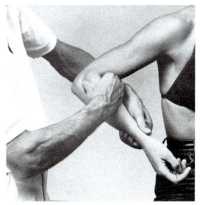

Abb. 5.32d
Palpation der Sehnen-Muskel-Grenze und des proximalen muskulösen Abschnittes des rechten M. extensor carpi radialis brevis; Ausgangshaltung.

M. extensor digiti minimi (Abb. 5.42 und 5.48)

Dieser ist im Verlauf der beiden distalen Unterarmdrittel leicht zu palpieren. Man lässt den Unterarm pronieren und den kleinen Finger aktiv strecken. Direkt radial des Caput ulnae und proximal des Retinaculum extensorum palpiert man nun die Sehne, die man anschließend so weit wie möglich nach proximal und distal verfolgt. Gleich neben dem Caput ulnae dient sie als Orientierungspunkt zur Lokalisierung des distalen Radioulnargelenks.

M. extensor carpi ulnaris (Abb. 5.30, 5.42 und 5.48)

Die Ausführung der Palpation ist einfach, indem man erst die Margo posterior ulnae lokalisiert, den Rand der Ulna also, der vom Olekranon bis zum Processus styloideus durchgehend frei palpabel ist.

Dorsal von dieser palpieren wir den parallel laufenden Muskel und verfolgen ihn bis zu seiner Sehne, die proximal der Basis des Os metacarpale V über eine Strecke von ca. 5 cm bei leicht aktiv gestrecktem und abduziertem Handgelenk gut fühlbar ist.

Mm. abductor pollicis longus und extensor pollicis brevis (Abb. 5.31, 5.45 und 5.48)

Am distalen Unterarmende werden oberflächlich dorsal die Sehnen der Mm. brachioradialis, extensor carpi radialis longus und brevis von den Bäuchen der Mm. abductor pollicis longus und extensor pollicis brevis gekreuzt. Diese ziehen als radiale Begrenzung der Tabatière (Fossa radialis) weiter zum Daumen.

M. extensor pollicis longus (Abb. 5.31)

Auch er kreuzt die Mm. extensor carpi radialis longus und brevis und ist als ulnare Begrenzung der Tabatière gut sicht- und fühlbar.

Palpation der Flexoren am Unterarm

Fossa cubiti (Abb. 5.33)

Die Fossa cubiti dient als Ausgangspunkt bei Palpationen und Lokalisationen in der Unterarmregion.

Bei kräftiger Ellenbogenbeugung und Mittelstellung zwischen Supination und Pronation ist sie leicht auszumachen. Die Fossa cubiti ist als ein Dreieck aufzufassen, dessen nach distal ausgerichtete Seiten radial vom M. brachioradialis und ulnar vom M. pronator teres geformt werden. An der Dreiecksbasis sind die runde seilförmige Haupt- und die flache Oberflächensehne (Lacertus fibrosus/Aponeurosis) des M. biceps brachii zu fühlen. Die Arteria brachialis verläuft medial und unterhalb der breiten Sehnenplatte, während dorsal von ihr oder sie kreuzend der N. medianus entlangzieht, der nach distal zwischen den beiden Pronatorteres-Köpfen verschwindet.

Oberflächlich in der Fossa befindet sich die V. mediana cubiti, die oft zur Abnahme venösen Blutes gebraucht wird.

M. pronator teres (Abb. 5.26, 5.33 und 5.35)

Dieser ist bei mageren oder muskulösen Personen gut darstellbar und einfach zu palpieren durch kräftige isometrische (gegen Widerstand) 90°-Flexion des Ellenbogens bei gleichzeitiger Pronation des Unterarmes.

Palpieren Sie den Epicondylus medialis und tasten Sie rund einen Finger breit radial von diesem den Ursprung des M. pronator, der dann als mediale Begrenzung der Fossa cubiti bis zum distalen Ende des proximalen Unterarmdrittels weiterzieht. Die tiefe Palpation während Kontraktion wird durch die die Fossa cubiti bedeckende Fascia antebrachii erschwert, in die sich von der Bizepsaponeurose ausstrahlende Fasern verankern.

M. flexor carpi radialis (Abb. 5.35 und 5.47)

Bei aktiver 15°-Flexion (Volarflexion) und gleichzeitiger Adduktion (Radialdeviation) des Handgelenks sehen wir an dessen Volarseite in der Mitte zwei (manchmal drei) Sehnen. Die radial liegende gehört dem M. flexor carpi radialis an und ist damit der einzige als solcher sichtbare Teil des Muskels.

Palpieren Sie den Muskel entlang einer gedachten Geraden zwischen dieser Sehne und dem Epicondylus medialis. Ist dies problematisch, dann palpieren Sie die Sehne und folgen ihr, alternierend tastend, nach proximal.

Abb. 5.33: Rechter Arm, Medialansicht.

1. Vena cephalica
2. Sehne des M. biceps brachii
3. Lacertus fibrosus
4. Fossa cubiti
5. M. brachioradialis
6. Epicondylus medialis humeri
7. M. pronator teres

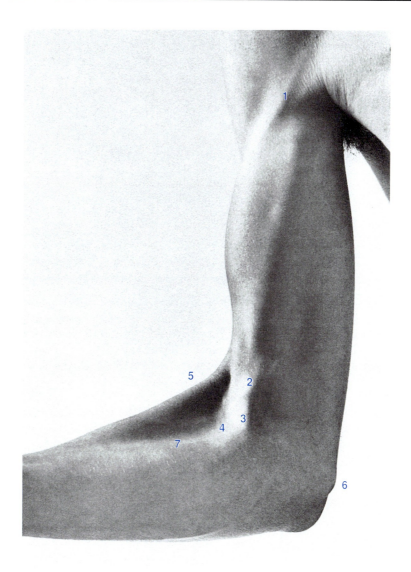

M. palmaris longus (Abb. 5.47)

Dessen Sehne palpiert man, soweit vorhanden, direkt ulnar neben dem vorigen Muskel (der M. palmaris longus ist in 10–15% der Fälle nicht angelegt). Stößt man hierbei auf Probleme, so lässt man bei leicht gebeugtem Handgelenk Daumen und kleinen Finger kräftig gegeneinander drücken und erhält so mitten auf der Volarseite des Handgelenks einen dünnen oberflächlichen Sehnenstrang, der in Höhe der distalen Handgelenksfalte in die Aponeurosis palmaris übergeht. Diese ist die oberflächlich liegende Faszie und Sehnenplatte, die die Handfläche zusammenhält. Suchen Sie entlang den vier zu den Fingern ziehenden Faszienstrahlen (II–V) nach Verdickungen, die vor allem an der Ulnarseite recht ausgesprochen sein können. Deformität der Hand (Dupuytren-Kontraktur) mit dauerhafter Zwangsflexion der Finger kann Folge pathologischer Veränderungen der Palmaraponeurose sein.

Der N. medianus ist tief zwischen den Sehnen von M. flexor carpi radialis und M. palmaris longus palpabel.

Abb. 5.34a: Ursprungspalpation der Handgelenksflexoren, rechts, in Höhe des Epicondylus medialis humeri.

Abb. 5.34b: Palpation des sehnig-muskulösen Überganges der Handgelenksflexoren, rechts.

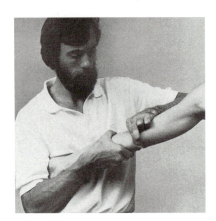 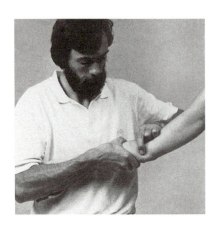

M. flexor carpi ulnaris (Abb. 5.35 und 5.47)

Wie die drei vorigen, so entspringt auch dieser Muskel am Epicondylus medialis.

Seine Sehne machen wir durch gleichzeitige Flexion und Abduktion (Ulnardeviation) der Hand sichtbar. Er ist an der Volarseite der Margo posterior ulnae in voller Länge palpabel.

An der Radialseite seiner Sehne verlaufen der N. ulnaris und die dort ebenfalls fühlbare A. ulnaris.

Bei Affektionen der Muskelursprünge am medialen Humerusepikondylus oder von deren sehnig-muskulösen Übergängen sprechen wir von einem «Golferellenbogen» (Abb. 5.34a, b und 5.35).

Die sehnig-knöcherne Palpation wird am besten am gestreckten und die sehnig-muskulöse Palpation am leicht gebeugten Ellenbogen vorgenommen.

Dabei hält der Untersucher den Ellenbogen des Patienten durch Druck seiner homolateralen Hand auf die Ellenbogenrückseite gestreckt. Hand und Handgelenk fixiert der Untersucher unter seiner Achsel. Nun legt er seine andere Zeigefingerspitze auf die Volarseite des medialen Humerusepikondylus, wobei der Daumen dorsal Gegendruck bietet. Die Palpation findet jetzt in lateraler Richtung mittels leichter Krümmung des Zeigefingers statt. Bei Wiederholung dieser Bewegung einen halben Zentimeter weiter distal fühlt man bereits eine Sehne, jedoch ist die Verletzung selten an dieser Stelle lokalisiert. Wiederholt man die Palpation einen weiteren halben Zentimeter distal, diesmal über eine etwas längere Strecke nach lateral, bringt man zuerst den Patientenellenbogen in geringe Flexion. Man fühlt dann den sehnig-muskulösen Übergang der Handgelenksflexoren.

M. flexor digitorum superficialis

Der M. flexor digitorum superficialis ist im Verlauf der distalen zwei Drittel des Unterarms zu palpieren, und zwar zwischen M. flexor carpi ulnaris und M. flexor carpi radialis. Seine Sehnen sind am Handgelenk ulnar der Palmaris-longus-Sehne palpabel und verlaufen von hier durch die Mittelhand zu den Mittelphalangen der Finger.

M. flexor digitorum profundus

Die Sehnen dieses Muskels ziehen bis zu den Endphalangen der Finger. Seine günstigste Palpationsstelle befindet sich an seinem Ursprung, ganz *proximal*, direkt volar der Margo posterior ulnae und dorsal des Flexor carpi ulnaris.

Abb. 5.35: Rechter Arm, Vorderansicht.

1. M. pronator teres.
2. M. flexor carpi radialis.
3. M. flexor carpi ulnaris.
4. Ort der Affektionen der Ursprünge der unter 1.–3. genannten Muskeln.
5. Ort der sehnig-muskulösen Erkrankung, bekannt als «Golferellenbogen».

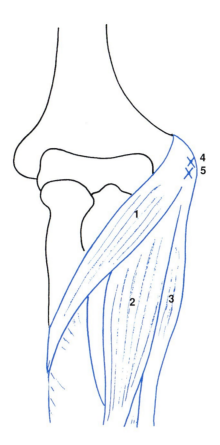

M. flexor pollicis longus

Zwischen dem distalen Abschnitt des M. brachioradialis und dem M. flexor carpi radialis liegt die Radialisstraße mit der Arteria radialis darin. Bei aktiver Daumenbeugung des Probanden ist der Flexor pollicis longus unter der Arterie zu fühlen.

Handgelenksregion: Palpation der knöchernen Strukturen

In diesem Zusammenhang bezeichnen wir mit «Handgelenk» das Gebiet zwischen den distalen Enden von Ulna und Radius an der einen und den Handwurzelknochen an der anderen Seite. Vor der Palpation der karpalen Knochenstrukturen ist es zur Vermeidung von Fehlern notwendig, erst das zu erforschende Gebiet abzugrenzen. Dazu sucht man zunächst die proximalen und distalen Gelenksverbindungen auf.

Man orientiert sich vor allem an der Dorsalseite (Teil des Handrückens), da die volare Palpation durch die dickere Haut, die kräftige Aponeurosis palmaris und andere Weichteile (Daumenballen, Kleinfingerballen, Karpaltunnel) erheblich erschwert wird.

Lokalisation der Karpalia an der dorsalen Seite des Handgelenks

Proximale Begrenzung

Processus styloideus ulnae (Abb. 5.36)

Als Ausgangspunkt dient das Caput ulnae, das distale Ende der Elle. Gleich ulnar und distal von diesem fühlen wir am pronierten Unterarm* einen stiftförmigen

Abb. 5.36: Rechte Hand, Palpation des Processus styloideus ulnae.

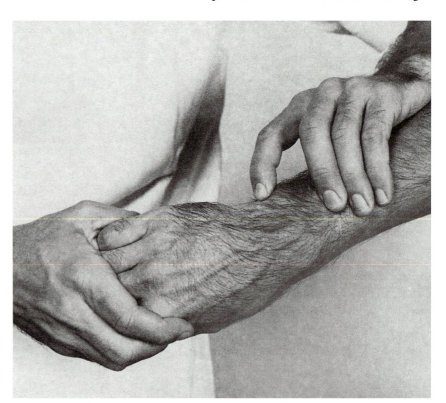

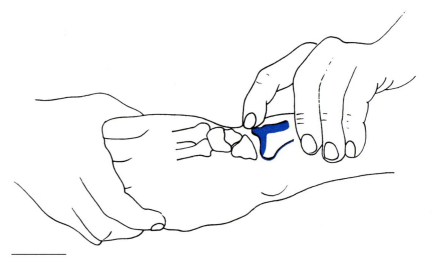

---

* Die Palpation in Supinationsstellung ist schwieriger, weil sich der M. extensor carpi ulnaris dann an der Dorsalseite befindet.

Fortsatz, den *Processus styloideus ulnae*. Mit einer anderen Technik folgt man der Margo posterior ulnae nach distal, bis man am Ende auf den Processus styloideus stößt. Aktive und passive Gelenkbewegungen vereinfachen die Palpation, weil der Processus styloideus sich im Gegensatz zu den distal befindlichen Knöchelchen nicht mitbewegt. Der so gefundene Knochenvorsprung ist unser erster Orientierungspunkt.

Processus styloideus radii (Abb. 5.37, 5.42 und 5.45)

Dieser große, im Vergleich zur Ulnarseite jedoch stumpfere Fortsatz wird bei Abduktion und Adduktion des Daumens im tiefsten Abschnitt der Tabatière sichtbar – bei gleichzeitig abduziertem Handgelenk. Die Tabatière wird, wie schon erwähnt, von den Sehnen der Mm. abductor pollicis longus und extensor pollicis brevis einerseits und der Sehne des Extensor pollicis longus andererseits begrenzt.

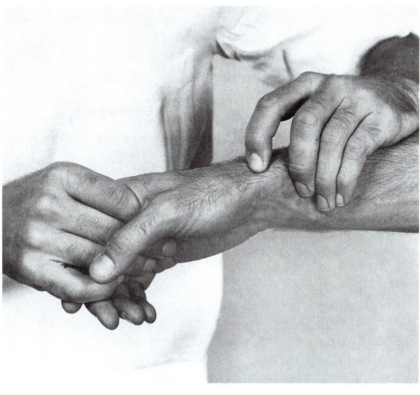

Abb. 5.37: Rechte Hand, Palpation des Processus styloideus radii.

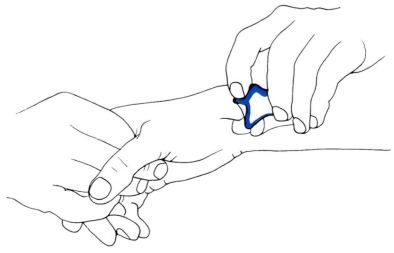

Listersches* Tuberkulum (Abb. 5.38, 5.42 und 5.46)

Zieht man zwischen zweitem und drittem Fingerstrahl eine Gerade und verlängert diese nach proximal, so findet man auf deren Schnittpunkt mit dem distalen Radiusende einen Knochenfortsatz, das Listersche Tuberkulum oder Tuberculum dorsale, das als mittlerer Orientierungspunkt der proximalen Handgelenksgrenze dient. Gleitet der palpierende Finger von diesem Höcker ein wenig nach distal, so stößt er auf den Gelenkrand.

Abb. 5.38: Rechte Hand, Palpation des Listerschen Tuberkulums (Tuberculum dorsale).

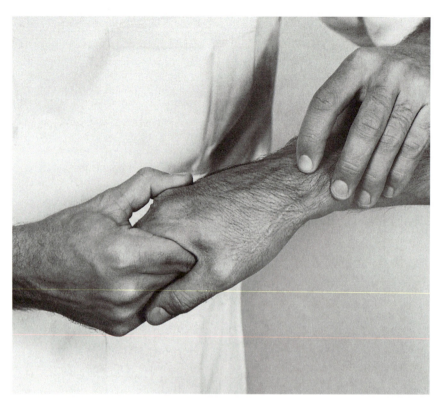

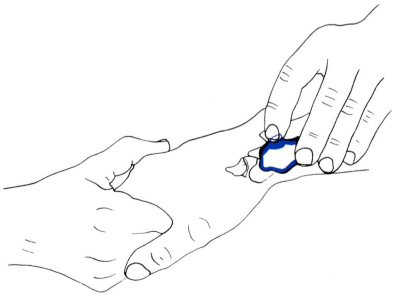

* Sir Joseph Lister, 1827–1912, engl. Chirurg.

Man kann die Palpation durch Beugung und Streckung des Handgelenks wesentlich vereinfachen.

Die Verbindungslinie zwischen den drei Knochenpunkten zeigt die proximale Begrenzung der Handwurzel an.

Distale Begrenzung

Tuberculum ossis metacarpalis III (Abb. 5.39 und 5.46)

Bei maximaler Beugung des Handgelenks findet man auf der gedachten Linie zwischen Listerschem Tuberkulum und drittem Fingerstrahl, gut eine Fingerkuppe distal des Höckers, einen Knochenfortsatz, das Tuberkel des dritten Os metacarpale.

Gleich proximal von diesem entsteht bei Handgelenksextension eine Grube, in der sich das später zu behandelnde Os capitatum befindet (vgl. Abb. 5.46).

Proximales Ende des Os metacarpale I (Abb. 5.40 und 5.42)

Platziert man den palpierenden Finger in die distale Spitze der Tabatière, so fühlt man während Opposition und Reposition des Daumens das Tuberkulum des ersten Metakarpale, den prominentesten Teil dieses Knochens.

Proximales Ende des Os metacarpale V (Abb. 5.32 und 5.41)

Der palpierende Finger gleitet an der radialen Seite des fünften Metakarpale nach proximal. Bei gleichzeitiger Adduktion (Radialdeviation) des Handgelenks fühlt man deutlich einen Knochenhöcker. Weiter proximal befindet sich eine Mulde, hinter der man das Os hamatum fühlt. Verbinden Sie den Vorsprung des fünften Metakarpale mit den Tuberkula der Metakarpalia III und I.

Hiermit ist die distale Grenze der Handwurzel annähernd festgestellt. Aufgrund der bereits ermittelten proximalen Handwurzelbegrenzung kann nun sehr systematisch mit der Palpation der einzelnen Handwurzelknochen begonnen werden.

Abb. 5.39: Rechte Hand, Palpation des proximalen Endes des Os metacarpale III.

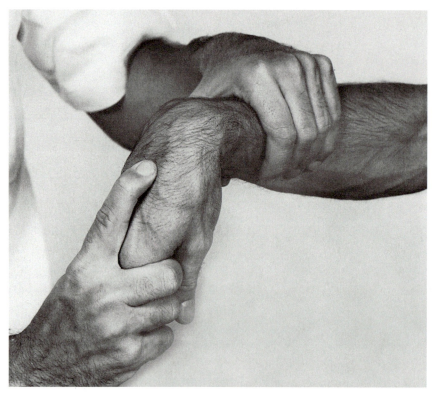

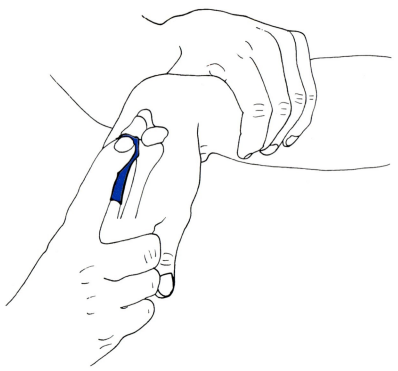

Lokalisation der Karpalia an der dorsalen Seite des Handgelenks

Abb. 5.40: Rechte Hand. Palpation des proximalen Endes des Os metacarpale I.

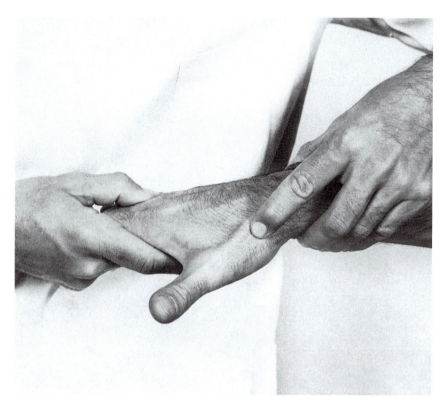

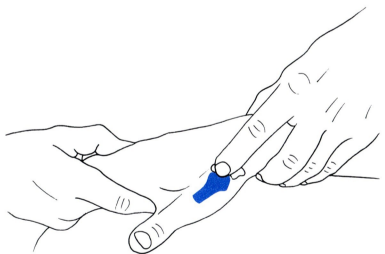

5 Palpation von Schultergürtel und Arm

Abb. 5.41: Rechte Hand. Palpation des proximalen Endes des Os metacarpale V.

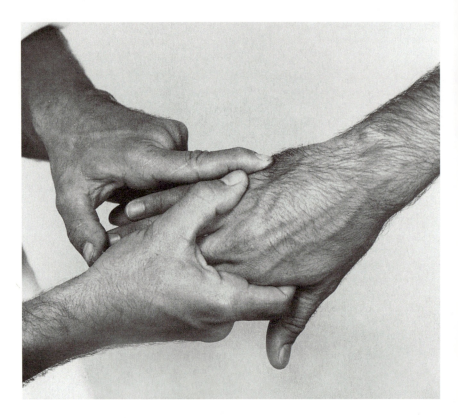
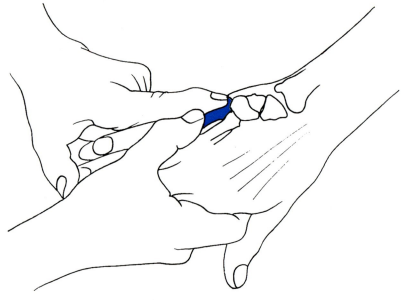

Lokalisation der Karpalia an der dorsalen Seite des Handgelenks

Abb. 5.42: Rechtes Handgelenk, Dorsalseite.
(Vgl. zu I–VI unter Abb. 5. 48)

1. M. abductor pollicis longus
2. M. extensor pollicis brevis
3. M. extensor carpi radialis longus
4. M. extensor carpi radialis brevis
5. M. extensor pollicis longus
6. M. extensor digitorum
7. M. extensor digiti minimi
8. M. extensor carpi ulnaris
9. Listersches Tuberkulum (Tuberculum dorsale)
10. Caput ulnae
11. Processus styloideus ulnae
12. Retinaculum extensorum
13. Processus styloideus radii
14. Os scaphoideum
15. Os lunatum
16. Os triquetrum
17. Os trapezium
18. Os trapezoideum
19. Os capitatum
20. Os hamatum
21. Os metacarpale II

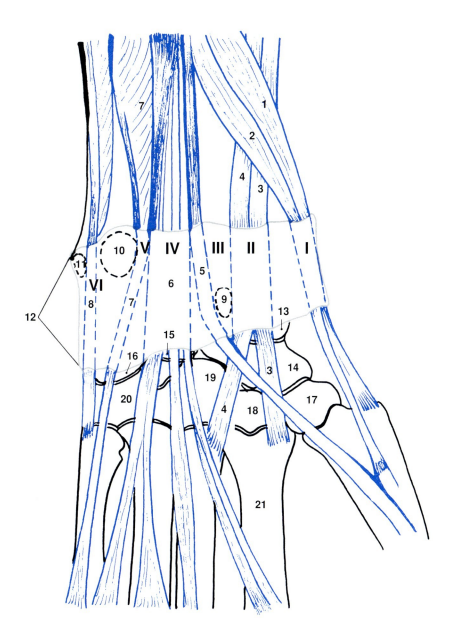

Palpation in der Tabatière (Fovea radialis) (Abb. 5.43 und 5.44)

Wir nehmen diese Struktur bei aktiver Daumenabduktion als Dreieck wahr, dessen Basis vom Processus styloideus radii und dessen beide Schenkel von den Mm. abductor pollicis longus und extensor pollicis brevis (radial) sowie dem M. extensor pollicis longus (ulnar) gebildet werden.

Unter ihrem Boden verlaufen der tiefe Ast der A. radialis und die Insertionssehne des M. extensor carpi radialis longus. Darunter wiederum befinden sich Os scaphoideum und Os trapezium.

Während abwechselnder Ab- und Adduktion des Handgelenks fühlt der den Processus styloideus hinabgleitende und tief palpierende Finger den Gelenkspalt zwischen Os scaphoideum und Radius. Hier befindet sich gleichzeitig das nicht palpable, klinisch jedoch bedeutungsvolle Ligamentum collaterale carpi radiale. In Abduktionsstellung findet man rund einen Fingerbreit weiter distal den Gelenkspalt zwischen Os scaphoideum und Os trapezium.

Abb. 5.43: Rechte Hand, Tabatière (Fovea radialis).

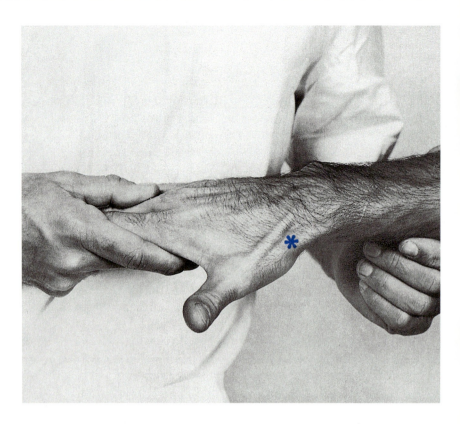

Abb. 5.44: Rechte Hand, Palpation des Os scaphoideum in der Tabatière.

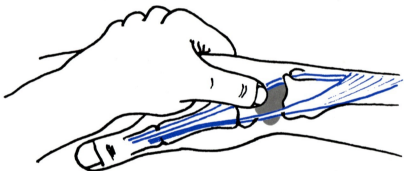

Das Os scaphoideum ist, unterstützt durch Beuge- und Streckbewegungen der Hand, bis direkt distal des Listerschen Tuberkulums zu tasten.

Os scaphoideum (Abb. 5.42, 5.44, 5.45 und 5.46)

Auf halber Strecke einer Geraden zwischen Tuberculum ossis metacarpalis III und Lister-Tuberkulum fühlt man bei normal gestreckter Hand eine Grube, unter welcher sich das Os capitatum befindet. Radial und proximal in ihr ist die konkave distale Grenze des Os scaphoideum auszumachen. Man vermeidet Störungen der Palpation durch die Sehne des M. extensor carpi radialis brevis mittels passiver Handbewegungen. Das Os scaphoideum ist ebenfalls in der Tabatière palpabel, und zwar direkt distal des Processus styloideus radii. Während der Abduktion des Handgelenks drückt der Knochen den palpierenden Finger in die Höhe.

Skaphoidfrakturen entstehen vor allem durch Stürze aus größerer Höhe bzw. durch Abwehr einer mechanischen Gewalteinwirkung mit der Hand. In solchen Fällen tritt der so genannte Nussknacker-Effekt auf: Das Os scaphoideum wird zwischen Os capitatum und Radius «geknackt».

Os lunatum (Abb. 5.42 und 5.46)

Gebrauchen Sie noch einmal die Orientierungslinie zwischen Lister-Tuberkulum und Os metacarpale III. Ulnar und proximal der bereits gefundenen Grube fühlen Sie, wie bei passiver Handgelenksbeugung das Os lunatum von unten gegen den palpierenden Finger drängt.

Auch dieser Knochen neigt bei Einwirkung mechanischer Kräfte zur Fraktur, jedoch kommen öfter Luxationen vor, durch welche Handbewegungen äußerst schmerzhaft werden.

Ist die Diagnose einmal gestellt, ist der kleine Knochen mittels Extension an der Hand leicht zu reponieren.

Die an den Basen von Os metacarpale II und III inserierende Sehne des M. extensor carpi radialis brevis, die beim Ballen der Faust deutlich hervortritt, kreuzt an der Oberfläche die Grenze zwischen Os scaphoideum und Os lunatum.

Os triquetrum (Abb. 5.42)

Orten Sie wiederum den Processus styloideus ulnae, adduzieren Sie das Handgelenk und tasten Sie das Os triquetrum distal vom Processus styloideus, wo es sich dem Os lunatum anschließt.

Die Palpation wird einfacher, wenn man mit dem tastenden Finger erst das Tuberkel des Os metacarpale V aufsucht, dann nach proximal gleitet, wo man eine flache Grube fühlt, die zum weiter radial gelegenen Os hamatum gehört, um schließlich noch weiter proximal die seitlich vorspringende Kante des Os triquetrum zu erreichen. Verwechslungen mit dem volar gelegenen Os pisiforme werden so vermieden.

Os trapezium und Os trapezoideum (Abb. 5.42, 5.45 und 5.46)

Ausgehend von der die ulnare Begrenzung der Tabatière bildenden Sehne des M. extensor pollicis longus ist die Grenze zwischen diesen beiden Knochen leicht zu identifizieren. Man fühlt sie mitten in der Tabatière an der Radialseite der entspannten Sehne.

Os capitatum (Abb. 5.42 und 5.46)

Wir palpieren die Begrenzungen dieses größten Handwurzelknochens in der bereits erwähnten Grube direkt proximal des Tuberkulums des dritten Metakarpale. Seine mit der Konkavität des Os scaphoideum artikulierende konvexe, proximoradiale Seite ist bei passiven Handgelenksbewegungen fühlbar. Auch dieser Knochen kann durch Einwirkung mechanischer Kräfte luxieren. Die Folge ist dann eine gehemmte und schmerzhafte Extension des Handgelenks, die jedoch durch Reposition leicht zu beheben ist. Infolge Überdehnung der Ligamente zwischen Os capitatum und Os lunatum kann ein Restschmerz bestehen bleiben, der ausgezeichnet auf tiefe Friktion reagiert. Diese zur dorsalen Gruppe der interkarpalen Ligamente gehörenden Bänder sind nicht palpabel, bei Verletzungen jedoch druckempfindlich. Os capitatum und Os lunatum fungieren bei der genauen Lokalisation als Orientierungspunkte.

Os hamatum (Abb. 5.42 und 5.47)

Diesen Knochen, der zum Os lunatum hin spitz zuläuft, palpiert man zwischen Os triquetrum und Tuberculum ossis metacarpalis V.

Abb. 5.45: Rechtes Handgelenk, Radialseite.

1. M. abductor pollicis longus
2. M. extensor pollicis brevis
3. M. extensor carpi radialis longus
4. M. extensor carpi radialis brevis
5. M. extensor pollicis longus
6. M. extensor digitorum
7. Bloßliegender Radiusabschnitt
8. M. brachioradialis
9. M. flexor pollicis longus
10. M. flexor digitorum profundus
11. M. flexor carpi ulnaris
12. M. flexor carpi radialis
13. M. pronator quadratus
14. Os trapezium
15. Os trapezoideum
16. Os scaphoideum
17. Processus styloideus radii
18. M. abductor pollicis brevis

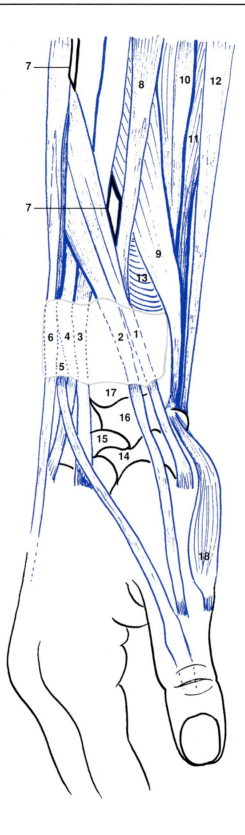

Abb. 5.46: Linke Hand, Palpation des Os capitatum in seiner Grube.

1. Tuberculum ossis metacarpalis III
2. Os capitatum
3. Os lunatum
4. Os scaphoideum
5. Os trapezium
6. Os trapezoideum
7. Listersches Tuberkulum

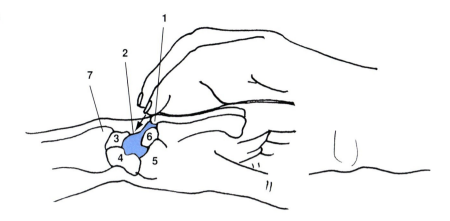

Lokalisation der Karpalia an der volaren Seite des Handgelenks

(Abb. 5.47)

Wie bereits erwähnt, sind Inspektion und Palpation an der volaren Seite des Handgelenks weniger ergiebig. Es gibt hier jedoch vier deutlich vorspringende Knochenpunkte, mit deren Hilfe man die Position des Retinaculum flexorum (Lig. carpi transversum) bestimmen kann, des Bandes also, das gemeinsam mit den tiefer gelegenen Skelettteilen den *Karpaltunnel* (Canalis carpi) bildet.

Auch wenn die exakte Lokalisation der im Tunnel befindlichen Strukturen schwierig ist, ist die genaue Kenntnis ihrer Lage dringend erforderlich. Mögliche Affektionen können dann durch manuellen Druck aufgespürt und anschließend gezielt behandelt werden.

Tuberculum ossis scaphoidei

Legen Sie den palpierenden Finger in Höhe der distalen Handgelenksfalte auf die Sehne des M. flexor carpi radialis und fühlen Sie den Höcker des Os scaphoideum. Bei abduziertem Handgelenk ist die Palpation schwieriger.

Os pisiforme

Diesen Knochen finden wir in Höhe der distalen Handgelenksfalte an der Außenseite des proximalen Endes der Handkante.

Er ist als fast kugelförmiges Sesambein Teil der Sehne des M. flexor carpi ulnaris, wodurch er bei entspanntem Muskel frei beweglich ist. Nehmen Sie das Knöchelchen zwischen Daumen und Zeigefinger und prüfen Sie bei passiver Beugung des Handgelenks seine Mobilität.

Zwischen ihm und dem Os scaphoideum unterscheiden wir einen Teil des Retinaculum flexorum, das proximale Lig. carpi transversum.

Durch seine Insertion am Os pisiforme ist der Spannungszustand des Bandes mittels Aktivität des M. flexor carpi ulnaris zu regulieren.

Auch distal findet man ein Lig. carpi transversum, das sich zwischen dem hammerförmigen Hamulus ossis hamati und dem Tuberculum ossis trapezii ausspannt.

Zwei Ligamente – de facto die Insertionen des M. flexor carpi ulnaris – ziehen vom Os pisiforme aus distalwärts. Mit etwas gutem Willen sind beide, Lig. pisometacarpeum und Lig. pisohamatum, durchaus palpabel.

Hamulus ossis hamati

Ziehen Sie in Gedanken eine Linie vom Os pisiforme zum Scheitelpunkt des Raumes zwischen Daumen und Zeigefinger. Ungefähr eine Fingerkuppe entfernt vom Os pisiforme stoßen Sie auf dieser Linie auf den Fortsatz des Os hamatum. Der Verlauf eines großen Astes des N. ulnaris entlang der Ulnarseite des Knochens kann die Palpation für den Patienten unangenehm machen.

Tuberculum ossis trapezii

Dieser Knochenvorsprung ist schwer zu finden, da er von den Thenarmuskeln (Daumenballen) überlagert wird. Verbinden Sie darum die drei soeben genannten Knochenstrukturen durch eine Linie und ergänzen Sie die Figur zu einem Parallelogramm. Das Tuberkulum befindet sich jetzt zwei bis drei Millimeter distal des Tuberculum ossis scaphoidei. Fühlen Sie beide Punkte mit einem Finger.

Palpation von Muskeln und anderen Weichteilen an der volaren Seite des Handgelenks

Der Karpaltunnel (Abb. 5.47)

Durch den Karpaltunnel ziehen die Sehnen der Mm. flexores digitorum profundus und superficialis sowie der Mm. flexores carpi radialis und pollicis longus. Als einziger Nerv begleitet sie der N. medianus, der bei Handgelenksfrakturen (z.B. Colles*-Fraktur) durch volare Luxation des Os lunatum oder Tendovaginitis des M. flexor digitorum profundus eingeklemmt werden kann (der M. flexor digitorum superficialis ist selten betroffen). In diesem Fall sprechen wir vom Karpaltunnel-Syndrom.

Aa. radialis und ulnaris sowie Nn. radialis und ulnaris laufen nicht durch den Karpaltunnel. Der Ramus palmaris profundus nervi ulnaris ist gegen mechanische Kräfte durch seinen Verlauf zwischen Os pisiforme und Hamulus ossis hamati (Guyon**-Loge) geschützt.

Die Sehnen am volaren Handgelenk wurden bereits bei der Palpation der Unterarmflexoren besprochen.

Palpation von Muskeln und anderen Weichteilen an der dorsalen Seite des Handgelenks

(Abb. 5.42, 5.45, 5.46 und 5.48)

An der Streckseite des Handgelenks fungiert, im Gegensatz zur Beugerseite, ein verstärkter Abschnitt der Fascia antebrachii *als Retinaculum extensorum für alle*

---

* Abraham Colles, 1773–1843, Chirurg zu Dublin.
** Jean Casimir Felix Guyon, 1831–1920, Chirurg und Urologe zu Paris.

Palpation von Muskeln und anderen Weichteilen an der dorsalen Seite des Handgelenks

Abb. 5.47: Rechtes Handgelenk, Volarseite.

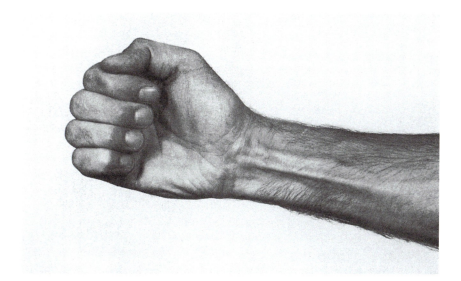

1. Os pisiforme
2. Tuberculum ossis scaphoidei
3. Hamulus ossis hamati
4. Tuberculum ossis trapezii
5. N. medianus
6. M. palmaris longus
7. M. flexor carpi radialis
8. M. flexor digitorum superficialis
9. M. flexor carpi ulnaris
10. A. ulnaris
11. N. ulnaris
12. Ramus palmaris profundus a. ulnaris
13. Ramus profundus n. ulnaris

Zwischen 1. und 3. die Guyon-Loge

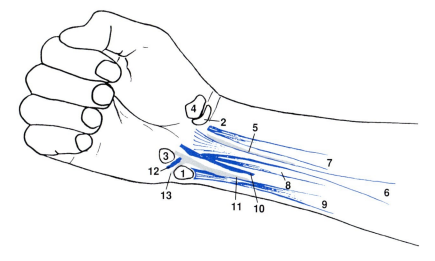

Hand- und Fingerextensoren gemeinsam. Es ist 2,5–3,5 cm breit, an verschiedenen Stellen mit der tiefen Faszie verbunden und an den Knochen von Unterarm und Handwurzel verankert. Hierdurch entstehen insgesamt *sechs Tunnel oder Fächer* für ebenso viele Sehnenscheiden, durch die je eine oder mehr Sehnen vom Unterarm zur Hand ziehen.

Diese Fächer (und Sehnen) verlaufen parallel oder in zwei Schichten einander kreuzend.

Die exakte Lokalisation und eindeutige Identifikation der einzelnen Strukturen in diesem «verkehrsreichen» Gebiet, in dem sich außer Sehnen auch noch andere Strukturen befinden, ist natürlich nur möglich auf der Basis guter topographischer Kenntnisse und einer gediegenen Palpationstechnik. Hinzu kommt, dass die Handgelenksregion eine große Zahl Erkrankungen und Verletzungen kennt.

Die dorsalen Sehnenfächer

Fach I (Abb. 5.42, 5.45 und 5.48)

Die Palpation beginnt an der Radialseite des Handgelenks, wo das erste Fach von der fibrösen Sehnenscheide und den die Tabatière an der Radialseite begrenzenden Mm. abductor pollicis longus und extensor pollicis brevis gebildet wird.

Abb. 5.48: Linke Hand, Sehnenfächer des Handwurzelrückens

Fach I: Mm. abductor pollicis longus und extensor pollicis brevis
Fach II: Mm. extensor carpi radialis longus und brevis
Fach III: M. extensor pollicis longus
Fach IV: 4 Sehnen des M. extensor digitorum sowie die Sehne des M. extensor indicis
Fach V: M. extensor digiti minimi
Fach VI: M. extensor carpi ulnaris

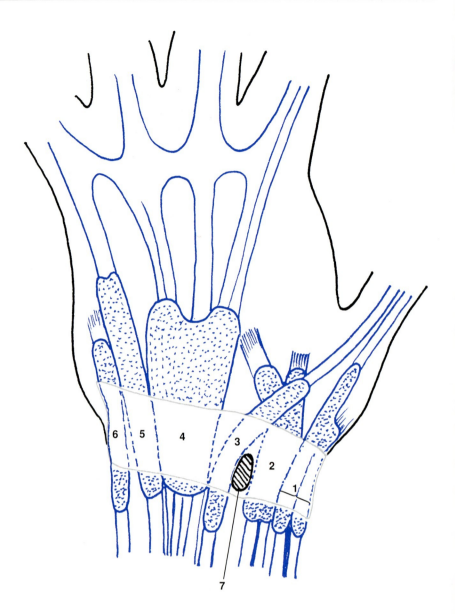

Es sind einfach zu palpierende Sehnen. Achten Sie auf Druckempfindlichkeit und Schmerz bei Daumenabduktion und -reposition gegen Widerstand. Eine Tendovaginitis (Sehnenscheidenentzündung) dieser Sehnen ist relativ häufig. Wir sprechen hier nach dem ersten Untersucher, der auf das Entzündungsbild dieser Sehnen hinwies, von der de Quervain-Krankheit*, wenn die Sehnen ausschließlich in Höhe der Handwurzel angegriffen sind.

Fach II (Abb. 5.42, 5.45 und 5.48)

Die in diesem verlaufenden Sehnen der Mm. extensor carpi radialis longus und brevis fühlt man unmittelbar radiodistal des Listerschen Tuberkulums.

Geht man etwas weiter nach distal und ballt die Faust bei gleichzeitiger geringer Überstreckung, so fühlt und sieht man deutlich die Stelle, wo die Extensores carpi radialis longus und brevis V-förmig auseinanderstreben. Die Sehne des Extensor carpi radialis brevis ist dann am leichtesten zu verfolgen. Sie läuft zur Basis

---

* Fritz de Quervain, 1868–1940, Schweizer Chirurg zu Bern.

der Ossa metacarpalia II und III und inseriert direkt hinter dem deutlich fühlbaren karpometakarpalen Gelenkspalt. Die Sehne des M. extensor carpi radialis longus tastet man am günstigsten bei maximal gebeugtem Daumen, weil sonst Verwechslungen mit der Sehne des im dritten Fach verlaufenden M. extensor pollicis longus auftreten können.

Ihre Insertion befindet sich radial an der Basis des zweiten Metakarpale. Auch hier palpiert man hinter dem Spalt zwischen Os trapezoideum und Os metacarpale II.

Fach III (Abb. 5.42, 5.45 und 5.48)

An der Ulnarseite des Lister-Tuberkulums fühlt man die Sehne des M. extensor pollicis longus. Ihr schräger Verlauf vor allem bei aktiver Daumenreposition wird deutlich sichtbar und vereinfacht die Palpation erheblich. Nach Passage des Tuberkulums zieht sie leicht erkennbar im stumpfen Winkel zur Endphalanx des Daumens. Bei Handgelenksfrakturen ist das Tuberkulum nicht mehr auf seinem Platz und kann demnach nicht mehr als Drehpunkt der Sehne fungieren, deren Scheide dann leicht geschädigt wird.

Fach IV (Abb. 5.42 ud 5.48)

Die Sehnen der Mm. extensores digitorum und indicis haben eine gemeinsame Scheide. Man fühlt die oberflächlich liegenden Extensor-digitorum-Sehnen, wenn die Hand flach auf einer Unterlage liegt und Zeige- bis Ringfinger nacheinander gestreckt werden.

Fach V (Abb. 5.42 und 5.48)

Der M. extensor digiti minimi ist tastbar radial des Caput ulnae; aktives Heben des gestreckten kleinen Fingers vereinfacht die Palpation.

Fach VI (Abb. 5.42 und 5.48)

M. extensor carpi ulnaris. Dessen Sehne zieht zwischen Caput und Processus styloideus ulnae hindurch zur Basis des Os metacarpale V. Aktive Abduktion und geringe Extension des Handgelenks vereinfachen die Palpation. Am besten tastet man die Sehne direkt proximal und distal des Caput ulnae.

Sie hat in ihrer Scheide einige Bewegungsfreiheit und liegt darum bei Pronation mehr ulnar und bei Supination mehr radial. Trotzdem kann sie, vor allem bei Tennisspielern, ganz aus ihrer Rinne luxieren.

Palpation der Knochen- und Bandstrukturen der Hand

Untersuchung am sitzenden Patienten

Trotz der Häufigkeit von Handaffektionen ist die Palpation der einzelnen Knochen- und Bandstrukturen nur selten indiziert. Viele Erkrankungen, wie z. B. die rheumatoide Arthritis, betreffen eher die Hand als Ganzes als deren Einzelteile. Im Rahmen der normalen Routineuntersuchung findet dann auch eine Detailprüfung im Allgemeinen nicht statt. Die folgenden Untersuchungen können jedoch unter bestimmten Umständen, wie z.B. Frakturen, Dupuytren-Kontraktur oder Luxationen, notwendig werden.

Ossa metacarpalia (Abb. 5.49)

Diese sind dorsal gut, palmar jedoch nur indirekt zu fühlen. Ihre proximalen Enden bestehen aus den unregelmäßig kubischen Basen.

Die Basis ossis metacarpalis I bildet mit dem Os trapezium ein Sattelgelenk, dessen Spalt in der Tabatière distal gut zu fühlen ist. Das Tuberculum metacarpale I, die proximale Spitze der Basis, fungiert als Orientierungspunkt am Handgelenk (s. S. 125).

Die Basis ossis metacarpalis II artikuliert mit dem Os trapezoideum und auf einer kleinen Fläche mit dem Os trapezium, außerdem, wie auch Os metacarpale III und IV, mit den beiden benachbarten Metakarpalia. Man palpiert die unbewegliche Articulatio carpometacarpea II auf dem Handgelenksrücken, distal des Os trapezoideum.

Die Basis des Os metacarpale III fällt durch ihren ebenfalls der Orientierung dienenden radial gelegenen Processus styloideus auf (s. S. 125). Der Knochen artikuliert unbeweglich mit dem Os capitatum. Auch dieses Gelenk ist distal des Os capitatum auf dem Handgelenksrücken palpabel.

Die Basis des Os metacarpale IV hat sowohl mit dem Kapitatum als mit dem Hamatum gemeinsame Gelenkflächen. Wir fühlen diese distal der genannten Knöchelchen auf dem Rücken des Handgelenks. Seine geringe Beweglichkeit ist für die Greiffunktion von Bedeutung.

Die Basis des Os metacarpale V dient wiederum zur Orientierung am Handgelenk (s. S. 125). Sie artikuliert mit dem Os hamatum. Der Gelenkspalt ist distal desselben am dorsalen Handgelenk zu fühlen. Für eine ungestörte Greifbewegung muss das Gelenk beweglich sein. Der Kopf des Os metacarpale V gleitet beim Greifen unter gleichzeitiger geringer Rotation ein wenig palmarwärts.

Distal befinden sich die Capita metacarpalium, die auch an der Palmarseite neben den Sehnenscheiden der langen Fingerbeuger noch leidlich palpabel sind. Ihre Köpfchen haben annähernd Kugelform.

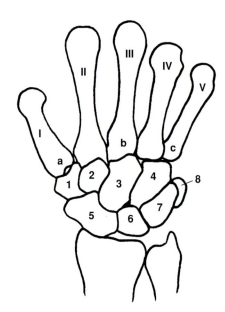

Abb. 5.49: Rechte Hand, dorsal, Ossa metacarpalia und Karpus.

1. Os trapezium
2. Os trapezoideum
3. Os capitatum
4. Os hamatum
5. Os scaphoideum
6. Os lunatum
7. Os triquetrum
8. Os pisiforme

Orientierungspunkte:
a) Tuberculum metacarpale I
b) Processus styloideus III
c) Basis des Os metacarpale V

Mit Ausnahme des Os metacarpale I liegen die Mittelhandknochen mit Basen und Köpfen gegeneinander an, während der Raum zwischen ihren Mittelabschnitten frei bleibt (Spatia interossea metacarpi). Auf dem Handrücken werden diese Zwischenräume zum Großteil von den dorsalen Mm. interossei eingenommen.

Bei Frakturverdacht eines Os metacarpale stellt man fest, ob Achsendruck für den Patienten schmerzhaft ist, d.h. man drückt bei gebeugten Fingern in proximaler Richtung gegen die Metakarpalköpfchen.

Aponeurosis palmaris (Abb. 5.50)

Diese dreieckige Struktur befindet sich an der Hohlhandoberfläche, und zwar in der Verlängerung des M. palmaris longus, oder wenn dieser fehlt, distal des Karpaltunnels (Abb. 5.24 und 5.47). Ihre Grenzen sind, zum Teil durch die Dicke des Hohlhandunterhautgewebes, nur schwer zu ertasten. Vor allem an der Radialseite fühlt man ihren Rand unter dem ulnarwärts gleitenden Finger als Verdickung. An ihrer Ulnarseite geht die Aponeurose über in den M. palmaris brevis, einen nicht isoliert zu tastenden Hautmuskel.

Die Aponeurose kann bei älteren Menschen schrumpfen, was zur Beugekontraktur eines oder mehrerer Finger führt (Dupuytren*-Kontraktur).

Articulationes metacarpophalangeae (Abb. 5.51 und 5.52)

Die Palpation dieser Gelenke ist unbedingt während der Bewegung auszuführen.

Die Gelenkspalten befinden sich bei gebeugten Fingern (und Daumen) an der Dorsalseite *distal* der «Knöchel». Man überzeuge sich hiervon durch geringe Extension/Flexion der leicht gebeugten Finger. Die Palpation der Gelenkspalten ist an der Palmarseite viel schwieriger, bei Bewegung jedoch annähernd realisierbar. Beachten Sie dabei, dass die Gelenkspalten II–IV viel weiter proximal liegen, als man im ersten Moment glaubt. Distal von ihnen befinden sich palmare Hautfalten zwischen den Phalangen.

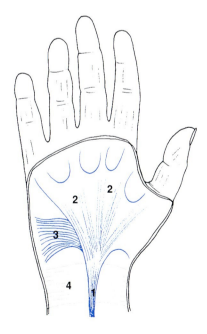

Abb. 5.50: Rechte Hand, Aponeurosis palmaris.

1. M. palmaris longus
2. Aponeurosis palmaris
3. M. palmaris brevis
4. Retinaculum flexorum

---

* Guillaume Dupuytren, 1777–1835, Chirurg zu Paris.

Abb. 5.51: Palpation des Gelenkspalts zwischen Os metacarpale III und proximaler Mittelfingerphalanx.

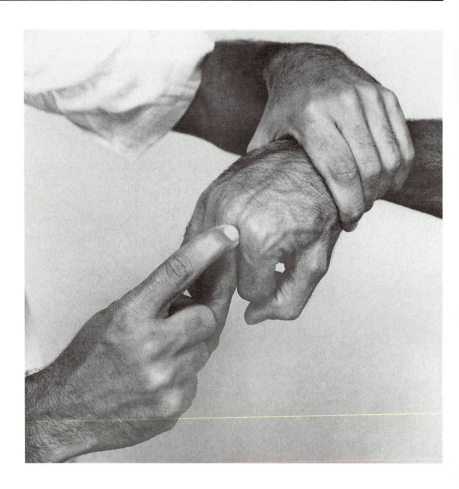

Die Articulatio metacarpophalangea I ist ein Scharniergelenk, die anderen sind von ihrer Form her Kugelgelenke, fungieren jedoch bei gebeugten Fingern aufgrund der umgebenden Ligamente und der Zugrichtung benachbarter Muskeln als Scharniergelenke. Aktiv können die gebeugten Finger also nur gestreckt werden. Gestreckte Finger können auch ab- und adduziert werden, während passiv im Gelenk II–V eine geringe Rotation möglich ist. Die genannten Eigenschaften der Gelenke sind für die Greiffunktion der Hand von großer Bedeutung.

Von den Ligamenten ist nur das an der Palmarseite tief subkutan liegende Ligamentum metacarpeum transversum superficiale in Form einiger quer verlaufender Stränge zu fühlen. Dorsal fühlt man zwar, dass die Metakarpalia II–V sich berühren, die Identifikation von Ligamenten ist jedoch nicht möglich.

Phalangen und interphalangeale Gelenke (Abb. 5.52)

Beide Daumenphalangen und die je drei Phalangen der anderen Finger sind allseitig gut palpabel. Sie werden durch Scharniergelenke verbunden.

Bei der Untersuchung der Finger achten wir im Besonderen auf mögliche, immer ernst zu nehmende Entzündungsprozesse sowie den Zustand der Nägel.

Abb. 5.52: Articulationes metacarpophalangeae (Fingergrundgelenke).

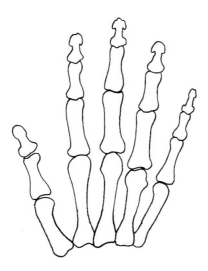

Palpation von Muskeln und anderen Weichteilen der Hand

Untersuchung am sitzenden Patienten

Sehnen der Mm. flexor digitorum superficialis und profundus (Abb. 5.53)

Die Sehnen des M. flexor digitorum superficialis sind durch Querpalpation tief in der Hohlhand zu tasten. Abwechselndes Beugen und Strecken der Finger bei gleichzeitig leicht überstrecktem Handgelenk erleichtert die Palpation bedeutend.

Die Beugersehne des kleinen Fingers palpieren wir direkt radial des Kleinfingerballens, der die Tastung etwas erschwert.

Abb. 5.53: Rechte Handfläche, Palmarmuskeln (nach Entfernung der Mm. interossei und lumbricales).

1. Sehnen des M. flexor digitorum superficialis
2. Sehne des M. flexor pollicis longus
3. M. adductor pollicis, Caput transversum
4. M. adductor pollicis, Caput obliquum
5. M. flexor pollicis brevis
6. M. abductor pollicis brevis
7. M. opponens pollicis
8. M. opponens digiti minimi
9. M. flexor digiti minimi brevis
10. M. abductor digiti minimi

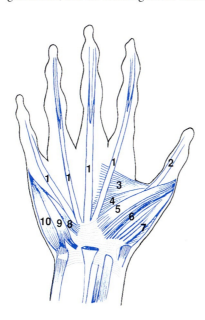

Die Sehnen des M. flexor digitorum profundus sind an der Hand nicht palpabel, wohl aber prüft man die Funktion des Muskels, indem man die Endphalangen der Finger nacheinander beugen lässt.

An der Palmarseite der proximalen Daumenphalanx fühlt man deutlich die Sehne des M. flexor pollicis longus. Alternierende Beugung und Streckung des Daumens vereinfacht die Palpation noch weiter.

Thenarmuskeln (Abb. 5.53)

Der Bauch des M. adductor pollicis ist gut zu fühlen, indem man den palpierenden Finger bei abduziertem Daumen proximal der Metakarpophalangealgelenke auf die Falte zwischen Daumen- und Zeigefingerstrahl legt und schließlich den Daumen adduzieren lässt.

Manchmal sieht man den M. opponens pollicis im Ganzen direkt palmar des Os metacarpale I liegen. Er ist dann vom Caput superficiale des M. flexor pollicis brevis durch eine Grube getrennt.

Der Übergang zwischen Flexor pollicis brevis und M. abductor pollicis ist bei den meisten Menschen schwieriger darzustellen. Der Abductor pollicis brevis wird am ehesten durch Abduktion des Daumens sichtbar.

Im Übrigen ist die differenzierte Untersuchung der einzelnen Thenarmuskeln von sehr geringer praktischer Bedeutung.

Hypothenarmuskeln (Abb. 5.53)

Am einfachsten palpabel sind diese während einer Greifbewegung. Eine Unterscheidung zwischen den einzelnen Muskeln (M. abductor digiti minimi, M. opponens digiti minimi und M. flexor digiti minimi brevis) ist fast nie möglich – und auch von keinem praktischen Nutzen.

Sehnen des M. extensor digitorum (Abb. 5.54)

Diese quer zu palpierenden Sehnen sind auf dem Handrücken deutlich sichtbar, was auch für die Sehne des M. extensor digiti minimi gilt.

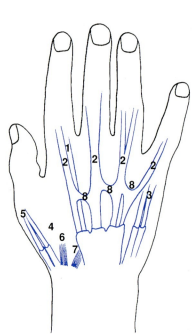

Abb. 5.54: Rechte Hand, Sehnen der Fingerextensoren.

1. Sehne des M. extensor indicis proprius
2. Sehnen des M. extensor digitorum
3. Sehnen des M. extensor digiti minimi
4. Sehne des M. extensor pollicis longus
5. Sehne des M. extensor pollicis brevis
6. Insertionssehne des M. extensor carpi radialis longus
7. Insertionssehne des M. extensor carpi radialis brevis
8. Connexus intertendinei

Fast immer ist zwischen den Strecksehnen des 4. und 5. Fingerstrahls eben proximal der Metakarpophalangealgelenke ein kräftiger Connexus intertendineus palpabel, den man bei abwechselnder Beugung und Streckung des kleinen Fingers unter seinem palpierenden Finger hin und her springen fühlt. Auch die Sehnen der Mm. extensores pollicis longus und brevis sind gut zu sehen und zu fühlen. Sie begrenzen die Tabatière, was am pronierten Unterarm mit dem Daumen in Reposition am deutlichsten wird.

Mm. interossei dorsales (Abb. 5.55)

Der Muskelbauch dorsal in der Falte zwischen erstem und zweitem Os metacarpale ist der M. interosseus dorsalis I, der beim Schließen der Finger entspannt wird und an die Oberfläche kommt, wo man ihn leicht abtasten kann.

Die Palpation der übrigen Mm. interossei dorsales wird durch die Sehnen der Fingerextensoren und die Connexus intertendinei erschwert. Sie befinden sich zwischen den Metakarpalia und sind am besten dorsal nach Schließen der Finger erreichbar. Atrophieren sie als Folge einer Ulnarislähmung, so findet man zwischen den Metakarpalia ausgeprägte Gruben.

A. radialis (Abb. 6.8)

Für gewöhnlich palpiert man die A. radialis distal am Unterarm zwischen der Sehne des M. flexor carpi radialis und dem Radius bzw. dem M. brachioradialis.

In Höhe des Handgelenks fühlen wir tief in der Tabatière ihren tiefen Ast. Von hier aus zieht sie weiter unter der Sehne des M. extensor pollicis longus hindurch und durchbohrt den M. interosseus dorsalis I. Oft ist sie dann wieder proximal dieses Muskels gleich neben der Sehne des M. extensor pollicis longus palpabel.

A. ulnaris (Abb. 6.8)

Diese fühlen wir distal am Unterarm, und zwar radial der Sehne des M. flexor carpi ulnaris. Ihren oberflächlichen Ast palpiert man meist radial des proximalen Hypothenarabschnittes.

Abb. 5.55: Linke Hand, Mm. interossei dorsales.

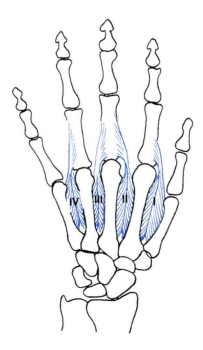

N. radialis (Abb. 6.3)

Der oberflächliche Ast des N. radialis ist dorsal am Handgelenk zu fühlen, und zwar direkt proximal der Tabatière. Etwas weiter nach distal, ungefähr in Höhe der Articulatio carpometacarpea I, kreuzt der Nerv die Sehne des M. extensor pollicis longus. Die Kreuzung fühlt man bei vorsichtiger Palpation.

N. ulnaris (Abb. 6.7)

In der Handregion palpiert man Äste des N. ulnaris gewöhnlich unmittelbar radial des Hamulus ossis hamati in der Hohlhand.

Hautvenen

Die Hautvenen fallen durch die große interindividuelle Variation ihres Verlaufs auf. Man sieht ihr unregelmäßiges Muster vor allem auf dem Handrücken. Die Venen der Radialseite fließen in der Vena cephalica, die der Ulnarseite in der Vena basilica zusammen.

6 Schematische Topographie der Gefäß- und Nervenbahnen des Armes

Plexus brachialis

Die Schulter und Arm versorgenden Nerven entstammen alle einem relativ kleinen Rückenmarksabschnitt, und zwar den ventralen Ästen der vier unteren zervikalen Segmente (C5, C6, C7 und C8) sowie einem Teil des ersten thorakalen Segments (Th1). Auch C4 und Th2 tragen gelegentlich zur Innervation des Arms bei. Bitte beachten Sie, dass wir an dieser Stelle ausschließlich die *ventralen* Äste der genannten Wurzeln behandeln. Ihre Dorsaläste versorgen die Nackenmuskeln und spielen bei der Innervation des Armes keine Rolle.

Die ventralen Äste von C5 bis Th1 ziehen zur so genannten hinteren Skalenuslücke, die vom M. scalenus medius und vom M. scalenus anterior gebildet wird. Die erste Rippe bildet den Boden der Lücke. Die Nervenäste stellen sich bei Verlassen der hinteren Skalenuslücke in der Form des gut palpablen, sichtbaren *Plexus brachialis* dar. Zur Vermeidung unnötiger Schmerzen befleißige man sich bei der Palpation größter Sorgfalt.

Nach Verlassen der Skalenuslücke zieht der Plexus in einigen Bündeln geradewegs zum Gefäß-Nerven-Strang der Achsel. Man kann sich die Palpation hier durch folgendes Hilfsmittel vereinfachen: Zeichnen Sie in Höhe der Cartilago cricoidea eine Linie vom dorsalen Rand des M. sternocleidomastoideus zur Mitte der Klavikula, und palpieren Sie entlang dieser, wobei der Kopf des Patienten zur Gegenseite geneigt ist. An dieser Stelle kann zur Ausschaltung tiefer gelegener Armstrukturen und zur gleichzeitigen Anästhesie der Haut der distalen Armhälfte eine Leitungsanästhesie angelegt werden (Brachialisblock).

Befinden die Nerven in der Skalenuslücke sich noch oberhalb der Arteria subclavia, so liegen sie in der Achsel von allen Seiten dieser an. Vor dem Eintritt in die Achsel kreuzen sie unter der Klavikula und passieren die Rückseite des M. pectoralis minor. In seinem supraklavikulären Teil besteht der Plexus aus drei übereinander liegenden Nervenstämmen *(Trunci)*, die sich in der Achsel neu zu Faszikeln *(Fasciculi)* ordnen, aus denen die großen Nerven des Arms nach folgendem Muster entstehen:

Fasciculus lateralis:
N. pectoralis lateralis
N. musculocutaneus
N. medianus, lateraler Teil

Fasciculus posterior:
N. subscapularis
N. thoracodorsalis
N. radialis, N. axillaris

Fasciculus medialis:
N. pectoralis medialis
N. cutaneus brachii medialis
N. cutaneus antebrachii medialis
N. ulnaris, N. medianus, medialer Teil

Die meisten Nerven des Schultergebietes entspringen bereits, bevor der Plexus hinter der Klavikula eintaucht (Pars supraclavicularis). Es handelt sich hierbei um:

6 Schematische Topographie der Gefäß- und Nervenbahnen des Armes

Abb. 6.1: Plexus brachialis, rechts, schematische Wiedergabe.

1. Fasciculus lateralis
2. Fasciculus posterior
3. Fasciculus medialis
4. N. axillaris
5. N. radialis
6. N. musculocutaneus
7. N. medianus
8. N. ulnaris

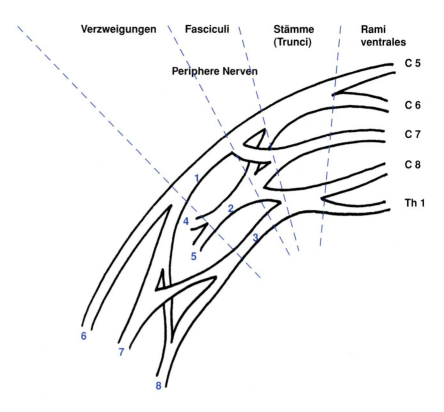

- *N. dorsalis scapulae.* Innervation der Mm. levator scapulae und rhomboideus; manchmal direkt hinter dem Plexus palpabel; zieht in Richtung M. levator.
- *N. subclavius,* Innervation von M. subclavius und Articulatio sternoclavicularis; für gewöhnlich nicht palpabel.
- *N. suprascapularis.* Zieht nach dorsolateral in Höhe der Incisura scapulae zum M. supraspinatus und weiter zu den Articulationes acromioclavicularis und humeri sowie zum M. infraspinatus. Gelegentlich ist der Nerv unmittelbar vor seinem Durchtritt durch die Incisura scapulae palpabel.
- *Nn. pectorales mediales und laterales.* Innervation der Pektoralmuskeln, nicht palpabel.
- *N. subscapularis.* Verläuft ab dem Plexus nach dorsokaudal; Versorgung des M. subscapularis und des M. teres major; nicht palpabel.
- *N. thoracicus longus.* Verläuft von Anfang an steil nach unten, dann über die Thoraxwand nach kaudal zum M. serratus anterior; auf der Thoraxwand als senkrechter Strang hinter dem vorderen Achselbogen (M. pectoralis major) zu fühlen.
- *N. thoracodorsalis:* Der Verlauf ähnelt dem des N. thoracicus longus, jedoch etwas dorsaler; Versorgung des M. latissimus dorsi; als senkrechter Strang auf der Thoraxwand vor dem hinteren Achselbogen palpabel (M. latissimus dorsi, M. teres major), also dorsal des N. thoracicus longus.

Alle oben genannten Äste der Pars supraclavicularis entspringen aus den Stämmen (Trunci). Weiter distal (lateral) ordnet sich der Plexus brachialis aufs Neue in Faszikel, die als Begleiter der A. axillaris durch die Achsel ziehen. Auf diesem Niveau entspringen die eigentlichen Nerven des Armes:

- *N. axillaris.* Er entspringt dem Fasciculus posterior, zieht in der Achselhöhle dorsalwärts, dann mit der A. circumflexa humeri posterior durch die laterale Achsellücke; Innervation von M. deltoideus und M. teres minor; tief in der Achsel palpabel, Tastung bei entspannt herabhängendem Arm; der palpierende

Abb. 6.2: Plexus brachialis, rechts, vereinfachte Wiedergabe.

1. N. dorsalis scapulae
2. N. suprascapularis
3. N. subclavius
4. N. pectoralis lateralis
5. N. axillaris
6. N. radialis
7. N. musculocutaneus
8. N. medianus
9. N. ulnaris
10. N. subscapularis
11. N. thoracodorsalis
12. N. cutaneus antebrachii medialis
13. N. cutaneus brachii medialis
14. N. pectoralis medialis
15. N. thoracicus longus

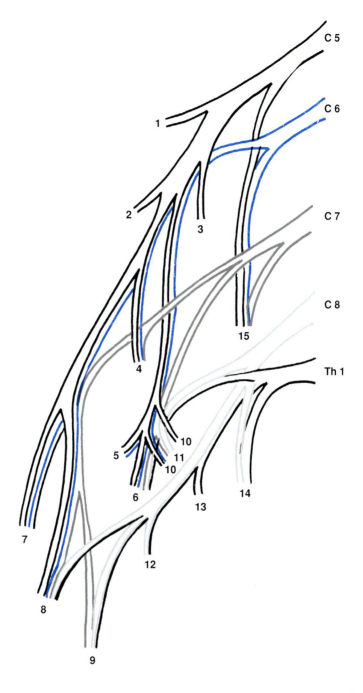

Zeigefinger gleitet dorsal des Gefäß-Nerven-Stranges in der Achsel nach oben; Lokalisierung des N. axillaris direkt unter dem Tuberculum infraglenoidale.
- *N. radialis* (Abb. 6.3).
- *N. medianus* (Abb. 6.5).
- *N. musculocutaneus* (Abb. 6.6).
- *N. ulnaris* (Abb. 6.7).
- *Nn. cutanei antebrachii medialis und brachii medialis.* Sie entspringen beide dem Fasciculus medialis, laufen an der Ulnarseite des Armes distalwärts, der N. cutaneus brachii medialis ungefähr ab dem vorderen Achselbogen bis Hälfte Oberarm, der N. cutaneus antebrachii medialis ab Hälfte Oberarm bis jenseits des Ellenbogens.

6 Schematische Topographie der Gefäß- und Nervenbahnen des Armes

N. radialis
(Abb. 5.29, 6.1, 6.2, 6.3, 6.4 und 6.8)

Abb. 6.3: N. radialis und N. axillaris, rechter Arm.

A. N. axillaris
B. N. radialis
C. N. radialis, Ramus profundus
D. N. radialis, Ramus superficialis

Versorgungsgebiete des. N. axillaris:
a) M. deltoideus
b) M. teres minor

Versorgungsgebiete des N. radialis:
1. M. triceps brachii, Caput mediale
2. M. triceps brachii, Caput laterale
3. M. triceps brachii, Caput longum
4. M. brachialis (Teilabschnitt)
5. M. extensor carpi radialis longus
6. M. brachioradialis
7. M. extensor carpi radialis brevis
8. M. anconeus
9. M. supinator
10. M. extensor digitorum communis
11. M. extensor carpi ulnaris
12. M. extensor digiti minimi
13. M. extensor pollicis longus
14. M. abductor pollicis longus
15. M. extensor pollicis brevis
16. M. extensor indicis

Entstehung

Aus dem Fasciculus posterior. Wurzeln: C5–Th1

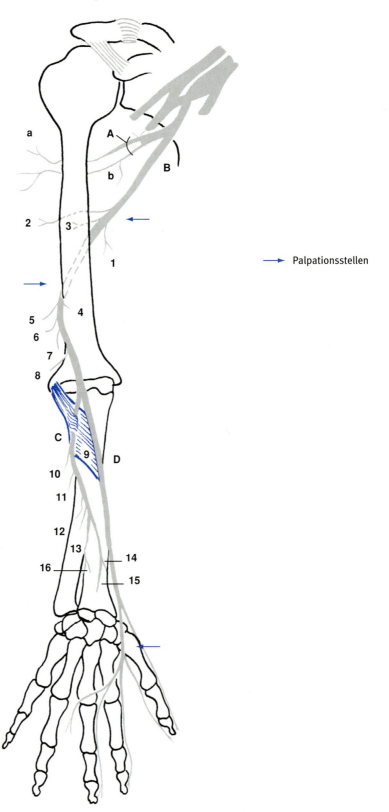

→ Palpationsstellen

Verlauf	*Palpierbarkeit*	*Affektionen*
Der Nerv zieht zwischen dem distalen Drittel der A. axillaris und dem M. subscapularis sowie den Sehnen von Latissimus dorsi und Teres major hindurch nach distal. Er verlässt zusammen mit der A. profunda brachii den Sulcus bicipitalis medialis in dessen proximalem Teil und macht dann hinter dem Humerus eine Spiralbewegung nach vorne. Nach Abgabe motorischer und sensibler Äste durchbricht er das Septum intermusculare laterale und zieht anschließend durch die von den Mm. brachialis (medial) und brachioradialis (lateral) gebildete Rinne. Zwischen Bizepssehne und Epicondylus lateralis teilt sich der Nerv in einen Ramus superficialis und einen Ramus profundus. Der tiefe Ast (Ramus profundus) läuft zwischen den beiden Supinatorbäuchen hindurch dorsalwärts, während der oberflächliche Ast (R. superficialis) ulnar des M. brachioradialis nach distal zieht. Gut 7 cm vor dem Handgelenk biegt letzterer nach dorsal ab und endet in 4–5 dorsalen Digitalnerven.	Ziehen Sie eine Gerade von der Tuberositas deltoidea zum Epicondylus lateralis humeri, und teilen Sie diese in drei gleiche Abschnitte. Der Nerv ist auf der Grenze zwischen oberem und mittlerem Drittel palpabel und zugänglich für Elektrostimulation ca. 1 cm lateral der Bizepssehne. Die Palpation des Ramus superficialis ist in Höhe der Tabatière möglich. Er kreuzt hier oberflächlich die Sehne des M. extensor pollicis longus.	Schädigungen des N. radialis treten vor allem bei hohen Humerusfrakturen auf, können jedoch auch eine Folge des Gebrauchs von Achselstützen sein. Der totale Ausfall führt zur so genannten Fallhand. Nach der Teilung des N. radialis in Höhe des Ellenbogengelenks zieht der Ramus profundus unter einem zur Sehne des M. extensor carpi radialis brevis gehörenden Sehnenbogen hindurch. Diese Struktur kann fehlen, ist sie jedoch vorhanden, so kann der Nerv an dieser Stelle eingeklemmt werden, was zu einem dem «Tennisellenbogen» ähnlichen Bild führt. Etwas weiter distal können kräftige bzw. wiederholte Supination oder Handgelenksstreckung und -adduktion zu Irritation des Ramus superficialis führen (Rückhandschlag beim Tennis mit maximal gestrecktem Ellenbogen).

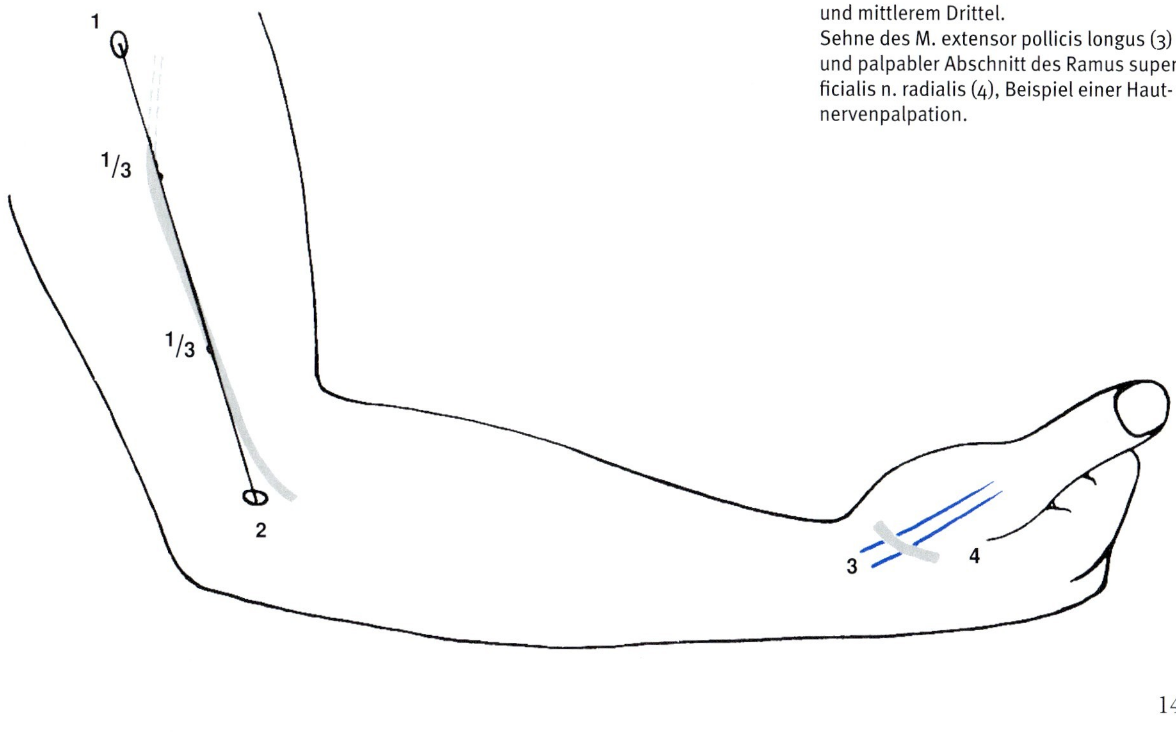

Abb. 6.4:
Markieren Sie die Tuberositas deltoidea (1) und den Epicondylus lateralis humeri (2). Der N. radialis kreuzt die sie verbindende Gerade auf der Grenze zwischen oberem und mittlerem Drittel.
Sehne des M. extensor pollicis longus (3) und palpabler Abschnitt des Ramus superficialis n. radialis (4), Beispiel einer Hautnervenpalpation.

6 Schematische Topographie der Gefäß- und Nervenbahnen des Armes

N. medianus
(Abb. 6.1, 6.2, 6.5 und 6.8)

Entstehung

Aus den Fasciculi lateralis und medialis. Wurzeln: C5–Th1.

Abb. 6.5: N. medianus (C5–Th1), rechter Arm.

a) A. brachialis
b) Sehne des M. flexor carpi radialis
c) Sehne des M. palmaris longus

Versorgungsgebiete:
1. M. pronator teres
2. M. palmaris longus
3. M. flexor carpi radialis
4. M. flexor digitorum profundus (II und III)
5. M. flexor digitorum superficialis
6. M. flexor pollicis longus
7. M. pronator quadratus
8. M. abductor pollicis brevis
9. M. opponens pollicis
10. M. flexor pollicis brevis, Caput superficiale
11. Mm. lumbricales (I und II)

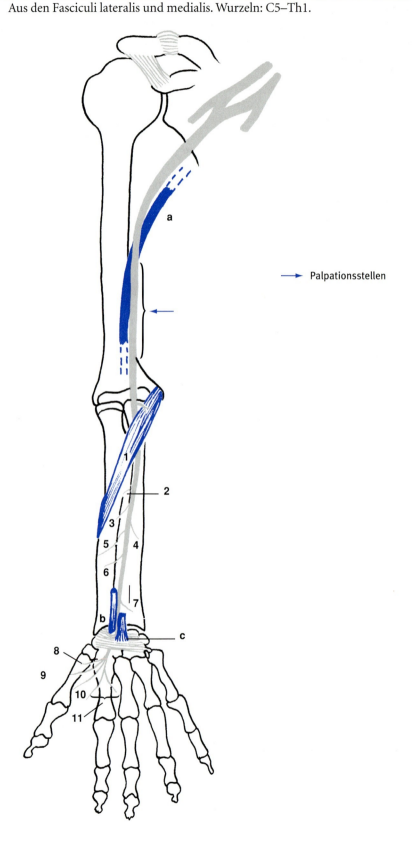

→ Palpationsstellen

Verlauf	*Palpierbarkeit*	*Affektionen*
Zunächst verläuft der Nerv im Sulcus bicipitalis medialis lateral der A. brachialis, um sich dann in Höhe der Insertion des M. coracobrachialis an ihrer Medialseite einzufinden. In der Ellenbogenbeuge zieht er medial der Bizepssehne zwischen den Köpfen des M. pronator teres hindurch (Medianusstraße). Auf Handgelenkshöhe verläuft er zwischen den Mm. palmaris longus und flexor carpi radialis, dann unter dem Retinaculum flexorum durch den Karpaltunnel, wonach er sich aufteilt.	Ein recht großer Abschnitt des Nervs ist im Sulcus bicipitalis medialis zu fühlen. Eine zweite Palpationsstelle befindet sich in Handgelenkshöhe zwischen den Sehnen der Mm. flexor carpi radialis und palmaris longus. Beuge- und Streckbewegungen des Handgelenks können die Palpation vereinfachen.	Seine wichtigste Verletzung fassen wir unter der Bezeichnung Karpaltunnel-Syndrom zusammen. Es handelt sich dabei um eine Kompression des Nervs im Karpaltunnel, wobei die häufigsten Ursachen Arthritiden, Tendovaginitiden und Luxationen sind. Hauptbeschwerden hierbei sind Prickeln in Arm und Hand (vor allem nachts) und später die Unfähigkeit zu kräftiger Daumenopposition. Der Nerv kann ebenfalls zwischen den beiden Pronator-teres-Köpfen eingeklemmt werden (Pronator-teres-Syndrom), was nur schwer vom Karpaltunnel-Syndrom zu differenzieren ist. Am besten bedient man sich hierzu der Sensibilitätsprüfung des Thenars. Der N. medianus gibt direkt proximal des Lig. transversum carpi (Retinaculum flexorum) einen sensiblen Hautast zum Thenar ab (R. cutaneus palmaris). Ist der Nerv in Höhe des Pronator teres geschädigt, so erwartet man demnach eine Sensibilitätsstörung in der Thenarregion, die beim Karpaltunnel-Syndrom ausgeschlossen ist.

N. musculocutaneus
(Abb. 6.1, 6.2 und 6.6)

Abb. 6.6: N. musculocutaneus (C5–C7), rechter Arm.

a) Pars posterior
b) Pars anterior

Versorgungsgebiete:
1. M. coracobrachialis
2. M. biceps brachii
3. M. brachialis

Entstehung

Aus dem Fasciculus lateralis. Wurzeln: C5–C7.

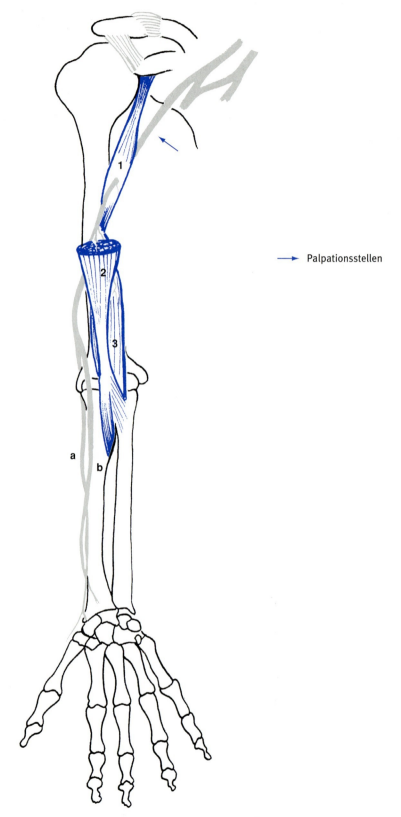

→ Palpationsstellen

Verlauf	*Palpierbarkeit*	*Affektionen*
Der Nerv durchbohrt zunächst den M. coracobrachialis, um sich dann zwischen M. biceps und M. brachialis hindurch zur Außenseite des Bizeps zu begeben. Hier tritt er durch die tiefe Humerusfaszie an die Oberfläche, wonach er als N. cutaneus antebrachii lateralis mit zwei Ästen auf die radiale Unterarmhälfte übertritt. Zeichnen Sie zur Illustration des Verlaufs die Verbindungslinie zwischen Mittelpunkt des M. coracobrachialis und Außenseite der Bizepssehne.	Gelegentlich fühlt man den Nerv an seiner Durchtrittsstelle durch den M. coracobrachialis. Gleiten Sie mit dem palpierenden Finger entlang des Sulcus bicipitalis medialis bis in den kaudalen Anteil der Achselhöhle, und versuchen Sie, die Durchtrittsstelle ausfindig zu machen.	Kommen kaum vor.

6 Schematische Topographie der Gefäß- und Nervenbahnen des Armes

N. ulnaris
(Abb. 6.1, 6.2, 6.7 und 6.8)

Abb. 6.7: N. ulnaris (C8–Th1), rechter Arm.

a) A. brachialis
b) N. medianus

Versorgungsgebiete:
1. M. flexor carpi ulnaris
2. M. flexor digitorum profundus (IV und V)
3. M. palmaris brevis
4. M. abductor digiti minimi
5. M. opponens digiti minimi
6. M. flexor digiti minimi
7. Mm. lumbricales (III und IV), Mm. interossei
8. M. adductor pollicis
9. M. flexor pollicis brevis, Caput profundum

Entstehung

Aus dem Fasciculus medialis. Wurzeln: C8–Th1, manchmal C7.

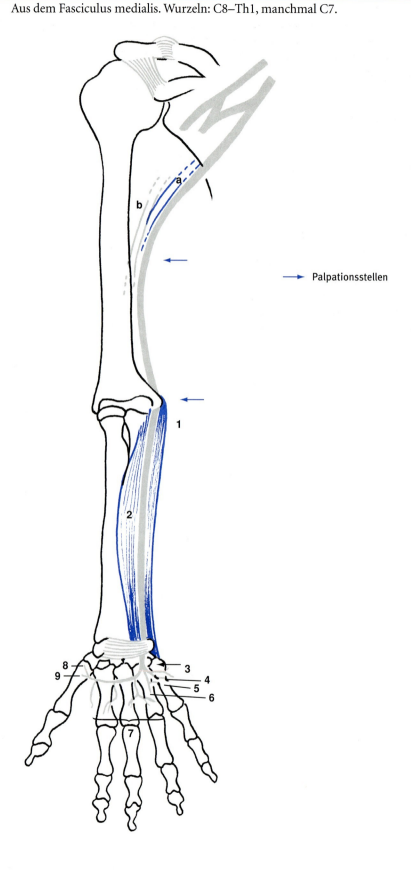

→ Palpationsstellen

Verlauf	Palpierbarkeit	Affektionen
Der Nerv begleitet die A. axillaris und die A. brachialis medial bis zur halben Höhe des Oberarms. Dann tritt er durch das Septum intermusculare mediale und verläuft anschließend mit der A. collateralis ulnaris superior durch die mediale Epikondylusrinne (Sulcus nervi ulnaris), die von Olekranon und Epicondylus medialis humeri gebildet wird. Hierauf zieht er zwischen den beiden Köpfen des M. flexor carpi ulnaris hindurch und radial dieses Muskels distalwärts, wo er schließlich an die Oberfläche tritt. In der Mitte des Unterarms schmiegt er sich ulnar der A. ulnaris an. Am Handgelenk zieht der Nerv an der Radialseite des Os pisiforme durch die Guyon-Loge. Eine Gerade, gezogen vom Epicondylus medialis zur Radialseite des Os pisiforme, verschafft einen ungefähren Eindruck vom Verlauf des Nervs.	Palpation ist hoch im Sulcus bicipitalis medialis und hinter dem Epicondylus medialis möglich, gelegentlich auch proximal des Handgelenks.	Am verletzlichsten ist der N. ulnaris medial der Art. cubiti im Sulcus n. ulnaris. Ist diese Rinne zu flach oder hat die den Nerv fixierende Faszie zu viel Spiel, so können durch wiederholtes Luxieren Irritationen des Nervs auftreten. Frakturen des medialen Epikondylus werden oft durch eine Schädigung des N. ulnaris kompliziert. Auch kann die Hypertonie des M. flexor carpi ulnaris (z. B. infolge Überlastung) zu einer Kompressionsneuropathie führen. Im Handgebiet entsteht manchmal prickelnder Schmerz, vor allem des kleinen Fingers, durch anhaltenden Druck (z. B. bei Radrennfahrern)

Arterien der oberen Extremität

Links entspringt die A. subclavia direkt aus der Aorta, rechts kommt sie vom Truncus brachiocephalicus. Beim Verlassen des Thorax zieht sie über die erste Rippe hinweg und zwischen den Insertionen von M. scalenus medius und M. scalenus anterior hindurch (Boden der hinteren Skalenuslücke), unmittelbar kaudal des Plexus brachialis. Direkt vor der Pforte gibt sie eine Vielzahl Äste für Thorax, Hals, Schulter, Nacken und Hinterkopf ab. Topographisch ist vor allem der Verlauf der A. vertebralis von Bedeutung (Schlagader für Nacken und Hinterkopf); siehe weiter unter «Rumpf».

Ab der hinteren Skalenuslücke verläuft die A. subclavia praktisch auf kürzestem Wege zum Gefäß-Nerven-Strang der Achsel, wobei sie nacheinander unter der Klavikula, hinter dem M. pectoralis minor (ab hier heißt sie A. axillaris) und in der Achsel entlang läuft. Auch in diesem Abschnitt gibt sie eine Vielzahl Äste ab, vor allem nach dorsal zum Gebiet der Skapula. In der Achsel selbst umgibt ein Ring von Arterien den Humerus, von denen vor allem die A. circumflexa humeri posterior topographisch interessant ist. Diese tritt zusammen mit dem N. axillaris durch die laterale Achsellücke, was sie bei Humeruskopfluxationen für Verletzungen anfällig macht.

Bei Verlassen der Achselhöhle verändert die A. axillaris ihren Namen in A. brachialis. Diese zieht im Sulcus bicipitalis medialis nach distal, gibt aber noch einen Ast ab, der sich dem N. radialis anschließt. Unter dem Lacertus fibrosus entspringt aus ihr die A. radialis und etwas später die A. ulnaris (Abb. 6.8).

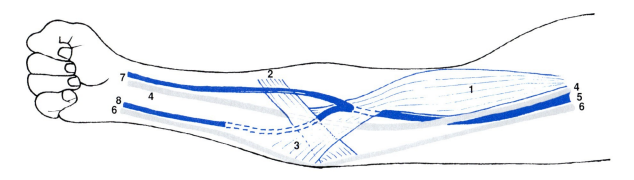

Abb. 6.8: Rechter Arm, Beziehungen der wichtigsten Gefäße und Nerven (volar).

1. M. biceps brachii
2. M. pronator teres
3. Lacertus fibrosus
4. N. medianus
5. A. brachialis
6. N. ulnaris
7. A. radialis
8. A. ulnaris

	Entstehung
A. brachialis (Abb. 6.8)	Aus der A. axillaris.
A. radialis (Abb. 6.8)	Aus der A. brachialis.
A. ulnaris (Abb. 5.47 und 6.8)	Aus der A. brachialis

Verlauf	Palpierbarkeit	Affektionen
Unterhalb der Kreuzung mit der Sehne des M. teres major verläuft die *A. brachialis* im Sulcus bicipitalis medialis. Weiter distal biegt sie nach ventral ab, um sich in der Fossa cubiti in A. radialis und A. ulnaris zu teilen.	Deutlich pulsierend im Sulcus bicipitalis medialis fühlbar.	Durch ihren oberflächlichen Verlauf am Oberarm anfällig für Einklemmung und Schädigung.
Ab der Fossa cubiti an der Ulnarseite des Radius bis volar des Processus styloideus radii. Ihr proximaler Abschnitt wird durch den M. brachioradialis überdeckt. Weiter distal liegt sie direkt unter Haut und Faszie. In Handgelenkshöhe gibt sie einen oberflächlichen und einen tiefen Ast ab. Letzterer ist der Hauptast, der unter der Sehne des M. extensor pollicis brevis hindurch, über den Boden der Tabatière und unter der Extensor-pollicis-longus-Sehne hindurch den M. interosseus dorsalis I durchbohrt, um dann in der Hohlhand den von der anderen Seite kommenden tiefen Ast der A. ulnaris zu treffen. Beide formen zusammen den Arcus palmaris profundus. Ihr – kleinerer – oberflächlicher Ast überquert Karpaltunnel und Kleinfingerballen (oder durchbohrt diesen) und bildet mit dem von gegenüber kommenden oberflächlichen Ast der A. ulnaris den Arcus palmaris superficialis.	Die A. radialis ist unmittelbar radial der Sehne des M. flexor carpi radialis leicht zu palpieren. Ab hier zieht sie unter den Sehnen der Mm. abductor pollicis longus und extensor pollicis brevis durch das erste Sehnenfach, wonach sie wieder in der Tabatière fühlbar ist, und zwar genau da, wo sie den M. interosseus I durchbohrt.	Werden kaum wahrgenommen.
In ihrem ersten Drittel versteckt sie sich unter den Handgelenksbeugern, verläuft dann aber unter der Verbindungslinie zwischen Epicondylus medialis und Os pisiforme (Außenseite). Sie gibt in der Hohlhand einen tiefen und einen oberflächlichen Ast ab, die beide mit den entsprechenden Ästen der A. radialis anastomosieren. Der oberflächliche Ast der A. ulnaris ist ihr Hauptast. Er verläuft oberhalb des Karpaltunnels und radial des Hypothenars und ist der Hauptbeteiligte am Arcus palmaris superficialis. Ihr – kleinerer – tiefer Ast überquert ebenfalls den Karpaltunnel und durchbohrt dann den Hypothenar, um anschließend zusammen mit dem Ramus profundus a. radialis den	Die A. ulnaris ist zwischen den Mm. flexor carpi ulnaris und flexor digitorum superficialis palpabel. Ihr Ramus superficialis ist radial des Hypothenars zu fühlen.	Einklemmung in der Guyon-Loge.

Verlauf	Palpierbarkeit	Affektionen
Arcus palmaris profundus mit Blut zu versorgen. Der Arcus palmaris superficialis befindet sich in der Hohlhand zwischen der Aponeurosis palmaris und den Sehnen der langen Beuger. Der Arcus palmaris profundus liegt zwischen den Beugersehnen und den Mm. interossei bzw. den Ossa metacarpalia.		

Venen der oberen Extremität

Jede kleinere Arterie wird von zwei gleich lautenden Venen begleitet; von der Achsel ab finden wir jedoch in proximaler Richtung nur noch eine Vena axillaris und eine Vena subclavia (in beiden Körperhälften). Außer diesen tiefen Venen kennt die obere Extremität auch noch einige wichtige Oberflächenvenen: Die an der Ulnarseite entstehende und im Sulcus bicipitalis medialis in die Vena brachialis mündende Vena basilica (Abb. 5.25a), die radial entspringende, entlang des Sulcus bicipitalis lateralis nach proximal ziehende und in der Mohrenheim-Grube in die Vena axillaris mündende Vena cephalica (Abb. 5.33) und schließlich die Vena cephalica und Vena basilica in der Fossa cubiti nach variablem Muster verbindende Vena mediana cubiti.

Weiter proximal gilt die Faustregel, dass die Venen ventral der gleichnamigen Arterien verlaufen. Die Vena subclavia z. B. zieht durch die vordere Skalenuslücke (A. subclavia: Hintere Skalenuslücke), nimmt damit die V. jugularis interna auf, wonach sie Vena brachiocephalica heißt. Beide Vv. brachiocephalicae zusammen bilden die Vena cava superior.

6 Schematische Topographie der Gefäß- und Nervenbahnen des Armes

	Entstehung
V. cephalica **(Abb. 5.33)**	Aus dem Venennetz des Handrückens und den venösen Ästen von Unter- und Oberarm.
V. basilica **(Abb. 5.25a)**	Aus dem ulnaren Teil des Venennetzes des Handrückens und venösen Ästen an Unter- und Oberarm.
V. mediana cubiti	Aus der V. cephalica.

Verlauf	Palpierbarkeit	Affektionen
Der Verlauf der V. cephalica kann individuell variieren. Sie nimmt ihren Ursprung auf dem Handrücken und zieht dann an der volaren Radialseite des Unterarms nach proximal, wo sie in der Ellenbeuge die zur V. basilica ziehende V. mediana cubiti (Injektionsstelle) abgibt. Anschließend verläuft sie lateral am Oberarm in der Rinne zwischen den Mm. brachialis und biceps brachii, um dann in der Mohrenheim-Grube (zwischen M. deltoideus und M. pectoralis major) die Fossa infraclavicularis zu erreichen. Hier durchbohrt sie die Faszie und mündet in die Vena axillaris.	Die Vene ist gut lateral des M. biceps brachii palpierbar. In diesem Abschnitt hat sie auch einen konstanten Verlauf.	Selten.
Die V. basilica zieht dorsoulnar den Unterarm entlang und schwenkt dann distal der Fossa cubiti nach volar. Nach Passieren der Ellenbeuge befindet sie sich medial des M. biceps brachii, wo sie auf der Grenze zwischen unterem und mittlerem Oberarmdrittel die Faszie durchbohrt (Hiatus basilicus). Anschließend verläuft sie medial neben der A. brachialis, wo sie ihren Namen ab der Kreuzung mit dem M. teres major in V. axillaris ändert. Auf ihrem Weg anastomosiert sie des Öfteren mit der V. cephalica.	Die Palpation der Vene ist schwierig. Manchmal kann man sie direkt proximal der Fossa cubiti und am Unterarm im Bereich ihrer Schwenkbewegung von dorsal nach volar sehen und fühlen. Man vereinfacht sich die Suche, indem man der leicht darzustellenden V. mediana cubiti folgt.	Selten.
In Höhe des Ellenbogens verbindet sie die V. cephalica (laterodistal) mit der V. basilica (medioproximal).	Trotz ihres variablen Verlaufs ist die V. mediana gut zu finden, nötigenfalls nach Ballen der Faust bei gleichzeitig um den Oberarm gespanntem Stauband.	Selten.

# Teil III
Das Gebiet von Becken, Bein und Fuß

(Kapitel 7, 8 und 9)

7 Inspektion und Funktionsuntersuchung der Becken-, Bein- und Fußregion

Allgemeine Inspektion von Becken, Bein und Fuß

Die *Ruheinspektion* findet am stehenden oder liegenden Patienten statt. Weil der Untersuchte barfüßig ist, darf der Fußboden nicht zu kalt sein. Außerdem gehört ins Sprechzimmer eine bequeme Liege mit verstellbarem Kopfteil. Man inspiziert von vorne, von hinten und von beiden Seiten.

Die allgemeine Beckeninspektion beginnt mit der Betrachtung der Konturen. Vor allem kleinere Frauen haben ein relativ breiteres Becken als Männer. Achten Sie auf Atrophien und Beckenstand. Befinden sich die beiden Spinae iliacae posteriores superiores (bzw. die damit korrespondierenden Grübchen) in gleicher Höhe? Suchen Sie nach der Ursache von Asymmetrien. Mögliche Unterschiede der Beinlänge werden mittels anthropometrischer Methoden festgestellt, Lähmungen (beispielsweise der Abduktoren) mittels Funktionsprüfung. Durch Seitinspektion wird der Neigungsgrad des Beckens beurteilt, wobei man nicht vergessen darf, dass die Definition der Beckenneigung schwierig sein kann. Meistens wird dabei auf die Lendenwirbelsäule (verstärkte Lordose heißt dann «nach vorne geneigt» und aufgehobene Lordose «nach hinten geneigt») und auf den Hüftstand (Beugung heißt dann «nach vorne geneigt» und Streckung «nach hinten geneigt») Bezug genommen. Beide Beschreibungen stimmen jedoch nicht miteinander überein, denn das Becken kann ohne weiteres gleichzeitig gegenüber der Lumbalwirbelsäule nach hinten und gegenüber der Hüfte nach vorne geneigt sein. Darum gibt man bei Beschreibungen des Beckenstandes immer die Neigung gegenüber beiden Referenzstrukturen an. Die Ursache einer pathologischen Beckenneigung versucht man mit Hilfe von Funktionsprüfungen (Bauchmuskulatur, Rückenmuskulatur, hintere Oberschenkelmuskeln) aufzuspüren.

Auch die Untersuchung des Beines beginnt mit der Inspektion der Konturen. Ist die Luftfigur zwischen den Beinen symmetrisch? Bestehen sichtbare Atrophien? Mittels Anthropometrie und Funktionsprüfungen objektiviert man mögliche Abweichungen. Befinden sich die Knie in Varus- (O-Beine) oder Valgusstellung (X-Beine)? Vor allem im ersten Abschnitt der Pubertät brauchen solche Kniestellungen nicht immer pathologisch zu sein. Beurteilen und notieren Sie auch eventuelle Rotations- bzw. Flexionsstellungen in Hüfte und Knie.

Die Beininspektion gewährt für gewöhnlich einen Einblick in die Gefäßbeschaffenheit des Patienten. Sind Krampfadern oder Farbveränderungen zu sehen? Vor allem eine braunfleckige oder bräunliche Verfärbung im Bereich des Fußgelenks deutet oft, aber nicht immer, auf schlechte Blutgefäße. Eine Schwellung beider Fesseln kann durch eine dekompensierte Herzinsuffizienz und andere Ursachen entstehen.

Nach der Untersuchung des Fußes werden die Konturen der Achillessehnen beurteilt. Liegt eine lokale oder diffuse Schwellung vor? Was den Stand des Fußes betrifft, so interessiert uns hier, ob das mediale Fußgewölbe eingesunken ist (Pes planus, Plattfuß) oder besonders hoch steht (Pes excavatus, Hohlfuß). Überwiegt die Pronation (Fuß nach außen gedreht), so sprechen wir von einem Pes valgus, was im Allgemeinen mit einem gleichzeitigen Pes planus einhergeht. Überwiegt die Supination (Fuß nach innen gedreht), so sprechen wir von einem Pes equinovarus, meist begleitet von einem Pes excavatus. Achten Sie bei der Fußinspektion auch auf Farbe und Feuchtigkeit sowie den Grad der Hornhautbildung. Ist diese übermäßig, dann sollte man nachforschen, ob dies eine Folge von Laufgewohnheiten oder quasi «von selbst» entstanden ist.

Der Gang des Patienten wird während der *Bewegungsinspektion* beurteilt. Sind die Bewegungen fließend? Sackt das Becken auf einer Seite ab? Wird der Fuß normal gehoben oder nachgezogen, usw.? Gangabweichungen machen eine detaillierte Funktionsprüfung und meistens auch eine Untersuchung durch den Neurologen erforderlich.

An dieser Stelle weisen wir noch einmal auf die bereits in Kapitel 4 erwähnte normale Reihenfolge der Untersuchungen hin:
- Allgemeine Inspektion in Ruhe;
- Inspektion während Bewegung übergehend in Funktionsprüfung;
- spezielle Inspektion in Ruhe;
- spezielle Palpation in Ruhe;
- Inspektion während Bewegung/bei Kontraktion der einzelnen Strukturen;
- Palpation während Bewegung/bei Kontraktion.

In einigen Fällen ist die Untersuchung durch anthropometrische Maßnahmen zu ergänzen.

Zur besseren Orientierung in der Hüftregion beschreiben wir vor der Funktionsprüfung erst einige Bezugslinien.

Orientierungslinien im Beckengebiet

Arteria femoralis (Abb. 7.1)

Verbinden Sie Spina iliaca anterior superior und Tuberculum pubicum miteinander. Die Mitte dieser Linie bezeichnet man als mittleren Inguinalpunkt. Ziehen Sie von diesem eine zweite Gerade zum obersten Knochenfortsatz des Epicondylus medialis femoris, dem Tuberculum adductorium. Die proximalen zwei Drittel dieser Linie entsprechen ungefähr dem Verlauf der A. femoralis vor ihrem Eintritt in den Canalis adductorius. Unmittelbar distal des mittleren Inguinalpunktes verläuft die Arterie an der Oberfläche, wodurch an dieser Stelle ihre Pulsationen, wenn auch in einigen Fällen mit etwas erhöhtem Tastdruck, fühlbar werden.

Vena und Arteria glutea superior und Nervus gluteus superior (Abb. 7.2)

Zeichnen Sie eine Gerade von der Spina iliaca posterior superior zum proximalen Rand des Trochanter major und dritteln Sie diese. Auf der Grenze von oberem und mittlerem Drittel treten V. und A. glutea superior sowie der N. gluteus superior aus.

Vena und Arteria glutea inferior und Nervus gluteus inferior (Abb. 7.2)

Diese Strukturen treten etwas unterhalb des Mittelpunkts einer Geraden von der Spina iliaca posterior superior zum Tuber ischiadicum an die Oberfläche.

Abb. 7.1: Arteria-femoralis-Linie.

1. Spina iliaca anterior superior
2. Tuberculum pubicum
3. Mittlerer Inguinalpunkt
4. Tuberculum adductorium
5. A. femoralis
6. Hiatus adductorius

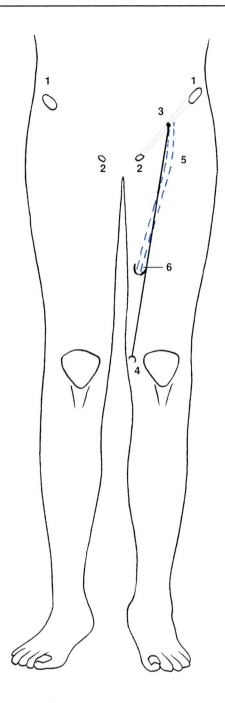

M. piriformis (Abb. 7.3)

Der breite Ursprung dieses Muskels befindet sich in Höhe einer Linie, die von der Spina iliaca posterior superior zum oberen Ende der Gesäßnaht verläuft. Von hier aus läuft er spitz zu bis an die Crista intertrochanterica femoris.

N. ischiadicus (Abb. 7.2 und 8.13)

Von einigen Ausnahmen abgesehen, verlässt der N. ischiadicus das Becken durch das Foramen infrapiriforme und tritt am Unterrand des M. piriformis an die Oberfläche.

Der fingerdicke Nerv zieht danach zwischen Tuber ischiadicum und Trochanter major hindurch und ist zwischen dem lateralen Rand des M. biceps femoris

Abb. 7.2: N. ischiadicus.

1. Spina iliaca posterior superior
2. Trochanter major
3. Vena und Arteria glutea superior, Nervus gluteus superior
4. M. piriformis
5. Vena und Arteria glutea inferior, Nervus gluteus inferior
6. Tuber ischiadicum
7. Nervus ischiadicus
8. Nervus peroneus communis
9. Nervus tibialis

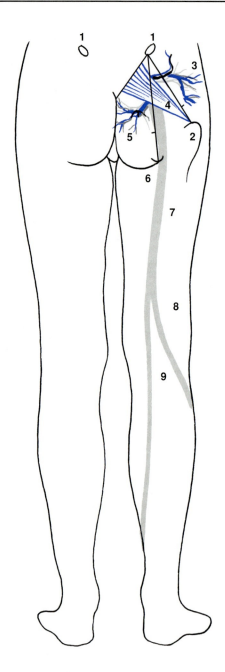

und dem distalen Rand des Gluteus maximus palpabel. Von hier aus läuft er dann geradewegs bis mitten in die Fossa poplitea. Proximal der Fossa verzweigt er sich – nicht immer in derselben Höhe – in den N. tibialis und peroneus communis.

Roser-Nélaton*-Linie (Abb. 7.4)

Der gesamte Trochanter major muss unterhalb oder mit seiner Spitze auf der Verbindungslinie zwischen Spina iliaca anterior superior und Tuber ischiadicum bleiben. Er passiert diese so genannte Roser-Nélaton-Linie bei pertrochantären Frakturen (Sammelbezeichnung für Brüche zwischen Trochanter major und minor) und bei Hüftgelenksluxationen. Bei den genannten Frakturen sieht man, wie das distale Femurende durch die Mm. iliopsoas sowie gluteus medius und mini-

---

* Auch Nélatonsche Linie genannt, nach Auguste Nélaton; franz. Chirurg, 1807–1873.

Abb. 7.3: M. piriformis.

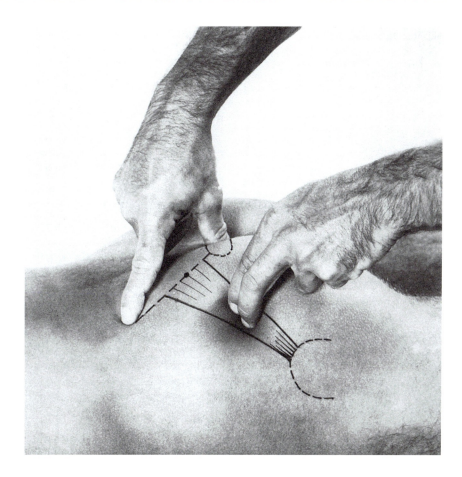

mus in einen Beugeabduktionsstand gezogen wird. Neugeborene müssen routinemäßig auf angeborene Hüftluxationen untersucht werden. Dies geschieht mit Hilfe des Ortolani*-Suchtests. Hierbei werden die Beinchen bei 90°-Hüftbeugung abduziert, während die Zeigefinger eine distal gerichtete Kraft auf die Trochanteren ausüben.

Lag eine Luxation vor, so schnellt der Femurkopf nun in die Pfanne zurück, was ein hörbares Klickgeräusch zur Folge hat.

Bryant**-Dreieck (Abb. 7.4)

Zeichnen Sie zunächst die Linie von der Unterkante der Spina iliaca anterior superior zur Spitze des Trochanter major (Teil der Roser-Nélaton-Linie). Diese fungiert als Hypothenuse des Bryant-Dreiecks. Zeichnen Sie dann an der Körperrückseite die horizontale Verbindungslinie zwischen den beiden Spinae iliacae anteriores superiores, und fällen Sie von der Trochanterspitze aus auf diese das Lot. Die Lotlinie und der laterale Abschnitt der horizontalen Verbindungslinie bilden die beiden Katheten des Dreiecks, das gleichschenklig sein muss (mit der anderen Seite vergleichen).

Das Dreieck ist ein Hilfsmittel bei der Fahndung nach Beckenerkrankungen und Hüftluxationen.

---

* Ortolani, zeitgen. Pädiater, Ferrara, Italien.
** Bryant, Thomas; engl. Chirurg, 1828–1914.

Abb. 7.4: Bryant-Dreieck.

1. Spina iliaca anterior superior
2. Trochanter major
3. Tuber ischiadicum
4. Roser-Nélaton-Linie
5. Bryant-Dreieck

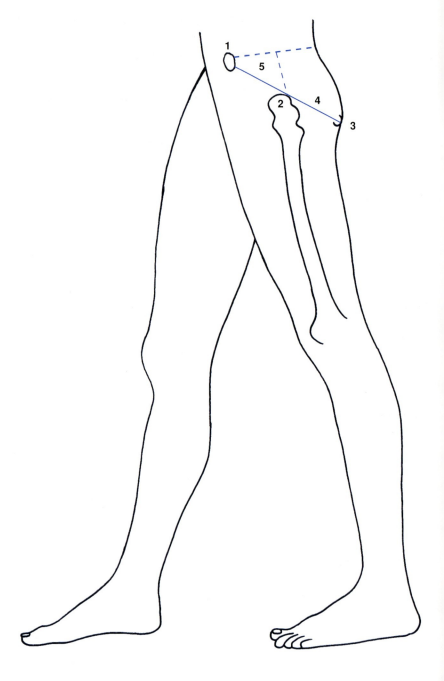

Schoenmaker-Linien*

Bei gesunden Personen müssen die bauchwärts gerichteten Verlängerungen der Roser-Nélaton-Linien sich oberhalb des Nabels in der Medianebene schneiden.

---

* Schoenmaker, Jan; niederl. Chirurg, 1871–1940.

Funktionsprüfung der Hüfte – Schema

Vgl. erst Kapitel 2, Allgemeine Inspektion, Allgemeine und spezielle Funktionsprüfung.

Vgl. auch die einleitenden Bemerkungen in Kapitel 4.

Wesentliche Tests (vgl. Fotos und Erläuterungen) sind blau gedruckt.

Zur speziellen Einteilung von wesentlichen und nicht-wesentlichen Tests siehe Erläuterungen auf S. 35.

Aktive Bewegungen:
Flexion
Extension
Innenrotation
Außenrotation
Abduktion
Adduktion

Passive Bewegungen:
Flexion
Extension
Innenrotation
Außenrotation
Abduktion
Adduktion

Widerstandstests:
Flexion
Extension
Innenrotation
Außenrotation
Abduktion
Adduktion
Flexion des Knies (in Bauchlage)
Extension des Knies (in Bauchlage)

Ergänzende Tests:
Translations- und Traktionstests

Funktionsprüfung der Hüfte – Wesentliche Tests

Hüfte – Passive Bewegungen in Rückenlage

A. Normaler (durchschnittl.) Bewegungsumfang
B. Bewegungsendgefühl

Bemerkungen

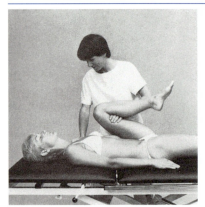

Passive Flexion.

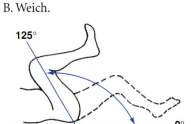

A. 125°.
B. Weich.

Ausführung: Die homolaterale Hand fasst in die Kniebeuge und drückt gegen die Rückseite des Oberschenkels. Die andere Hand registriert, in welchem Moment die Lendenwirbelsäule mitbewegt. Bei diesem Test auftretende Schmerzen und Bewegungshemmung können auf vielerlei pathologische Veränderungen deuten, so z. B. auf eine Bursitis iliopectinea, eine Erkrankung des sehnig-knöchernen Überganges des M. adductor longus oder auf ein Kapselmuster, bei dem die Innenrotation am deutlichsten eingeschränkt ist, gefolgt von Flexion, Abduktion und Extension (die übrigen Bewegungen sind beschwerdefrei). Auch ein Corpus liberum kann Schmerzen und Bewegungseinschränkung verursachen.

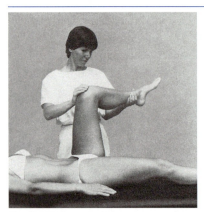

Passive Innenrotation.

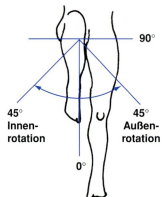

A. 45°.
B. Kapsulär.

Ausführung: Die homolaterale Hand umfasst das distale Ende des Unterschenkels an der Medialseite und vollführt dann die Rotationsbewegung. Die andere Hand stützt das Knie ventrolateral über dem Gelenk. Hüfte und Knie sind um 90° gebeugt.

Bewegungshemmung und Schmerz deuten fast immer auf ein Kapselmuster des Hüftgelenks (siehe oben).

Funktionsprüfung der Hüfte – Wesentliche Tests

	A. Normaler (durchschnittl.) Bewegungsumfang B. Bewegungsendgefühl	Bemerkungen
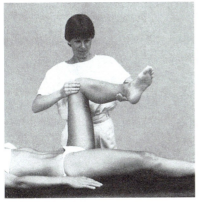 *Passive Außenrotation.*	A. 45°. B. Kapsulär.	Ausführung: Die homolaterale Hand umfasst das distale Ende des Unterschenkels lateral und vollführt dann die Rotationsbewegung. Die andere Hand stützt das Knie ventromedial über dem Gelenk. Hüfte und Knie sind um 90° gebeugt. Diese Bewegung ist nur selten gehemmt oder schmerzhaft.
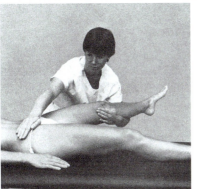 *Passive Abduktion.*	A. 45°. B. Kapsulär/federnd.	Ausführung: Die homolaterale Hand umfasst bei Hüfte in Nullstellung das distale Ende des gestreckten Beines medial und vollführt die Bewegung durch Zug. Die andere Hand registriert den Moment, in dem das Becken mitbewegt, an der gegenüberliegenden Spina iliaca anterior superior. Diese Bewegung ist bei Erkrankung eines der Adduktoren schmerzhaft (meist des M. adductor longus).
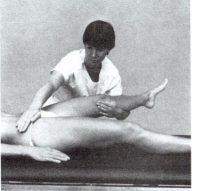 *Passive Adduktion.*	A. 15°. B. Kapsulär/federnd.	Ausführung: Die homolaterale Hand umfasst den Unterschenkel distal, die Hüfte befindet sich in Nullstellung, das Knie ist gestreckt. Das Bein wird nun durch eine ziehende Bewegung adduziert, während die andere Hand an der ventrolateralen Seite des anderen Knies Gegendruck gibt. Dieses Knie ist gebeugt, und der Fuß steht an der Außenseite des zu testenden Beines. Diese Bewegung ist bei der selten vorkommenden Bursitis trochanterica musculi glutaei maximi bzw. einer Überdehnung des Tractus iliotibialis schmerzhaft.

Hüfte – Widerstandstests in Rückenlage

Ausführung	*Bemerkungen*
Der Test findet ausgehend von der Hüfte in 90°-Flexion statt. Mit der homolateralen Hand bietet der Untersucher Widerstand distal am Oberschenkel direkt oberhalb der Kniescheibe. Sein Arm ist dabei gestreckt und sein Gesicht der zu untersuchenden Hüfte zugewandt. Die andere Hand stützt sich auf die Schulter der selben Körperhälfte.	Prüfung der Hüftflexoren. Affektionen sind selten.
Beide Seiten werden zugleich durch Widerstand seitlich an beiden Knien direkt oberhalb des Gelenkspalts getestet. Der Patient liegt mit gestreckten Beinen und beiden Hüftgelenken in Nullstellung und spreizt dann aktiv die Beine. Die Ellenbogen des Untersuchers sind um mehr als 90° gebeugt.	Prüfung der Hüftabduktoren, deren Funktion bei einem Ausfall des N. gluteus superior beeinträchtigt sein kann.
Der Patient liegt mit gestreckten Beinen und Hüften in Nullstellung. Der Untersucher bringt seine Hand direkt proximal des Gelenkspaltes zwischen die Knie, die der Patient dann gegeneinander drückt.	Adduktorentest der Hüfte. Am häufigsten betroffen ist der M. adductor longus.

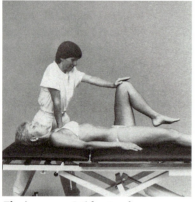

Flexion gegen Widerstand.

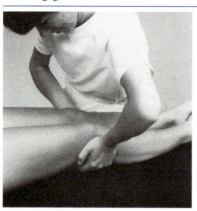

Abduktion gegen Widerstand.

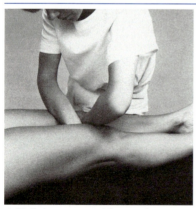

Adduktion gegen Widerstand.

Hüfte – Passive Bewegungen in Bauchlage

A. Normaler (durchschnittl.) Bewegungsumfang
B. Bewegungsendgefühl

Bemerkungen

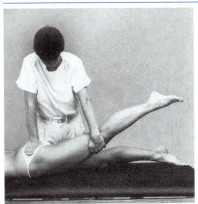

Passive Extension.

A. 15°.
B. Kapsulär.

Die homolaterale Hand umfasst das gestreckte Bein des Patienten an seiner Vorderseite direkt proximal der Patella. Diese Hand führt auch die Bewegung aus, während sich die andere Hand auf Sakrum und Crista iliaca stützt und den Moment des Mitbewegens der Lendenwirbelsäule registriert.

Ist diese Bewegung eingeschränkt, so ist ein Kapselmuster die häufigste Ursache. Gelegentlich ist die Bewegung durch Dehnung der Strukturen an der Vorderseite schmerzhaft, die dann tiefer liegende Teile, wie die Bursa iliopectinea, komprimieren.

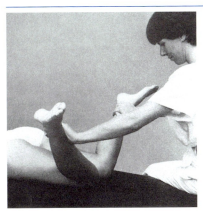

Passive Innenrotation.

A. 45°.
B. Kapsulär.

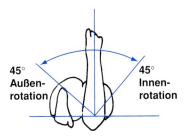

45° Außenrotation   45° Innenrotation

Die Innenrotation wird nicht nur in Rücken-, sondern auch in Bauchlage durchgeführt, weil auf diese Weise eher eine nur geringe Bewegungseinschränkung aufgrund einer beginnenden Kapselerkrankung aufzuspüren ist.

Siehe weiter bei Innenrotation in Rückenlage.

Hüfte – Widerstandstests in Bauchlage

	Ausführung	*Bemerkungen*
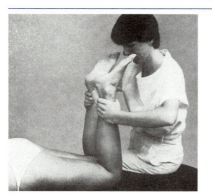 *Innenrotation gegen Widerstand.*	Der Patient beugt seine Knie um 90° und drückt seine Unterschenkel auseinander, auf die der Untersucher gleichzeitig distal an beiden Seiten Gegendruck ausübt.	Innenrotatorentest der Hüfte. Diese sind nur selten betroffen.
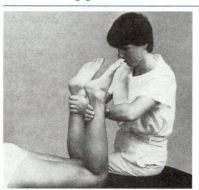 *Außenrotation gegen Widerstand.*	Der Patient beugt die Knie um 90° und drückt seine Unterschenkel gegeneinander, während der Untersucher mit gekreuzten Armen beidseits von mediodistal Widerstand bietet.	Außenrotatorentest der Hüfte. Erkrankungen sind selten.
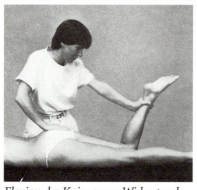 *Flexion des Knies gegen Widerstand.*	Die Widerstandshand des Untersuchers liegt distal auf dem um 45° gebeugten Unterschenkel des Patienten. Die andere Hand ruht auf dem Sakrum.	Prüfung der Knieflexoren/Hüftextensoren. Es kommen vor: Muskelfaserrisse und Reizung der sehnig-knöchernen Übergänge am Tuber ischiadicum.
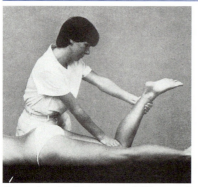 *Extension des Knies gegen Widerstand.*	Eine Hand bietet distal Widerstand an der Unterschenkelvorderseite, während die andere den Oberschenkel an seiner Rückseite direkt proximal der Kniebeuge fixiert. Das Knie des Patienten ist um 45° gebeugt.	Spezieller Test des M. rectus femoris. Bei Affektionen dieses Muskels ist die *Flexion* der Hüfte gegen Widerstand *nicht* schmerzhaft!

Funktionsprüfung des Knies – Schema

Wesentliche Tests (vgl. Fotos und Erläuterungen) sind blau gedruckt.

Aktive Bewegungen: Flexion
Extension
Innenrotation
Außenrotation

Passive Bewegungen: Flexion
Extension
Innenrotation
Außenrotation
Valgus- und Varustests
Schubladentests
Ergänzende Stabilitätsprüfungen

Widerstandstests: Flexion
Extension
Innenrotation
Außenrotation

Ergänzende Tests: Test des Patellofemoralgelenks, Palpation zur Feuchtigkeits- und Temperaturbeurteilung, Translations- und Traktionstests.

Funktionsprüfung des Knies – Wesentliche Tests

Knie – Passive Bewegungen

A. Normaler (durchschnittl.) Bewegungsumfang
B. Bewegungsendgefühl

Bemerkungen

Die Untersuchung des Knies in unserem Sinne besteht aus mindestens 10 routinemäßig durchzuführenden Tests. Es gibt noch viele ergänzende Prüfungen, die vor allem die Stabilität, aber auch den Sehnen-Muskel-Apparat und die Menisken betreffen.

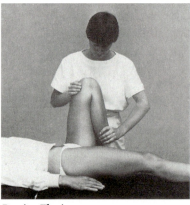

Passive Flexion.

A. 130°.
B. Weich.

Ausführung: Die homolaterale Hand umfasst den Unterschenkel an der distalen Vorderseite, während die andere Hand das Knie von vorne stützt, und zwar direkt proximal der Patella. Die Hüfte ist um gut 90° gebeugt.

Eingeschränkte Beugung kann Folge eines Kapselmusters (Flexion stärker gehemmt als Extension), eines Hydrops/Hämarthros oder eines Corpus liberum sein.

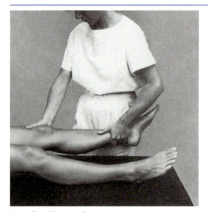

Passive Extension.

A. 0°.
B. Hart.

Die Finger der heterolateralen Hand befinden sich in der Kniebeuge und beugen das Knie geringfügig. Die homolaterale Hand umfasst den Unterschenkel distal und hebt ihn etwas an. Nun wird das Bein gestreckt, wodurch das Knie praktisch in maximale Extension «fällt».

Diese kann infolge Kapselmuster (siehe oben), aber auch durch Meniskuseinklemmung oder ein Corpus liberum eingeschränkt sein. Eine Hyperextension kann nach Ruptur der Kapselrückwand, eines oder beider Kreuzbänder, oder durch Schlaffheit (von Teilen) des Kapsel-Band-Apparates (angeboren oder erworben) entstehen.

	A. Normaler (durchschnittl.) Bewegungsumfang B. Bewegungsendgefühl	Bemerkungen
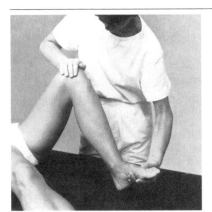 *Passive Innenrotation.*	A. 10°–15°. B. Hart.	Ausführung: Die homolaterale Hand umfasst von lateral den Fußrücken und bringt den gesamten Fuß zur Vermeidung eines passiven Mitbewegens in maximale Extension. Der Talus wird dadurch in der Fußgelenksgabel fixiert. Zur Innenrotation des Unterschenkels wird nun von lateral Kraft ausgeübt, während die andere Hand direkt oberhalb der Patella das um 90° gebeugte Knie stützt. Bei dieser Bewegung achtet man auf Schmerzen und Hypermobilität. Schmerzen allein deuten auf Verletzung des lateralen meniskotibialen Ligaments hin (selten), eine Hypermobilität auf Abriss der hinteren lateralen Kapsel-Band-Strukturen.
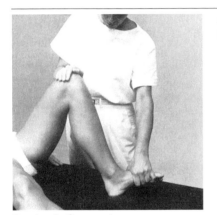 *Passive Außenrotation.*	A. 30°–40°. B. Hart.	Ausführung: Die homolaterale Hand umgreift den Fußrücken von medial und bringt den ganzen Fuß in maximale Extension (vgl. Innenrotation), wonach sie den Unterschenkel außenrotiert. Die andere Hand stützt das um 90° gebeugte Knie direkt oberhalb der Patella. Wie schon bei der Innenrotation, so achtet man auch hier auf Schmerzhaftigkeit und Hypermobilität. Schmerzen allein kommen vor bei Verletzung des medialen meniskotibialen Ligaments (relativ häufig), während Hypermobilität infolge Abriss des hinteren medialen Kapsel-Band-Apparates auftreten kann.

Knie – Passive Bewegungen

	A. Normaler (durchschnittl.) Bewegungsumfang B. Bewegungsendgefühl	Bemerkungen

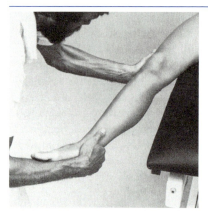

Passiver Valgustest.

A. 0°.
B. Hart.

Ausführung: Die homolaterale Hand umgreift das distale Ende des Unterschenkels von medial, während die andere Hand das Knie lateral in Höhe des Gelenkspaltes umfasst. Das Knie ist um 30° gebeugt. Beide Hände üben nun gleichzeitig Druck aus, wobei in der Hüfte keine Rotation auftreten darf.

Schmerzen deuten gewöhnlich auf eine Überdehnung der hinteren medialen Kapsel-Band-Strukturen hin, während Hypermobilität eher auf einen Abriss weist.

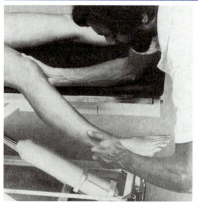

Passiver Varustest.

A. Einige Grad.
B. Hart.

Ausführung: Hierbei gibt die homolaterale Hand Druck laterodistal am Unterschenkel und die andere Hand medial am Knie (in Höhe des Gelenkspaltes).

Im Gegensatz zum Valgustest findet sich hier immer eine geringe Beweglichkeit. Schmerzen deuten auf Überdehnung des lateralen bzw. posterolateralen Kapsel-Band-Apparates hin, Hypermobilität auf Abriss.

A. Normaler (durchschnittl.) Bewegungsumfang B. Bewegungsendgefühl	Bemerkungen
A. 0°. B. Hart.	Ausführung: Der Untersucher sitzt zur Fixierung auf dem Fuß des Patienten, das Knie ist um 90° gebeugt und darf nicht rotiert sein. Hintere Oberschenkelmuskeln und Adduktoren müssen entspannt sein, da sie sonst aktiv der passiven Bewegung entgegenwirken. Nun legt man seine Daumenspitzen auf den Gelenkspalt und zieht und drückt die Tibia abwechselnd nach vorne (Schublade vorwärts) und nach hinten (Schublade rückwärts). Auch sehr geringfügige Bewegungen sind auf diese Weise mit den Daumen gut zu fühlen. Findet man ein positives Schubladenphänomen vorwärts, können beide Kreuzbänder verletzt sein; zur Differenzierung sind dann andere Tests notwendig. Ein positives rückwärtiges Schubladenphänomen deutet auf die Verletzung des hinteren Kreuzbandes hin.

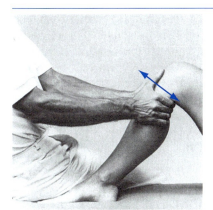

Schubladenphänomen vorwärts/rückwärts.

Knie – Widerstandstests

	Ausführung	Bemerkungen
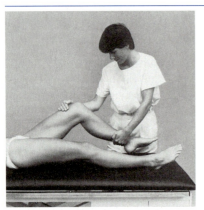 *Flexion gegen Widerstand.*	Die homolaterale Hand bietet Widerstand distal an der Rückseite des Unterschenkels, während die andere das um 60–80° gebeugte Knie direkt oberhalb der Patella stützt.	Prüfung der Knieflexoren. Diese sind seltener betroffen als die Extensoren. Dieser Test ist vor allem nach Traumata mit Instabilität infolge (teilweisen) hinteren Kapselabrisses (medial/lateral) durch Beseitigung der Insertion des M. semimembranosus am hinteren medialen und des Ursprungs des M. popliteus am hinteren lateralen Kapselapparat schmerzhaft.
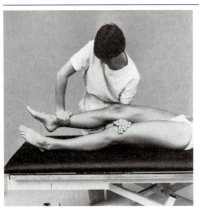 *Extension gegen Widerstand.*	Die homolaterale Hand bietet Widerstand distal an der Vorderseite des Unterschenkels, wobei die Schulter des Untersuchers sich lotrecht über der Hand befindet. Die andere Hand liegt dem anderen Knie direkt oberhalb der Patella auf, wobei der Unterarm das zu untersuchende Knie in 20–30°-Beugung stützt.	Prüfung der häufig betroffenen Knieextensoren. Weitere Differenzierung nach Verletzungen des Muskels, der Übergänge-Sehne-Muskel, supra- oder infrapatellärer Insertionen oder parapatellärer Strukturen (M. quadriceps) findet mittels Palpation statt.

Funktionsprüfung des Sprunggelenks und des Fußes – Schema

Wesentliche Tests (vgl. Fotos und Erläuterungen) sind blau gedruckt.

Anmerkungen: Bei der Orientierung an Unterschenkel und Fuß muss beachtet werden, dass im Gegensatz zu anderen Körperteilen die Vorderseite die «Dorsalseite» ist. Um Verwirrung zu vermeiden, haben wir «vorne» und «hinten» den Begriffen «dorsal» und «ventral» vorgezogen. Die Begriffe «Extension» (Dorsalflexion) und «Flexion» (Plantarflexion) haben wir am Fuß vermieden, weil auch sie unserer Ansicht nach verwirrend sind.

«Supination» und «Pronation» sind Bewegungen um die Sagittalachse des unteren Sprunggelenks (Supination: Heben des inneren Fußrandes; Pronation: Heben des äußeren Fußrandes); «Abduktion» und «Adduktion» beziehen sich auf die longitudinale Achse des unteren Sprunggelenks. «Varus» und «Valgus» bezeichnen die Bewegung um die Kompromissachse des unteren Sprunggelenks; «Inversion» und «Eversion» reservieren wir für bestimmte Stellungen des ganzen Fußes.

Wegen des häufigen Auftretens traumatischer Bandschädigungen des Fußes beschreiben wir dazu einige spezielle Tests.

Oberes Sprunggelenk (Articulatio talocruralis)

Aktive Bewegungen: Plantarflexion (Flexion)
Dorsalflexion (Extension)

Passive Bewegungen: Plantarflexion
Dorsalflexion

Kollateralligamente (Seitenbänder)

Passive Bewegungen: Inversion (Plantarflexion/Adduktion/Supination)
Plantarflexion/Abduktion/Pronation
Dorsalflexion/Adduktion/Supination
Eversion
Varustest (oberes Sprunggelenk in Mittelstellung zwischen Plantar- und Dorsalflexion)
Schubladenphänomen vorwärts/rückwärts
Talusverschiebbarkeit medial/lateral

Unteres Sprunggelenk (Articulatio talocalcaneonavicularis)

Passive Bewegungen: Valgus
Varus

Midtarsalgelenk (Articulationes calcaneocuboidea und talonavicularis)

Passive Bewegungen:
Dorsalflexion
Plantarflexion
Supination
Pronation
Abduktion
Adduktion

Der Fuß im Allgemeinen

Widerstandstests:
Dorsalflexion
Plantarflexion
Supination
Pronation

Grundgelenk der Großzehe (Articulatio metatarsophalangea I)

Aktive Bewegungen:
Dorsalflexion
Plantarflexion

Passive Bewegungen:
Dorsalflexion
Plantarflexion

Widerstandstests:
Dorsalflexion
Plantarflexion

Ergänzende Tests:
(für alle obengenannten Gelenke)
Translations- und Traktionstests

Funktionsprüfung des Sprunggelenks und des Fußes – Wesentliche Tests

Der Fuß ist ein aus 25 Knochen bestehendes, kompliziert aufgebautes Organ. Die Gelenke zwischen Talus und Calcaneus tragen die Sammelbezeichnung «*Subtalares*» oder «Unteres Sprunggelenk», die Gelenke zwischen Talus und Os naviculare einerseits und Kalkaneus und Os cuboideum andererseits werden in der niederländischen (wie auch der englischen) anatomischen Literatur gemeinsam als «*Midtarsalgelenk*» oder «*mediotarsale Gelenke*» bezeichnet. In diesem Buch nennen wir sie «*proximale Tarsalgelenke*».

Für die Bewegungen in den Fußgelenken bestehen die verschiedensten Bezeichnungen. Im Übrigen ist zu beachten, dass praktisch alle Fußbewegungen auf komplizierte Weise um *nicht feststehende Achsen* verlaufen. Wir verwenden die 1962 von der American Academy of Orthopaedic Surgeons verabredete Nomenklatur, die 1964 von den Orthopaedic Associations der Länder Australien, Neuseeland, Südafrika und England übernommen wurde.

1. Oberes Sprunggelenk (Tibia/Fibula mit Talus) = Art. talocruralis: Dorsal- und Plantarflexion.
2. Unteres Sprunggelenk oder Subtalargelenk (Talus mit Kalkaneus und Os naviculare) = Art. talocalcaneonavicularis:
   Varus (Inversion) und Valgus (Eversion) = Bewegungsresultanten der drei teilnehmenden Gelenkflächen.
3. Proximale Tarsalgelenke oder Midtarsalgelenk (Kalkaneus mit Os cuboideum und Talus mit Os naviculare) = Art. talonavicularis et calcaneocuboidea:
   Dorsal- und Plantarflexion, Ab- und Adduktion, Pronation und Supination.
4. Die Bewegungen der intertarsalen und tarsometatarsalen Gelenke werden in diesem Buch nicht näher behandelt. Auch diese sind kompliziert mehrachsig, haben jedoch nur *minimale* Bewegungsumfänge. Man prüft sie am besten mit Hilfe von Translationsbewegungen.
5. Bewegungen des *gesamten Fußes*, bei denen das obere Sprunggelenk in *Plantarflexion*, das untere Sprunggelenk in *Varusstellung* und das Midtarsalgelenk in *Supinationsstellung* verkehren, bezeichnen wir als *Inversion*. Die deutsche Literatur nennt diese Bewegung meist *Supination*.
   Die entgegengesetzte Bewegung (oberes Sprunggelenk in *Dorsalflexion*, unteres Sprunggelenk in *Valgusstellung* und Midtarsalgelenk in *Pronationsstellung*) bezeichnen wir als *Eversion*. Im Deutschen heißt diese Bewegung meist *Pronation*.

Wir halten die letztendliche Bezeichnung einer Bewegung für weniger wichtig, solange man im Gebrauch der Nomenklatur konsequent bleibt.

Auch sind wir uns der Tatsache bewusst, dass die Wirklichkeit hierdurch simplifiziert wird, jedoch sind wir von der Brauchbarkeit dieser Methode für die tägliche Berufspraxis überzeugt.

Oberes Sprunggelenk (Articulatio talocruralis) – Passive Bewegungen

	A. Normaler (durchschnittl.) Bewegungsumfang B. Bewegungsendgefühl	Bemerkungen
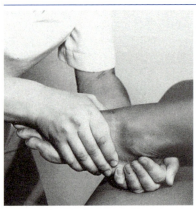 *Passive Plantarflexion.*	A. 45°. B. Hart.	Ausführung: Die homolaterale Hand umfasst die Ferse des Patienten und bewegt diese nach proximal, während die andere Hand, die dem Fußrücken direkt distal der Malleolen aufliegt, Druck nach unten ausübt. Zur Beurteilung des Endgefühls sollte diese Bewegung kurz und kräftig ausgeführt werden. Bewegungshemmung ist meist Folge eines Kapselmusters (passive Plantarflexion stärker eingeschränkt als Dorsalflexion). Schmerzen allein deuten auf die Überdehnung einer der Strukturen der Vorderseite oder auf Kompression an der Rückseite hin.
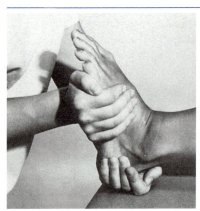 *Passive Dorsalflexion.*	A. 20°. B. Hart/federnd.	Ausführung: Die homolaterale Hand umfasst die Ferse und zieht diese nach distal. Die andere Hand drückt lateral gegen die Fußsohle. Eine eventuelle Bewegungshemmung kann durch eine Verkürzung der Achillessehne verursacht sein. Darum führt man diese Bewegung erst mit gestrecktem und dann mit gebeugtem Knie durch. Eingeschränkte Dorsalflexion ist meist Teil eines Kapselmusters (siehe oben). Schmerzen deuten gewöhnlich auf eine Erkrankung der bei diesem Test passiv gedehnten Achillessehne hin (siehe auch bei Plantarflexion gegen Widerstand).

Prüfung der Kollateralligamente (Seitenbänder)

	Ausführung	*Bemerkungen*
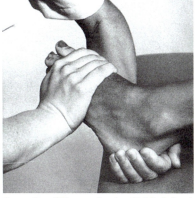 *Inversion (Plantarflexion/Adduktion/ Supination).*	Mit diesem Test prüft man gleichzeitig *Plantarflexion im* oberen Sprunggelenk, *Varus* im unteren Sprunggelenk und *Adduktion* und *Supination* im Midtarsalgelenk. Die homolaterale Hand umfasst die Ferse von medial und führt eine Varusbewegung im unteren Sprunggelenk aus. Die andere Hand umschließt das distale Fußende von lateral und erzeugt gleichzeitig eine Plantarflexion des Sprunggelenks und Supination und Adduktion des Midtarsalgelenks.	Prüfung der im Vergleich zu den medialen viel häufiger verletzten lateralen Fußwurzelbänder (Lig. talofibulare anterius, Lig. calcaneofibulare).
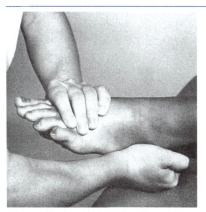 *Plantarflexion/Abduktion/Pronation.*	Dieser Test gibt Aufschluss über die *Plantarflexion* im oberen Sprunggelenk, *Valgus* im unteren Sprunggelenk und *Abduktion* und *Pronation* im Midtarsalgelenk. Die homolaterale Hand umschließt den Fuß vorne von medial, direkt distal des Gelenkspaltes zwischen Talus und Os naviculare. Sie sorgt für Plantarflexion des oberen Sprunggelenks und Abduktion und Pronation des Midtarsalgelenks. Die andere Hand umfasst die Ferse von lateral und führt eine Valgusbewegung im unteren Sprunggelenk aus.	Prüfung der vorderen und mittleren Anteile des Lig. deltoideum (Lig. tibionaviculare, Lig. tibiotalare anterius, Lig. tibiocalcaneare). Dieses kann nach einem Valgus-Plantarflexions-Trauma verletzt sein.
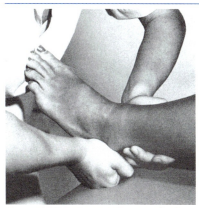 *Varustest bei oberem Sprunggelenk in Mittelstellung.*	Die homolaterale Hand umfasst und fixiert den Unterschenkel von der Medialseite aus direkt proximal des medialen Malleolus. Die andere Hand umgreift von lateral die Ferse und führt die Varusbewegung aus. Der Fuß befindet sich in Neutralstellung (zwischen Plantar- und Dorsalflexion).	Prüfung der lateralen Sprunggelenksligamente und des vorderen Lig. tibiofibulare. Man unterstellt dabei, dass die sehr starken Bänder zwischen Kalkaneus und Talus unversehrt sind, wodurch man den Talus in seiner Gabel indirekt über den Kalkaneus nach lateral bewegen kann. Manchmal ist ein Klickgeräusch zu hören. Dieser Test ist nur bei einem Riss des Lig. calcaneofibulare oder des Lig. tibiofibulare anterius positiv. Das Lig. tibiofibulare posterius ist selten betroffen.

Unteres Sprunggelenk (Articulatio talocalcaneonavicularis) – Passive Bewegungen

A. *Normaler (durchschnittl.) Bewegungsumfang*
B. *Bewegungsendgefühl*

Bemerkungen

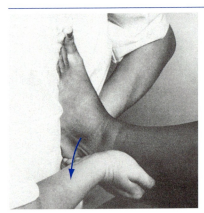

Passiver Valgus.

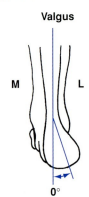

A. Nur geringfügig beweglich.
B. Hart.

Ausführung: Der Untersucher lehnt mit seinem Körper gegen den zu untersuchenden Fuß und bringt diesen so in maximale Dorsalflexion. Hierdurch wird ein Mitbewegen des oberen Sprunggelenks unmöglich. Dann umfasst die homolaterale Hand die Ferse von medial und bewegt sie durch eine adduzierende Bewegung aus der Schulter nach lateral, wodurch die Valgusbewegung entsteht. Die andere Hand umfasst und fixiert von lateral den Unterschenkel direkt proximal des lateralen Malleolus.

Eine Bewegungseinschränkung der nur selten geschädigten kalkaneotalaren Ligamente ist meist Folge eines Kapselmusters. Die Varisierung ist dann gewöhnlich stärker gehemmt als bei Valgus.

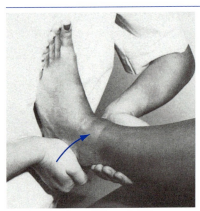

Passiver Varus.

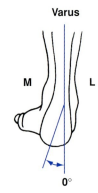

A. Etwas beweglicher als bei Valgus.
B. Hart.

Ausführung: Diese ist dem passiven Valgustest genau entgegengesetzt, und zwar umfasst und fixiert nun die homolaterale Hand den Unterschenkel von medial gleich über dem medialen Malleolus, während die andere Hand von lateral die Ferse umschließt und sie aus der Schulter heraus nach medial bewegt. Der Oberkörper des Untersuchers hält den Fuß in maximaler Dorsalflexion.

Eine gehemmte Varusbewegung wird meist durch Kapselmuster verursacht (siehe oben).

Midtarsalgelenk (Articulationes calcaneocuboidea und talonavicularis) – Passive Bewegungen

Bemerkungen

Die Bewegungen im Midtarsalgelenk haben nur geringen Umfang, und die Messung einer eventuellen Bewegungseinschränkung ist schwierig, jedoch kommen Erkrankungen dieser Gelenke nur selten vor. Bewegungshemmung tritt auf als Teil eines Kapselmusters, bei dem Plantarflexion, Adduktion und Supination stärker eingeschränkt sind als Dorsalflexion, während Pronation und Abduktion ungestört verlaufen. Bei Supination und Adduktion wird nämlich das Ligamentum calcaneocuboideum (Teil des Lig. bifurcatum) gedehnt, das nach einem Varus-Inversions-Trauma verletzt sein kann. Die Tests können unterschiedlich durchgeführt werden, jedoch übt die homolaterale Hand immer auf die Ferse Zug aus, wodurch der Fuß dorsalflektiert und eine Mitbewegung beider Sprunggelenke erschwert wird. Geringe Bewegungen bleiben möglich, werden jedoch von der homolateralen Hand kontrolliert. Alle passiven Bewegungen werden mit der anderen Hand ausgeführt, die den Fußrücken direkt unterhalb des Midtarsalgelenks umfasst, und zwar mit dem Daumen an der medialen und den Fingern an der lateralen Fußseite.

Passive Dorsalflexion.

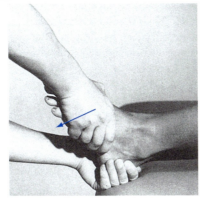
Passive Supination.

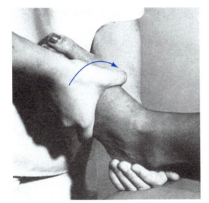
Passive Abduktion.

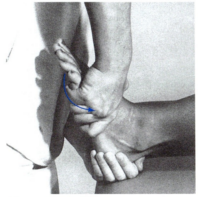
Passive Plantarflexion.

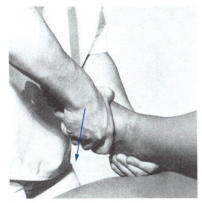
Passive Pronation.

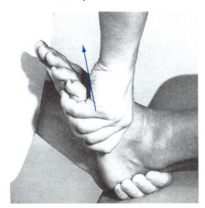
Passive Adduktion

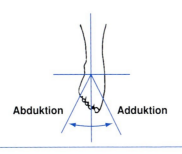
Abduktion / Adduktion

Der Fuß im Allgemeinen – Widerstandstests

	Ausführung	*Bemerkungen*
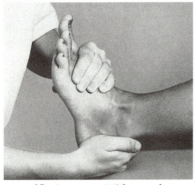 *Dorsalflexion gegen Widerstand.*	Der Test findet ausgehend mit dem Fuß in Nullstellung statt. Die homolaterale Hand umfasst von medial den Fußrücken und übt hier Widerstand aus. Die andere Hand umschließt die Ferse.	Prüfung der nur selten verletzten Dorsalflexoren des Fußes. Am häufigsten betroffen ist der M. tibialis anterior.
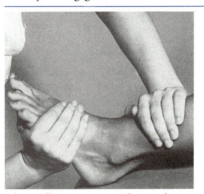 *Plantarflexion gegen Widerstand.*	Der Test beginnt in Nullstellung. Die homolaterale Hand umfasst den distalen Unterschenkel von vorne oder umschließt die Ferse. Die andere Hand umgreift den Fuß von lateral, und zwar so, dass der Widerstand ausschließlich von plantar auf den Außenrist ausgeübt wird.	Prüfung der Plantarflexoren des Fußes, die viel öfter betroffen sind als die Dorsalflexoren. Am häufigsten verletzt sind die Mm. peronei, tibialis posterior und triceps surae.
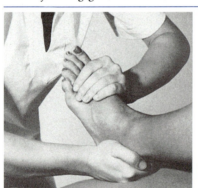 *Supination gegen Widerstand.*	Man beginnt mit dem Fuß in Nullstellung. Die homolaterale Hand gibt dorsolateral am Fußrücken Widerstand, während die andere die Ferse umfasst und fixiert.	Prüfung der Fußsupinatoren. Ein positives Testergebnis bedeutet eine Affektion des M. tibialis posterior oder anterior. Zur Differenzierung zwischen beiden prüft man, ob Plantar- oder Dorsalflexion schmerzhaft sind.
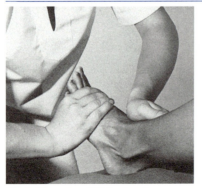 *Pronation gegen Widerstand.*	Beginn mit Fuß in Nullstellung. Die homolaterale Hand fixiert das distale Ende des Unterschenkels von medial oder umfasst und fixiert die Ferse. Die andere Hand bietet dorsolateral Widerstand am Fußrücken.	Prüfung der Fußpronatoren (Mm. peronei), die regelmäßig betroffen sind. Manchmal ist durch Palpation festzustellen, ob es um den Peroneus longus oder den Peroneus brevis geht.

Funktionsprüfung des Sprunggelenks und des Fußes – Wesentliche Tests

Großzehengelenk (Articulatio metatarsophalangea I) – Passive Bewegungen

	A. Normaler (durchschnittl.) Bewegungsumfang B. Bewegungsendgefühl	Bemerkungen
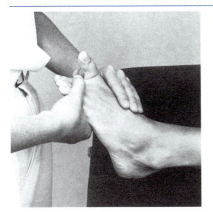 *Passive Dorsalflexion.*	A. 60°. B. Kapsulär.	Ausführung: Der Daumen der homolateralen Hand drückt von plantar gegen das distale Ende der proximalen Phalanx, während die andere Hand stützend dorsal und direkt proximal des Zehengrundgelenks anliegt. Schmerzhaftigkeit oder Hemmung dieser Bewegung ist meist Folge eines Kapselmusters (Dorsalflexion stärker gehemmt als Plantarflexion) bei Hallux rigidus.
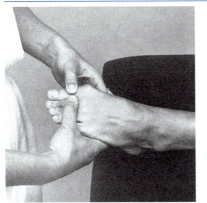 *Passive Plantarflexion.*	A. 35°. B. Kapsulär.	Ausführung: Der Daumen der homolateralen Hand drückt von dorsal auf die proximale Großzehenphalanx direkt distal des Grundgelenks bei plantar liegendem Zeigefinger. Daumen (dorsal) und Zeigefinger (plantar) der anderen Hand befinden sich direkt proximal des Gelenks. Schmerzhaftigkeit oder Hemmung der Bewegung ist meist Folge eines Kapselmusters (siehe oben).

8 Palpation der Becken-, Bein- und Fußregion

Beckenregion: Palpation der Knochen- und Bandstrukturen

Ausgangshaltung: Rücken-, Bauch- oder Seitenlage

Spina iliaca anterior superior (Abb. 8.1, 8.4, 8.6, 8.9, 8.11 und 8.12)

Folgen Sie der deutlich sichtbaren Leistenbeuge in kraniolateraler Richtung. Die Spina iliaca anterior superior ist ein auffallender Knochenfortsatz am Ende der Leistenbeuge. Kennzeichnen Sie ihre Konturen und kontrollieren Sie, ob die Spinae sich beiderseits in Höhe des ersten Sakralwirbels befinden.

Oft macht man von ihnen als Orientierungspunkte bei der Suche nach anderen Strukturen Gebrauch. Auch bei der Messung der Beinlänge (s. S. 21) dient der Oberrand der Spina als Ausgangspunkt.

Bei normaler Beckenstellung liegen beide Spinae in derselben Frontalebene wie die Tubercula pubica.

Sowohl der M. sartorius als auch der M. tensor fasciae latae entspringen an der Spina iliaca anterior superior, was vor allem bei Beugung und gleichzeitiger geringer Abduktion der Hüfte im Stehen oder in Rückenlage gut sichtbar wird. Es entsteht dann ein auf dem Kopf stehendes V mit dem Tensor fasciae latae als lateralem und dem Sartorius als medialem Schenkel.

Eine so genannte Traktionsfraktur (Abriss- oder Avulsionsfraktur) der Spina kann bei noch im Wachstum befindlichen männlichen Jugendlichen vorkommen, vor allem bei Leistungssportlern, die den M. sartorius intensiv beanspruchen (Kurzstreckenläufer).

Spina iliaca anterior inferior (Abb. 8.1 und 8.4)

Diesen Knochenfortsatz palpiert man bei passiv gebeugtem Hüftgelenk in dem Raum, der von den beiden obengenannten Muskeln begrenzt wird (Trigonum femorale laterale). Die Spina ist also im Gegensatz zu anders lautenden Behauptungen sehr wohl der Palpation zugänglich, wenn auch manchmal nur mit Hilfe der indirekten Technik. Da der N. cutaneus femoris lateralis durch das Dreieck zieht, kann eine zu kräftige Palpation schmerzhaft sein.

Einer der beiden Ursprünge des M. rectus femoris setzt proximal am medialen Teil der Spina an. Die Palpation dient dann auch vornehmlich der Feststellung von Druckschmerz am sehnig-knöchernen Übergang des Muskels. Wie bei der Spina iliaca anterior superior kann auch hier eine Abrissfraktur auftreten.

Tuberculum pubicum (Abb. 8.2, 8.3, 8.4 und 8.11)

Folgt man der Leistenbeuge nach kaudomedial, dann stößt man auf das Tuberculum pubicum.

8 Palpation der Becken-, Bein- und Fußregion

Abb. 8.1: Palpation der Spina iliaca anterior inferior im Trigonum femorale laterale (1).

2. Spina iliaca anterior superior
3. M. sartorius
4. M. tensor fasciae latae

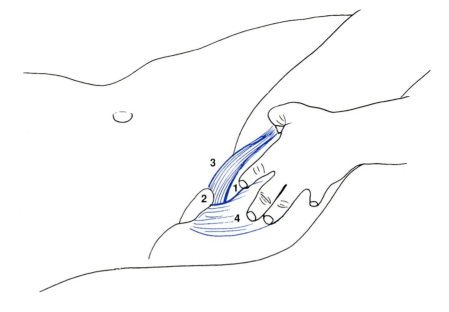

Abb. 8.2: Palpation des Tuberculum pubicum.

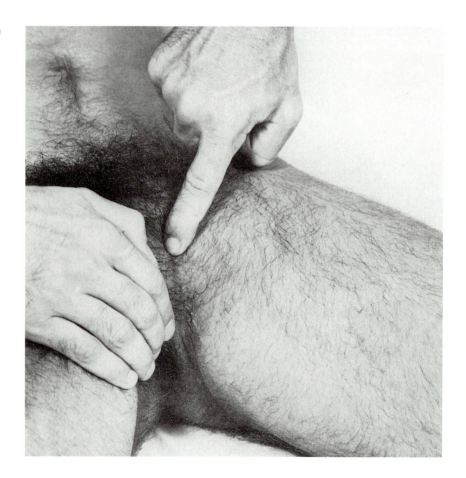

Abb. 8.3: Bruchpforten in der Leistenregion, rechte Vorderansicht.

Aus: H. Ellis, Clinical Anatomy. Blackwell Scientific Publications Ltd., London.

1. Spina iliaca anterior superior
2. Tuberculum pubicum
3. Angulus inguinalis
4. Lig. inguinale
5. Schenkelbruch (Hernia femoralis)
6. Leistenbruch (Hernia inguinalis)
7. M. iliopsoas
8. N. femoralis
9. A. femoralis
10. V. femoralis
11. A. epigastrica inferior
12. V. epigastrica inferior

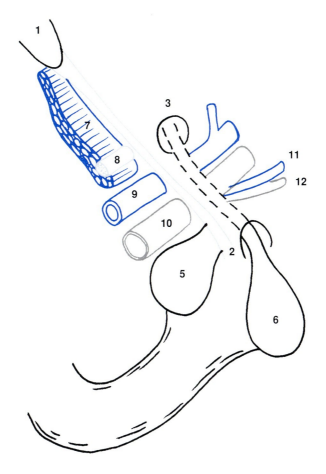

Mit einer anderen Technik verfolgt man die Sehne des später noch zu behandelnden M. adductor longus bis zu ihrem Ursprung und trifft somit auf den kaudalen Rand des Tuberkulums. Die unter der Schambehaarung liegenden Tuberkula befinden sich in der gleichen Transversalebene wie die Zentren der großen Rollhügel. Beide liegen auf gleicher Höhe.

Zur Schonung des Funiculus spermaticus beim Mann empfehlen wir, das Tuberkulum indirekt von kranial oder kaudal zu palpieren. Länger dauernde Friktionen über dem Tuberkulum können sowohl bei der Frau als beim Mann zu Schädigungen von im Leistenkanal verlaufenden Ästen der Nn. genitofemoralis und ilioinguinalis führen.

Eine Asymmetrie kann bei der (recht häufigen) Fraktur des Ramus superior ossis pubis vorkommen.

Das Tuberculum pubicum ist ein geeigneter Orientierungspunkt bei der Untersuchung von Leisten- und Schenkelbereich. Die Bruchpforte der letzteren befindet sich immer lateral des Knochens (Abb. 8.3).

Die Hernia inguinalis ist kranial und medial des Tuberkulums fühlbar. Wenn eine sich ausdehnende Hernia femoralis jedoch durch den Hiatus saphenus in die Subkutis durchbricht, ist sie manchmal teilweise kranial des Lig. inguinale palpabel.

Ligamentum inguinale (Abb. 8.6)

Palpiert man in der bei fast jedem Menschen deutlich sichtbaren Leistenbeuge mit den Fingern quer zur Längsrichtung, so fühlt man das Ligamentum inguinale als bindegewebigen Strang unter den Fingern rollen. Das Band ist zwischen Spina iliaca anterior superior und Tuberculum pubicum ausgespannt und steht durch kleine Bindegewebebrücken mit etlichen anderen Strukturen in Verbindung. Streng genommen ist es denn auch kein eigenständiges Band, sondern eine Verdickung der oberflächlichen Faszie sowohl der Bauchmuskulatur als der Fascia lata. Alle Bauchmuskeln sind mit dem Lig. inguinale verbunden oder an ihm befestigt.

Tuberkulum der Crista iliaca (Abb. 8.4)

Legen Sie die Daumen auf die beiden Spinae iliacae anteriores superiores und die Zeigefinger auf die gut 5 cm weiter kraniolateral gelegenen Tuberkula.

Diese befinden sich gewöhnlich auf der Linie des weitesten Beckendurchmessers und dienen der Anatomie in vivo als wichtige Orientierungspunkte.

Crista iliaca (Abb. 8.4 und 8.12)

Palpieren und markieren Sie die ganze Crista zwischen Spina iliaca anterior superior und Spina iliaca posterior superior. Zum Zwecke anthropometrischer Messungen kann man die Stelle ihres weitesten Abstands bestimmen.

Die Crista hat die Form eines leicht geschwungenen S, dessen höherer Anteil nach innen konvex ist. Dieser Kamm, der meist in Höhe von L4 liegt, ist bei korpulenteren Personen schwer zu tasten.

Unerfahrene Untersucher siedeln den dorsalen Anteil der Crista meist zu weit kaudal an. Manchmal fühlt man auf der Crista iliaca Gewebebündel, die vor allem bei Patienten mit Lumbalbeschwerden sehr druckempfindlich sein können. Vermutlich sind dies Seitenäste lumbodorsaler Nerven, die infolge zellulärer Infiltrate verdickt sind.

Zwischen dem dorsalen Ende der Crista, dem lateralen Rand des M. latissimus dorsi und dem dorsalen Rand des M. obliquus externus abdominis befindet sich das so genannte Trigonum lumbale (Petit-Dreieck*). Seine Größe variiert, seine Oberfläche besteht aus Fettgewebe. Hier ist die einzige Stelle, an der der M. obliquus internus abdominis nicht durch andere Muskeln bedeckt wird und somit direkt palpabel ist. Das Vorhandensein nur einer Muskelschicht macht das Trigonum zu einem Locus minoris resistentiae (Schwachstelle), an dem (selten) ein Bruch entstehen kann.

Spina iliaca posterior superior (Abb. 8.4)

Die beiden Cristae iliacae verdicken sich dorsokaudal zu den Spinae iliacae posteriores superiores, die sich in Höhe der vor allem bei Frauen und Kindern gut sichtbaren «Beckengrübchen» befinden.

Ihre Palpation ist einfach, jedoch bereitet genaues Markieren oft Schwierigkeiten. Oftmaliges Üben ist hier anzuraten, da die Spinae zur Beurteilung der Beckensymmetrie von dorsal dienen. Dies ist in der Geburtshilfe und für die Bewertung unterschiedlicher Beinlängen von großer Bedeutung.

Oft gibt ein Patient in Höhe der Beckengrübchen Schmerzen an. Gewöhnlich handelt es sich hierbei um übertragenen Schmerz (referred pain), der von verschiedenen Erkrankungen der Lumbal- und Beckenregion herrühren kann.

Die distale Grenze der Spinae entspricht normalerweise dem zweiten Sakralwirbel.

Von hier aus kann man noch ein paar Zentimeter kaudalwärts palpieren, jedoch wird eine weiterführende Palpation von den hier anwesenden Weichteilen verhindert. Aus diesem Grunde sind die Spinae iliacae posteriores inferiores prak-

---

* Petit, Jean Louis; franz. Chirurg, 1674–1750.

Beckenregion: Palpation der Knochen- und Bandstrukturen

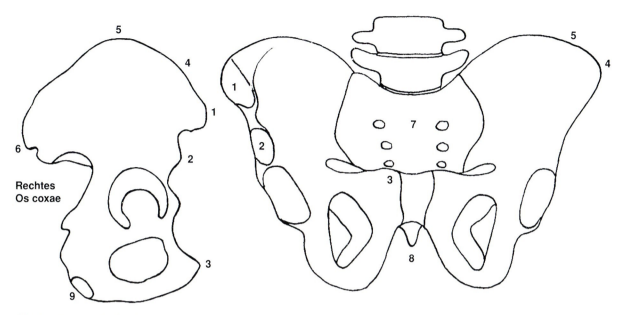

Abb. 8.4: Palpable Stellen des knöchernen Beckens.

1. Spina iliaca anterior superior
2. Spina iliaca anterior inferior
3. Tuberculum pubicum
4. Tuberculum iliacum
5. Crista iliaca
6. Spina iliaca posterior superior
7. Os sacrum
8. Os coccygis
9. Tuber ischiadicum

tisch nie fühlbar. Die Spinae ischiadicae sind nur durch vaginales Tuschieren bei Frauen mit schmalem Becken palpabel.

Os sacrum (Abb. 8.4)

Trotz seiner oberflächlichen Lage ist die Palpation dieses Knochens schwierig. Obwohl oft geglaubt wird, dass seine laterale Grenze mit der Verbindungslinie zwischen Spina iliaca posterior superior und dem höchsten Punkt der Gesäßfalte korrespondiert, stellen wir fest, dass die Grenze des Os sacrum lateral der genannten Linie zu fühlen ist.

In der Medianebene fühlen wir 3–4 rudimentäre Processus spinosi als flach vorspringende Leiste (Crista sacralis mediana), die an beiden Seiten von der nicht immer palpablen Crista sacralis intermedia flankiert wird. Direkt neben dem unteren Ende der Crista sacralis mediana fühlt man an beiden Seiten je einen kleinen Höcker (Cornu sacrale). Zwischen beiden befindet sich der Hiatus sacralis, der für die Verabreichung epiduraler Injektionen von Bedeutung ist.

Os coccygis (Abb. 8.4)

Der Übergang zwischen Os sacrum und Os coccygis ist am besten fühlbar, indem man den Zeigefinger in das Rektum einführt und den Daumen außen auf dem Os sacrum ruhen lässt. Diese Untersuchung ist für den Patienten belastend und wird darum mit den entsprechenden Vorsorgemaßnahmen nur bei spezieller Indikation durchgeführt. Am günstigsten ist es, wenn der Patient sich dazu in Knie-Ellenbogen-Lage befindet. Bevor man (langsam!) tastet, streift man einen Handschuh über und präpariert diesen mit Vaseline.

Die Palpation kann sehr schmerzhaft sein (Kokzygodynie).
Ursachen sind u.a. Exostosen* und Subluxationen des Sakrokokzygealgelenks. Auch nach Entbindungen und Stürzen auf das Steißbein kommen diese Beschwerden vor. Beschwerden im Bereich des Os coccygis sind manchmal übertragene Schmerzen aus der Lendenwirbelsäule.

Articulatio sacroiliaca (Iliosakralfuge)

Das Gelenk als solches ist nicht palpabel. Auf der Verbindungslinie zwischen beiden Spinae iliacae posteriores superiores befindet sich der Processus spinosus von S2, dessen Position konstant ist. Darum dient er als geeigneter Orientierungspunkt bei der Erforschung der Sakralregion.

Im Sakroiliakalgelenk sind sehr geringe Bewegungen möglich, die als Rotationen um variable Transversalachsen aufzufassen sind. Versuchen, diese Bewegungen palpatorisch festzustellen, sollte man kritisch begegnen. Die Gelenke sind nämlich durch viele Weichteile bedeckt, die bei Manipulation durch Dehnung und Entspannung den Eindruck von Gelenksbewegungen wecken können.

Tuber ischiadicum (Abb. 8.4 und 8.13)

Dieser große, nach dorsokaudolateral vorspringende Bogen des Os ischii ist distal des Unterrandes des M. gluteus maximus unmittelbar lateral der Gesäßfaltenmitte zu palpieren. Die Beugung des Hüftgelenks vereinfacht die Palpation, weil das Tuber dann nicht mehr vom M. gluteus bedeckt wird. Prüfen Sie die Schmerzhaftigkeit der hier entspringenden Sehnen der hinteren Oberschenkelmuskeln. Auch kann hier eine Bursitis vorkommen.

Lig. sacrotuberale

Dieses ist gewöhnlich zwischen Tuber ischiadicum und Os sacrum gut tastbar. Palpieren Sie mit den Fingern quer zur Verlaufsrichtung.

Das Lig. sacrospinale ist im Allgemeinen nicht tastbar.

Trochanter minor

Der Trochanter minor ist praktisch nur indirekt palpabel. Man versucht, ihn von dorsal zu erreichen, indem man die völlig entspannte Versuchsperson Extensions- und Innenrotationsbewegungen des untersuchten Beines vornehmen lässt. Der Trochanter minor befindet sich dann tief lateral des Tuber ischiadicum. Von ventral ist die Palpation bei außenrotiertem Bein möglich. Palpieren Sie in diesem Fall den M. pectineus, und tasten Sie dann vorsichtig immer tiefer. Beide Palpationen finden an der liegenden Versuchsperson statt.

Trochanter major (Abb. 7.2, 7.4 und 8.5)

Dieser ist fast immer gut fühlbar, seine Markierung erfordert jedoch einige Übung. Die Spitze des Trochanter major ist ein wichtiger Orientierungspunkt bei anthropometrischen Messungen. Abduziert man das Bein, so erscheint oberhalb des Trochanters eine deutlich sichtbare Grube. Trochanter major, Tuberculum pubicum, Femurkopf und Os coccygis liegen in einer Frontalebene.

---

* Exostose = von der Knochenoberfläche ausgehender, benigner Knochenvorsprung.

Abb. 8.5: Palpation des Trochanter major. Beginnend bei der Crista iliaca bewegt man die palpierenden Finger abwärts bis zum proximalen Rand des Trochanter major.

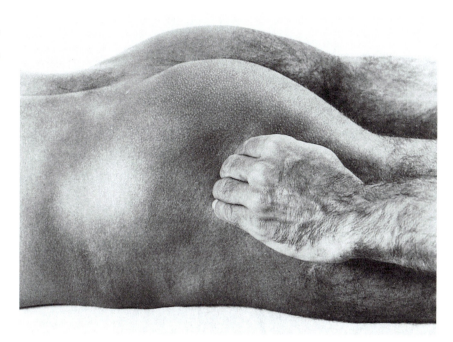

Palpation von Muskeln und anderen Weichteilen im Gebiet von Becken und Oberschenkel

Anmerkung: In dieser Region ist die Reihenfolge der Palpationen recht willkürlich. Wir haben uns für den Aufbau entschieden, mit dem wir in der Praxis und im Unterricht die besten Erfahrungen haben.

M. sartorius (Abb. 8.1, 8.6, 8.7, 8.9, 8.11, 8.14 und 8.15)

Dieser längste Muskel des menschlichen Körpers nimmt an der Spina iliaca anterior superior seinen Ursprung und läuft dann in seiner eigenen Faszienscheide in einer Spiralbewegung über den Oberschenkel nach medial und distal. Auf seinem Weg kreuzt er den M. rectus femoris und den M. adductor longus. Er passiert den medialen Femurkondylus dorsal und wendet sich dann wieder nach vorne. Zusammen mit dem M. gracilis und dem M. semitendinosus inseriert er im Pes anserinus an der Tuberositas tibiae.

Der Muskel ist vor allem in seinem proximalen Abschnitt durch eine Kombination von Außenrotation, Extension und Abduktion der Hüfte bei gebeugtem Knie («Schneidersitz») gut darzustellen. Obwohl die Kontraktion des Muskels gegen Widerstand die Palpation weiter vereinfacht, meinen wir, dass jeder Untersucher die Tastung des entspannten Muskels beherrschen sollte.

Wir palpieren mit der *alternierenden Technik* in Längsrichtung. Hierzu gleiten zwei Finger einer Hand an beiden Seiten des Muskels abwechselnd in dieselbe Richtung.

Zur näheren Orientierung hinter dem medialen Femurkondylus verweisen wir auf die Beschreibung der Kniepalpation. Bei mageren und muskulösen Personen ist der Pes anserinus für gewöhnlich gut sichtbar, jedoch ist hier die Unterscheidung zwischen Sartorius, Grazilis und Semitendinosus nicht mehr möglich.

8 Palpation der Becken-, Bein- und Fußregion

Abb. 8.6: Oberschenkel, Vorderansicht.

A. Trigonum femorale laterale
B. Trigonum femorale mediale

1. Spina iliaca anterior superior
2. Tuberculum pubicum
3. Ligamentum inguinale
4. M. adductor longus
5. M. gracilis
6. M. sartorius
7. M. iliopsoas
8. M. pectineus
9. M. tensor fasciae latae
10. M. rectus femoris
11. M. vastus medialis
12. M. vastus lateralis
13. Patella
14. Ligamentum patellae
15. Tuberositas tibiae
16. Pes anserinus
17. Vena saphena magna
18. Hiatus saphenus

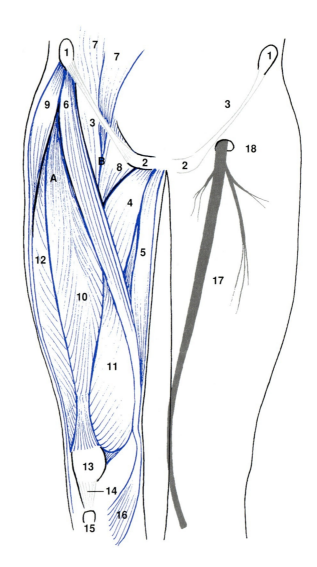

Trigonum femorale laterale (Abb. 8.6, 8.7 und 8.8)

Zur Orientierung im Abduktorengebiet sollte man erst das Trigonum femorale laterale aufsuchen. Dieser dreieckige Raum wird medial vom M. sartorius und lateral vom M. tensor fasciae latae begrenzt. Seine Spitze bildet die Spina iliaca anterior superior. Es hat die Form eines auf dem Kopf stehenden V und wird bei aktiver Beugung und Außenrotation der Hüfte unter gleichzeitiger geringer Abduktion sichtbar.

Ursprung des M. rectus femoris (Abb. 8.6, 8.7 und 8.11)

Wir palpieren die Sehne dieses Muskels im Trigonum femorale laterale, wo sie ungefähr 5 cm distal der Spina iliaca anterior superior am deutlichsten fühlbar ist. Am besten tastet man quer zur Verlaufsrichtung (beim Aufsuchen der Spina iliaca anterior inferior palpiert man in Verlaufsrichtung).

Bei Erkrankungen der Rectus-femoris-Sehne ist diese Palpation im Allgemeinen nicht schmerzhaft, solange die Hüfte gegen Widerstand gebeugt wird. Schmerzen treten erst auf, wenn in Bauchlage das Knie gegen Widerstand gestreckt wird.

Abb. 8.7: Palpation der Rectus-femoris-Sehne

1. M. sartorius
2. M. tensor fasciae latae
3. M. rectus femoris

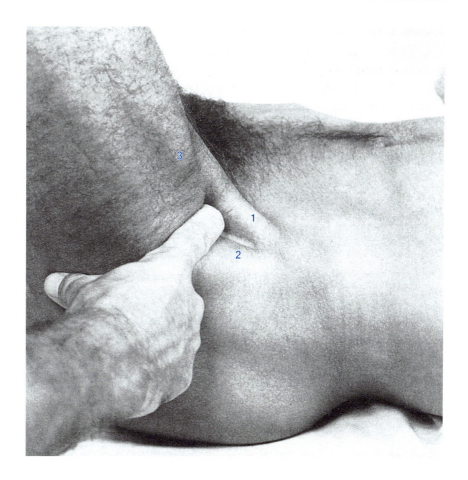

M. tensor fasciae latae und Tractus iliotibialis (Abb. 8.1, 8.6 bis 8.9)

Der Muskel wird bei Abduktion und Extension (um mindestens 45°) des gestreckten Beines sichtbar und palpabel. Wird dieselbe Bewegung gegen Widerstand ausgeführt, so verstärkt dies den Effekt. Distal und lateral der Spina iliaca anterior superior sehen wir den Muskel als Vorwölbung. Dorsal der Spina befindet sich in Richtung des M. gluteus maximus eine Grube. Bis zu seinem Übergang in den Tractus iliotibialis palpieren wir den M. tensor fasciae latae von proximal nach distal mittels der alternierenden Technik.

Der Tractus iliotibialis ist eine Verstärkung der lateral auf dem Bein als bandförmige Struktur palpablen Fascia lata. Vergleichen Sie beide Seiten miteinander, und beachten Sie dabei, dass die Faszie trotz ihres Verlaufs an der Oberschenkelaußenseite an der Tibia (und nicht an der Fibula) ansetzt. Dieser Ansatz ist von der weiter dorsal gelegenen Sehne des M. biceps femoris und vom Lig. collaterale fibulare zu unterscheiden, die beide an der Fibula inserieren (vgl. unter «Knie»).

Die geeignetste Palpationstechnik für den Tractus iliotibialis ist die alternierende von distal.

Einer eventuellen Kontraktur des M. tensor fasciae latae ist am ehesten auf die Spur zu kommen, indem man den Patienten in Seitenlage bringt. Das zu untersuchende Bein liegt dabei oben, und das andere Bein ist geringfügig überstreckt, wodurch das obenliegende Bein adduziert wird. Bei Kontrakturen ist diese Bewegung eingeschränkt.

Abb. 8.8:
1. M. sartorius
2. M. tensor fasciae latae
3. M. rectus femoris

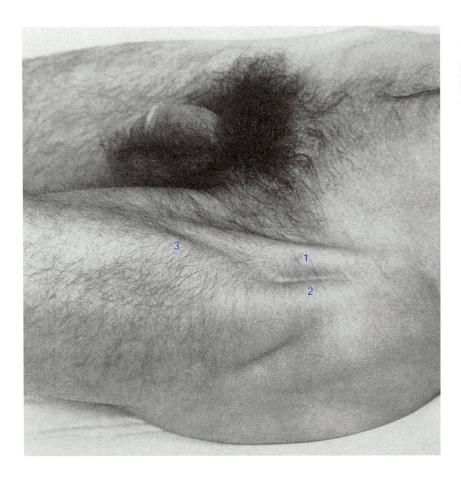

Abb. 8.9: Alternierende Palpation des M. tensor fasciae latae.

1. Spina iliaca anterior superior
2. Trochanter major
3. M. sartorius
4. M. tensor fasciae latae

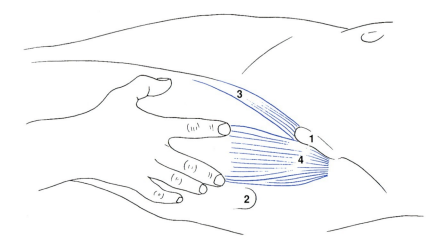

M. gluteus medius (Abb. 8.13 und 8.14)

Auch wenn der M. gluteus medius nicht zum Trigonum femorale laterale gehört, ist unter Berücksichtigung seiner engen Nachbarschaft zum M. tensor fasciae latae seine Palpation an dieser Stelle zu empfehlen.

Hierzu abduziert man das gestreckte Bein, wonach der Vorderabschnitt des zum Großteil vom M. gluteus maximus bedeckten Muskels direkt hinter dem vorher markierten M. tensor fasciae latae fühlbar wird.

Abb. 8.10: Palpation des Randes des M. adductor longus.

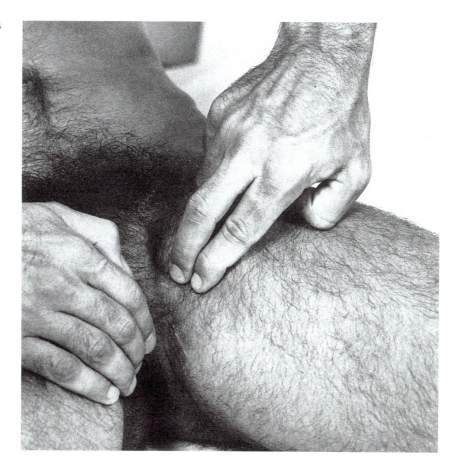

Die Fasern seines ventralen Abschnittes verlaufen in longitudinaler Richtung und leicht nach hinten, während die des dorsalen Anteiles in longitudinaler Richtung leicht nach vorne ziehen. Hierdurch bekommt der ventrale Anteil des Muskels eine innenrotierende Wirkung auf die Hüfte. Da der M. tensor fasciae latae die Hüfte außenrotiert, ist bei abwechselnder Innen- und Außenrotation die Grenze zwischen diesen beiden palpabel.

Bei einer Gluteus-medius-Lähmung wird eine Fixierung des Beckens beim Stehen auf dem gleichseitigen Bein unmöglich. Das Becken kippt dann zur unverletzten Seite (Spielbein), während die Hüfte des Standbeins sich nach außen vorstellt. Das Bein der erkrankten Seite hängt dann gewissermaßen an den lateralen Bändern der Articulatio coxae (Trendelenburg-Zeichen).

Der gesamte M. gluteus minimus ist von anderen Muskeln bedeckt und daher nicht palpabel.

M. adductor longus (Abb. 8.6, 8.10 und 8.11)

Bei Adduktion des Beines gegen Widerstand wird direkt distal des Tuberculum pubicum ein «straffes Seil» sicht- und fühlbar. Dies ist der Rand des M. adductor longus, der vom Tuberculum pubicum bis zur Kreuzung mit dem M. sartorius palpabel ist. Sein Ursprung am Tuberculum pubicum ist bei Schwimmern, Langstreckenläufern, Fußballspielern und Athleten aus anderen, die Adduktoren beanspruchenden Sportarten recht häufig sehr druckempfindlich. Bei Nichtbehandlung kann hieraus eine chronische Tendinitis entstehen. Die Insertion des Muskels ist nicht palpabel.

Abb. 8.11: Rechtes Bein, Vorderansicht.

1. Spina iliaca anterior superior
2. Tuberculum pubicum
3. Bursa iliopectinea (Psoasbursa), M. iliopsoas entfernt
4. Lig. inguinale
5. M. sartorius
6. M. pectineus
7. M. adductor longus
8. M. gracilis
9. Canalis adductorius (A. und V. femoralis, N. saphenus)
10. M. rectus femoris
11. M. vastus medialis
12. M. vastus lateralis
13. Patella

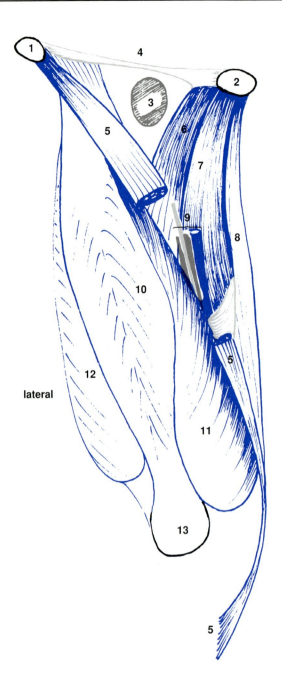

M. gracilis (Abb. 8.6, 8.11, 8.13 und 8.14)

Dieser ist – quer zur Verlaufsrichtung – direkt dorsomedial des M. adductor longus palpabel. Man fühlt ihn als rollendes Band von der Leiste bis zum Pes anserinus, wo er gemeinsam mit dem M. sartorius und dem M. semitendinosus ansetzt. Zur Palpation hinter dem medialen Femurkondylus vgl. unter «Knie».

M. adductor magnus (Abb. 8.13 und 8.15)

Nur ein kleiner Abschnitt dieses, wie der Name schon sagt, großen Muskels ist der Palpation zugänglich, und zwar in einem kleinen, zwischen dem M. gracilis (ventral) und dem noch zu behandelnden M. semimembranosus (dorsal) liegenden Dreieck.

Gleitet man tief palpierend an der Innenseite des Oberschenkels nach distal, so stößt man auf den Condylus medialis femoris. Die tiefe Querpalpation lässt uns dann gleich unter dem M. vastus medialis eine sehnige Struktur fühlen. Dies ist der am weitesten distal gelegene Ausläufer des M. adductor magnus, der hier an einem Knochenvorsprung des Condylus ansetzt (Tuberculum adductorium).

Trigonum femorale mediale (Scarpa*-Dreieck) (Abb. 8.6, 8.11 und 8.12)

Geringe Extension mit Außenrotation und Abduktion der Hüfte ist die ideale Ausgangshaltung bei der Untersuchung dieses Gebietes. Bei passiver Ausführung der Bewegung befindet der Patient sich in Rückenlage.

Kraniale Begrenzung

Die kraniale Grenze des Dreiecks wird vom Lig. inguinale gebildet, das eigentlich als der verstärkte Unterrand der Aponeurose des M. obliquus externus abdominis aufzufassen ist. Man palpiert das Ligament mit einem Finger in der Leistenbeuge, wobei man auch die Lymphknoten vorsichtig betastet.

Mediale und laterale Begrenzung

Die Mm. adductor longus und gracilis bilden die Medialgrenze und der M. sartorius mit den tiefer gelegenen, schwieriger palpablen Mm. iliopsoas und pectineus die Lateralgrenze des Dreiecks. Die kontinuierlich in die Fascia superficialis abdominis und das Leistenband übergehende oberflächliche Faszie fassen wir als Dach des Raumes auf. Diese Faszie teilt sich in Schichten, zwischen denen sich nebst einigen Lymphknoten auch die V. saphena magna befindet. Eine tiefere Faszienloge liegt dorsal der in das Trigonum eintretenden Gefäße, die in einer eigenen Faszienhülle eingebettet sind. Die Vorderseite dieser Hülle besteht aus einer Duplikatur der Faszie des M. transversus abdominis (innerste Bauchwandfaszie) und die Rückseite aus einer Fortsetzung der Iliakusfaszie. Zwischen oberflächlichem Blatt und Schenkelkanal bleibt eine Öffnung, der Hiatus saphenus, durch den die oberflächliche V. saphena magna in die tiefer liegende V. femoralis mündet.

Lacuna vasorum (Abb. 8.3 und 8.12)

Vom Lig. inguinale aus zieht ein Bändchen zur Eminentia iliopectinea, das den Raum zwischen Leistenband und Os coxae in zwei Hälften teilt. In der Außenhälfte liegt die den M. iliopsoas enthaltende Lacuna musculorum, in der Innenhälfte die Lacuna vasorum, durch die A. und V. femoralis in einer eigenen Faszienhülle ziehen.

Die Lacuna varosum ist eine potenzielle Bruchpforte des Bauches (Schenkelhernie), die nicht mit den kranial des Lig. inguinale hervortretenden Leistenbrüchen verwechselt werden darf. Die Bruchpforte der Schenkelhernie befindet sich kaudolateral des Tuberculum pubicum. Obwohl sich ein großer Bruch gelegentlich durch den Hiatus saphenus fortsetzt und demzufolge oberhalb des Leistenbandes Bruchinhalt anzutreffen ist, braucht die Differenzialdiagnose gegenüber den Leistenbrüchen nicht problematisch zu sein. Diese gleiten nämlich meist in das Skrotum oder in die Labia majora ab, was bei Schenkelbrüchen niemals vorkommt.

---

* Antonio Scarpa, 1752–1832, Anatom und Chirurg zu Modena.

Abb. 8.12: Trigonum femorale mediale.

Aus: J. E. Healy, A synopsis of clinical anatomy. W. Saunders Cy., Philadelphia.

1. M. psoas major
2. M. iliacus
3. N. cutaneus femoris lateralis
4. Faszie des M. psoas
5. Faszie des M. iliacus
6. Faszie des M. transversus abdominis
7. N. femoralis
8. A. femoralis
9. V. femoralis
10. Lymphknoten mit Fettgewebe
11. Lig. lacunare
12. M. gracilis
13. M. adductor longus
14. M. pectineus
15. M. sartorius
16. M. rectus femoris

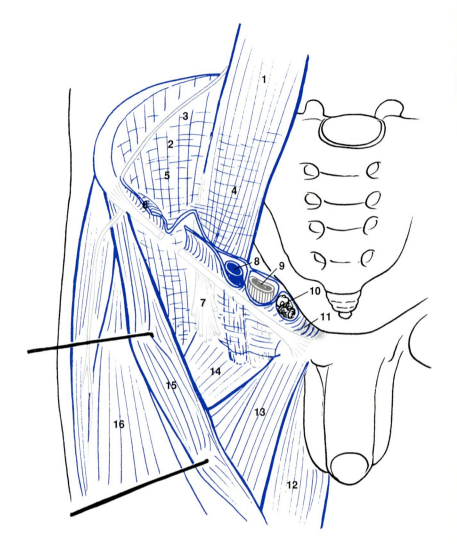

Eingebettet in Fettgewebe liegt in der Lacuna vasorum ein einzelner Lymphknoten, der so genannte Rosenmüllersche* Lymphknoten. Die Lacuna vasorum selbst ist groß genug, um einer an Umfang zunehmenden V. femoralis Platz zu bieten (Expansionsfunktion).

Arteria, Vena und Nervus femoralis (Abb. 8.3 und 8.12)

Die A. femoralis verlässt die Bauchhöhle durch die Lacuna vasorum, wo sie unterhalb des mittleren Inguinalpunktes palpabel ist. Diese orientierende Palpation ist manchmal mit einem gewissen Kraftaufwand verbunden. Meist fühlt man jedoch die Pulsationen der Arterie bereits bei leichtem Tasten.

Die V. femoralis betritt das Becken durch die Lacuna vasorum und verläuft dabei ca. 1,5 cm medial der Arterie. Sie ist nicht palpabel.

Der N. femoralis verlässt die Bauchhöhle durch die Lacuna musculorum – unmittelbar neben der A. femoralis. Man fühlt ihn direkt unter dem Lig. inguinale als rollenden Strang. Palpieren Sie ihn behutsam und quer zur Verlaufsrichtung.

---

* Rosenmüller, Johann Christian; Chirurg und Anatom, Leipzig 1771–1820.

Die inguinalen Lymphknoten

Von den zahlreichen Lymphknoten der Leistenregion können einige durchaus vergrößert sein, ohne dass dies Anlass zu größerer Besorgnis zu geben braucht. Trotzdem ist immer eine weiterführende Diagnostik angebracht. Diese fördert meistens kleine Entzündungen am Bein als Ursache der Schwellung zutage. Zur Vermeidung unnötiger Schmerzen palpiere man behutsam.

Wir unterscheiden eine oberflächliche und eine tiefe Lymphknotenschicht. Die oberflächliche Schicht ist horizontal und longitudinal angeordnet, während die tiefere in der Verlängerung der V. saphena magna liegt, wo sie die Oberfläche des Beines drainiert. Die horizontale Schicht liegt direkt distal des Lig. inguinale und drainiert die Haut von Rücken, Gesäß, unterem Bauchdrittel, Perineum (teilweise), Skrotum, Penis, distalem Vaginaanteil und distalem Anusanteil. Die oberflächlichen Lymphknoten stehen mit den tieferen, die medial der V. femoralis liegen, durch den Hiatus saphenus in Verbindung. Bei palpablen Schwellungen im Gebiet des Trigonums kann es sich um entzündliche oder maligne vergrößerte Lymphknoten, Hernien, Varizen, Abszesse, ein Nervus-femoralis-Neurinom oder um ein Aneurysma der A. femoralis handeln.

V. saphena magna (Abb. 8.6 und 8.52)

Diese Vene erreicht den Oberschenkel dorsomedial des medialen Femurkondylus, ist in ihrem Verlauf ansonsten aber sehr variabel. In proximaler Richtung zieht sie immer weiter nach vorne und taucht im Hiatus saphenus schließlich in die Tiefe, wo sie in die V. femoralis mündet. Der Hiatus, eine Aussparung der Fascia lata medial und distal des mittleren Inguinalpunktes, ist gewöhnlich nicht zu fühlen. Die Darstellung und Palpation der V. saphena magna kann einfach, schwierig oder unmöglich sein.

Canalis adductorius (Abb. 8.11)

Ab der distalen Spitze des Trigonum femorale mediale verlaufen A. und V. femoralis durch die zwischen dem M. vastus medialis und dem M. adductor longus gebildete Rinne, wobei sie streckenweise vom N. saphenus, dem sensiblen Ausläufer des N. femoralis, begleitet werden. Das Dach des indirekt zu palpierenden Kanals bildet der M. sartorius.

M. iliopsoas und M. pectineus (Abb. 8.3 und 8.6)

Die 2–3 Ursprünge des M. iliopsoas, der M. iliacus, der M. psoas major und (variierend) der M. psoas minor, befinden sich im Becken. Der Muskel unterquert das Lig. inguinale in der Lacuna musculorum und inseriert dann am Trochanter minor. Der M. pectineus entspringt am Os pubis, verläuft medial des M. iliopsoas und setzt am Femur an. Beide Muskeln bilden gemeinsam den Boden des Trigonum femorale mediale.

Vor ihrer Palpation sucht man proximal zuerst die A. femoralis auf. Lässt man die Hüfte dann gegen Widerstand beugen, fühlt man lateral des Gefäßes den M. iliopsoas. Extension der Hüfte und geringe Adduktion gegen Widerstand machen den M. pectineus medial palpabel. Zwischen Hüftgelenk und M. iliacus befindet sich die Bursa iliopectinea, die bei Entzündungen schmerzhaft sein kann (Abb. 8.11).

M. gluteus maximus (Abb. 8.13 und 8.14)

Dieser Muskel verleiht den beiden Gesäßhälften ihre typische runde Kontur. Er wird am besten durch starke Extension des Hüftgelenks dargestellt. Die Palpation der gesamten Muskeloberfläche ist nicht möglich. Sein Oberrand ist für unerfahrene Untersucher schwierig zu taxieren und wird sowohl zu niedrig als auch zu hoch angegeben. Am besten orientiert man sich hierzu an der (gezeichneten) Linie zwischen der Spina iliaca posterior superior und dem Oberrand des Trochanter major. Die Untergrenze des Muskels entspricht nicht der Gesäßfalte, sondern kreuzt diese. Bringen Sie den palpierenden Finger in die Gesäßfalte, und palpieren Sie von medial nach lateral. Die richtige Lokalisation des Unterrandes ist für die Identifizierung des dort manchmal tastbaren N. ischiadicus von Bedeutung. Ohne aktive Kontraktion ist vor allem der seitliche Anteil des Muskels nur schwer zu finden.

Bursae (Abb. 8.13 und 8.14)

Unter dem M. gluteus maximus befinden sich zwei Bursae, deren Entzündung gelegentlich zu schmerzhaften Beschwerden in der Gesäßregion führt, ein Bild, das gerne vorschnell mit dem Terminus «Ischialgie» bedacht wird. In der Anamnese findet man oft ein übermäßiges Training oder ausdauerndes Sitzen. Am schmerzhaftesten ist dann die tiefe Palpation der Bursae.

Die Bursa ischiadica liegt zwischen M. gluteus maximus und dem oberen Anteil des Tuber ischiadicum, die Bursa trochanterica zwischen demselben Muskel und dem Trochanter major.

Schmerzen der Gesäßmuskulatur deuten oft auf eine Hüfterkrankung hin, jedoch kann eine Okklusion* der kaudalen Aorta genau das gleiche Bild erzeugen. Die Differenzierung ist einfach, da Beschwerden durch Aortenverschluss bei Aktivität deutlich zunehmen.

Die hinteren Oberschenkelmuskeln (Abb. 8.13, 8.14, 8.15, 8.22 und 8.23)

Diese Muskelgruppe hat mit Ausnahme des Caput breve m. bicipitis femoris ihren gemeinsamen Ursprung am Tuber ischiadicum. Dieses wird sichtbar, wenn die Versuchsperson in Bauchlage ihr Knie gegen Widerstand beugt. In der unteren Gesäßhälfte nimmt man dann eine deutliche Muskelvorwölbung wahr.

M. semitendinosus

Die dünne runde Sehne des M. semitendinosus ist bei gebeugtem und innenrotiertem Unterschenkel medial in der Kniebeuge gut sichtbar und tastbar. Palpieren Sie die Sehne alternierend nach proximal, indem Sie Zeige- und Mittelfinger an beiden Seiten mit geringer Kraft abwechselnd in Richtung Ursprung gleiten lassen.

M. semimembranosus

Diesen Muskel fühlen wir in seinem distalen Abschnitt tief medial und lateral der soeben palpierten Sehne. Durch tiefe Palpation von der Kniebeugenmitte aus in Richtung des M. semitendinosus erreicht man einen kleinen Teil seines lateralen Anteils, während sein medialer Anteil in ganzer Länge palpabel ist. Hierzu tastet man mit einem Finger quer in der Rinne zwischen M. semitendinosus und M. se-

---

* Okklusion = vollständiger oder teilweiser Verschluss eines Blutgefäßes.

Abb. 8.13: Rechtes Bein, Rückansicht.

1. Bursa trochanterica m. glutei maximi
2. M. gluteus maximus
3. M. gluteus medius
4. M. piriformis
5. M. gemellus superior
6. M. obturatorius internus
7. M. gemellus inferior
8. M. quadratus femoris
9. Tractus iliotibialis
10. M. gracilis
11. M. adductor magnus
12. M. semitendinosus
13. M. biceps femoris, Caput longum
14. M. semimembranosus
15. Lig. sacrotuberale
16. N. ischiadicus
17. Bursa ischiadica m. glutei maximi
18. Palpationsstelle des N. ischiadicus
19. Tuber ischiadicum

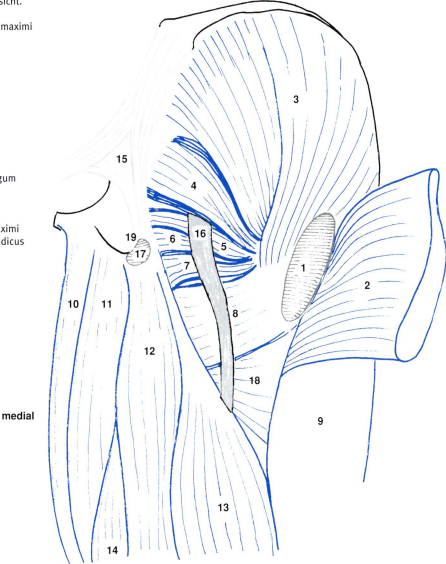

mimembranosus. Letzterer setzt nicht im Pes anserinus an, sondern an tiefer gelegenen Strukturen in Höhe des Kniegelenks, die die Sammelbezeichnung Pes anserinus profundus tragen.

M. biceps femoris (Abb. 8.13, 8.14, 8.22 und 8.23)

Vor allem das Caput longum dieses Muskels ist gut durch Beugung und Außenrotation des Knies darzustellen.

Gehen Sie wie beim M. semitendinosus vor, und beginnen Sie in der Kniebeuge. Der Muskel ist bis zu seinem Ansatz auf dem Fibulaköpfchen palpabel. Sein Caput longum grenzt zum Großteil an den M. vastus lateralis, und seine Insertionssehne schützt den medial von ihr durch die Fossa poplitea ziehenden N. peroneus communis, der hier auch palpabel ist. Sein Caput breve ist in der

Abb. 8.14: Rechtes Bein, Rückansicht.

1. M. gluteus maximus
2. M. gluteus medius
3. Bursa trochanterica m. glutei maximi
4. Bursa ischiadica m. glutei maximi
5. M. vastus lateralis und Tractus iliotibialis
6. M. biceps femoris, Caput longum
7. M. biceps femoris, Caput breve
8. M. semitendinosus
9. M. semimembranosus
10. M. adductor magnus
11. M. gracilis
12. M. sartorius
13. M. plantaris
14. M. gastrocnemius

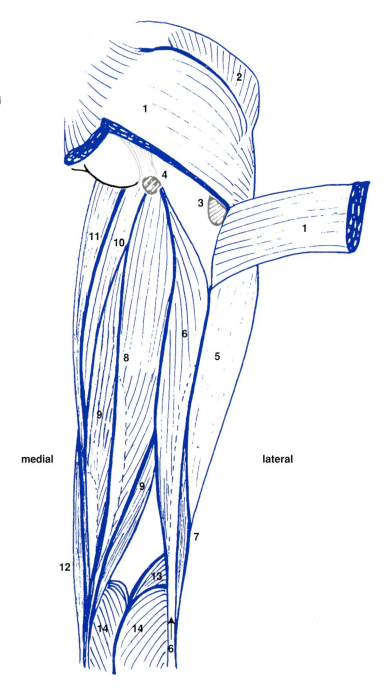

Tiefe zwischen dem Ansatz des Tractus iliotibialis und dem Caput longum tastbar, und zwar bis in Höhe des Treffpunktes von M. vastus lateralis und M. biceps.

Folgt man dem Außenrand des Biceps femoris proximalwärts, so stößt man neben diesem und direkt unter dem Rand des M. gluteus maximus auf die geeignetste Stelle zur Palpation des N. ischiadicus.

M. quadriceps femoris

Sämtliche Anteile dieses Muskels sind fast immer durch kräftige Kniestreckung darzustellen.

M. rectus femoris (Abb. 8.6, 8.11 und 8.15)

Alternierende Palpation in Längsrichtung, wobei man beachtet, dass der Muskel in halber Höhe des Oberschenkels breiter wird. Weiter distal trifft man auf seine die Patella umschließende und an der Tuberositas tibiae inserierende Sehne.

M. vastus medialis (und M. vastus medialis obliquus) (Abb. 8.6, 8.11, 8.15 und 8.16)

Der M. vastus medialis wird am deutlichsten in der Endphase der aktiven Kniestreckung sichtbar. Palpieren Sie ihn von distal, und registrieren Sie dabei, dass sein Bauch viel weiter distal anzutreffen ist als der des M. vastus lateralis.

Der M. vastus lateralis setzt mit fast horizontal verlaufenden Fasern am Patellaoberrand an. Sein seitlicher Anteil läuft über die Patella im Retinaculum patellare mediale aus. Sein medialer Anteil, der in der neueren Literatur oft als M. vastus medialis obliquus bezeichnet wird, ist für die Stabilität der Patella von großer Bedeutung. Auch dieser Teil verläuft über das Retinaculum patellare mediale.

Der M. vastus medialis liegt zwischen dem M. sartorius und dem M. rectus femoris. Im Gegensatz zum M. vastus lateralis atrophiert er bei traumatischen oder degenerativen Knieerkrankungen schnell. Wiederholte Messungen des Oberschenkelumfangs in Höhe des Vastus medialis sind dann auch ein Maß für die Verbesserung bzw. Verschlechterung einer Knieaffektion.

M. vastus lateralis (Abb. 8.6, 8.11, 8.15 und 8.16)

Nach Feststellung der Grenze des M. rectus wird direkt lateral von diesem der M. vastus lateralis palpiert. Er ist, nur teilweise bedeckt vom Tractus iliotibialis, über eine lange Strecke fühlbar. Die Palpation seines Hinterrandes nimmt man am besten nach Lokalisation des M. biceps vor, dessen lateraler Rand dem Vastus medialis direkt anliegt.

Es fällt auf, dass unerfahrene Untersucher den M. vastus lateralis meist in Höhe des Hinterrandes des Tractus iliotibialis enden lassen. Die Palpation seiner dorsal-distalen Grenze ist schwierig. Tasten Sie dazu die distale Traktussehne und dorsal von dieser die des M. biceps. Bringen Sie den palpierenden Finger zwischen beide Strukturen, und fühlen Sie das Caput breve m. bicipitis femoris. Oberhalb des Knies verengt sich die Rinne und beginnt der M. vastus lateralis. Seine Sehne ist vor allem bei aktiver Kniestreckung am oberen Außenrand der Patella als dicker, ca. 4 cm langer Strang zu fühlen.

Palpation der Knochenstrukturen und Weichteile der Knieregion

Die oberflächliche Lage der meisten das Knie bildenden Knochen macht dieses Gebiet der Palpation recht gut zugänglich. Das Gelenk ist vielfältigen Kräften ausgesetzt und demzufolge in der medizinischen Praxis von großer Bedeutung.

Darum muss gerade hier die Diagnostik auf einer gediegenen, an der gesunden Versuchsperson erlernten Palpationstechnik beruhen. Wir haben uns hinsichtlich der Palpationsreihenfolge für einen systematischen Aufbau entschieden, nach dem wir erst die leicht erkennbaren und dann die schwieriger zu findenden Strukturen behandeln.

Zuallererst vergleicht man Farbe, Umfang und Temperatur beider Kniegelenke, letzteres unter Zuhilfenahme des Handrückens.

Knie – Vorderseite

Ausgangshaltung

Der Patient sitzt auf dem Untersuchungstisch, wobei die Oberschenkel ganz aufliegen und die Unterschenkel frei herabhängen. Der Untersucher sitzt auf einem niedrigen Hocker, um die Knie in direktem Hand- und Sichtbereich zu haben. Palpationen, die eine andere Ausgangshaltung erfordern, werden ausdrücklich erwähnt.

Patella (Abb. 8.15 und 8.18)

Die Inspektion findet in der beschriebenen Ausgangshaltung statt. Achten Sie auf Verfärbungen und einen seitlich abweichenden Patellastand.

Beginnen Sie am Apex patellae und palpieren Sie beide Ränder proximalwärts, wobei man zur Erleichterung das Bein passiv streckt. Die Patella ist nun frei beweglich. Ihre Ränder sind gut zu tasten. Auch bei den folgenden Palpationen im Patellagebiet bleibt das Knie passiv gestreckt.

Durch Überlastung des Streckerapparates oder durch relative Überlastung infolge dysplastischer Fehlform (patellar malalignment) kann an beiden Seiten der

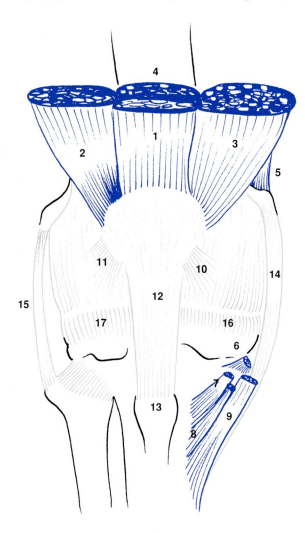

Abb. 8.15: Rechtes Knie, Voransicht. Die äußere Kapselschicht ist entfernt.

1. M. rectus femoris
2. M. vastus lateralis
3. M. vastus medialis
4. M. vastus intermedius
5. M. adductor magnus
6. M. semimembranosus
7. M. sartorius
8. M. gracilis
9. M. semitendinosus
10. Retinaculum patellae mediale, Pars patellofemoralis
11. Retinaculum patellae laterale, Pars patellofemoralis
12. Lig. patellae
13. Tuberositas tibiae
14. Lig. collaterale tibiale
15. Lig. collaterale fibulare
16. Mediales meniskotibiales Ligament (engl.: medial coronary ligament)
17. Laterales meniskotibiales Ligament (engl.: lateral coronary ligament)

Abb. 8.16: Rechtes Knie, Palpation des Quadrizepsansatzes.

1. Sehne des M. vastus lateralis, proximal und lateral der Patella
2. M. rectus femoris
3. M. vastus medialis, Ansatz weiter distal als beim M. vastus lateralis
4. M. vastus medialis obliquus

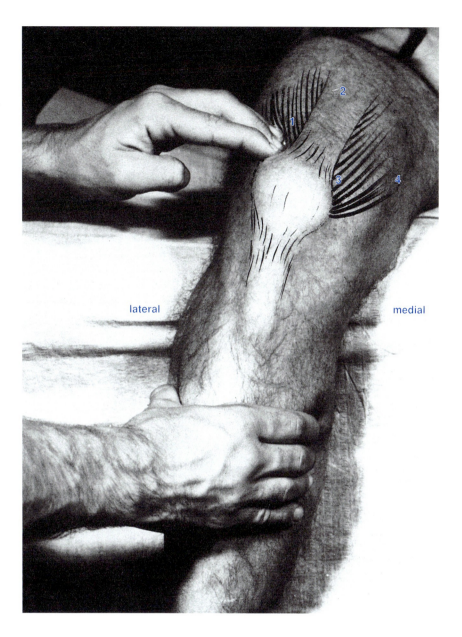

Patella Schmerz entstehen. Parapatellare Strukturen sind die Ansätze der Mm. vasti medialis und lateralis sowie die mehrschichtige Kapsel, die durch medial und lateral zwischen Femur und Tibia verlaufende Ligamente verstärkt wird (Ligg. patellofemorale mediale und laterale sowie Ligg. patellotibiale mediale und laterale). Eine befriedigende Palpation ist nur möglich, nachdem die Patella beispielsweise mit dem Daumen zur zu palpierenden Seite geschoben wurde. Anschließend tastet der Mittelfinger der vollständig supinierten Hand den jeweiligen Patellarand von unten nach oben ab. Bei medialer Palpation steht man am besten an der Außenseite des Knies und umgekehrt.

Die Palpation des suprapatellaren Ansatzes des M. rectus femoris ist nur an der etwas nach vorne gekippten Patella möglich. Hierzu drückt die nicht palpierende Hand auf den Apex patellae, wodurch die Patella geringfügig nach ventral kippt. Danach tastet der palpierende Mittelfinger den Patellaoberrand von medial nach lateral ab.

Treten bei Kniestreckung gegen Widerstand vor allem distal der Patella Schmerzen auf, dann liegt wahrscheinlich eine Insertionstendopathie der Quadri-

Abb. 8.17: Rechtes Knie, Palpation der Patellagrube.

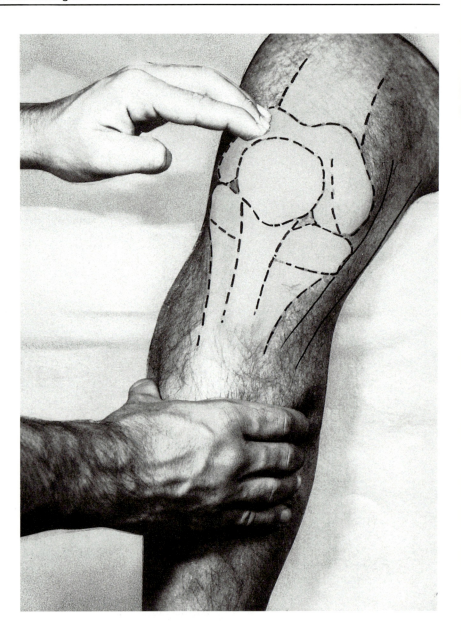

zepssehne (Lig. patellae) am Patellaapex vor. Man palpiert den Patellaunterrand mit dem Mittelfinger von medial nach lateral, nachdem die andere Hand den Apex durch Druck auf die Basis leicht nach vorne gekippt hat. Gewöhnlich befindet sich die Stelle höchster Druckempfindlichkeit genau auf dem Apex.

Ligamentum patellae (Abb. 8.15 und 8.19)

Beginnen Sie die Palpation am Patellaunterrand, wo sich links und rechts zwei Grübchen befinden, deren Konturen bei einem Hydrops* oft verschwunden sind. Folgen Sie dem Ligament nach distal und tasten Sie medial auf der Tibia den Knochenfortsatz (Tuberositas tibiae), auf dem das Band ansetzt.

---

* Hydrops = vermehrte Flüssigkeitsansammlung in Geweben oder vorgebildeten Höhlen (hier Kniegelenkserguss oder Einblutung in die Gelenkhöhle).

Knie – Vorderseite

Abb. 8.18: Rechtes Knie, Patella und benachbarte Strukturen.

1. Patella
2. Laterales «Grübchen»
3. Mediales «Grübchen»
4. Hoffa-Fettkörper
5. Retinaculum patellae laterale
6. Retinaculum patellae mediale
7. Bursa infrapatellaris profunda
8. Tuberositas tibiae
9. Ansatzsehne des M. vastus lateralis

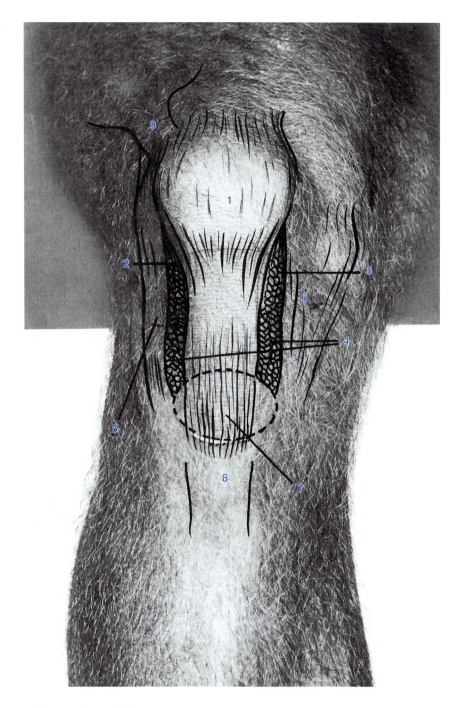

Tuberositas tibiae (Abb. 8.15)

Inspektion und Palpation der Tuberositas sind selten problematisch. Sowohl die Tuberositas als auch das Lig. patellae sind bei der so genannten Osgood-Schlatterschen Erkrankung[*], welche bei männlichen Jugendlichen im Alter von 10–15 Jahren auftritt, druckempfindlich. Anstrengung verstärkt die Beschwerden.

Starke Schmerzen der gesamten Streckersehne und der Patella bei gleichzeitigem Unvermögen, das Knie zu strecken, deuten auf (partielle) Rupturen am proximalen Patellarand, an der Tuberositas tibiae oder im M. rectus femoris selbst hin.

---

[*] Osgood, Robert Bayley; Orthopäde, Boston, USA, 1873–1956. Schlatter, Carl; Chirurg, Zürich, Schweiz, 1864–1934.

Bursae infrapatellares

Zwischen dem Lig. patellae einerseits und der Tibia und der ventralen Gelenkkapsel andererseits befindet sich ein Fettkörper*. Zwischen diesem und dem Lig. patellae liegt die Bursa infrapatellaris profunda. Zwischen Haut und Ligament befindet sich die Bursa infrapatellaris superficialis. Beide Bursae können gereizt sein, wodurch Druckempfindlichkeit entsteht.

Sehne des M. quadriceps (Abb. 8.16)

Auch dieser sehnig-knöcherne Übergang ist durch Überlastung reizbar. Palpiert man ab dem oberen Seitenrand der Patella nach proximal und außen, so fühlt man die Sehne des M. vastus lateralis als dicken Strang (s. S. 213).

Retinaculum patellae laterale und Retinaculum patellae mediale (Abb. 8.15)

Die Fortsetzung dieser Sehne, das Retinaculum patellae laterale, ist oftmals in seinem Verlauf seitlich der Patella fühlbar. Viel schwieriger ist die Palpation des Retinaculum patellae mediale, da der M. vastus medialis weiter distal auf der Patella ansetzt. Bei muskulösen Personen sind die praktisch horizontal verlaufenden Fasern dieses Muskels in Höhe des proximalen Patellainnenrandes fühlbar. Tastbare Verhärtungen des Muskels weisen auf eine Myositis ossificans** hin. Bei Knieoperationen reagiert der Muskel schnell mit Atrophie und ist demnach bei allen Knieerkrankungen ein geeigneter Indikator für das Ausmaß der Gelenkaktivität.

Bei Palpation nach proximal entlang der Patellaränder fühlt man große Abschnitte der Kondylen. Der laterale Kondylus ist weiter proximal palpabel als der mediale.

Die interkondyläre Patellagrube (Abb. 8.17)

Inspizieren Sie die von den Kondylen gebildete Patellagrube.

Knie – Innenseite

(Abb. 8.19)

Ausgangshaltung: Sitzend, Knie in 90°-Flexion, hängender Unterschenkel

Medialer Gelenkspalt

Aus dem medial des Lig. patellae liegenden Grübchen gleitet der palpierende Finger von selbst in den medialen Gelenkspalt.

Ist das Grübchen unauffindbar, dann dient der Apex patellae als Orientierungspunkt für die Höhe des Gelenkspalts, dessen Palpation für den unerfahrenen Untersucher problematisch sein kann. Innen- und Außenrotation des gebeugten Knies vereinfachen die Suche.

---

* Hoffa-Fettkörper; nach Hoffa, Albert; Orthopäde, Würzburg, Berlin 1859–1907.
** Myositis ossificans = Muskelverknöcherung (u.a. nach Trauma)

Knie – Innenseite

Abb. 8.19: Rechtes Knie, Medialansicht.

1. M. vastus medialis
2. M. vastus medialis obliquus
3. M. adductor magnus
4. M. semimembranosus mit Endaufteilung (Pes anserinus profundus)
5. M. sartorius
6. M. gracilis
7. M. semitendinosus
8. Lig. patellae
9. Patella
10. Lig. collaterale tibiale
11. Medialer Meniskus
12. Teil der Kapselrückwand
13. Pes anserinus superficialis
14. Bursa zwischen M. sartorius und M. gracilis
15. Bursa zwischen M. semitendinosus und Lig. collaterale tibiale
16. Tuberculum adductorium

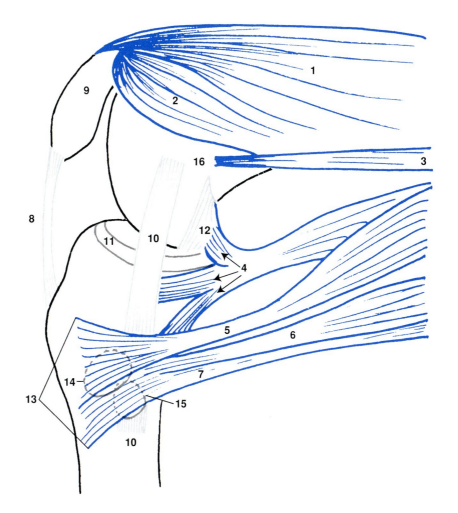

Medialer Meniskus

Der mediale Meniskus (Innenmeniskus) ist während der passiven Kniestreckung gewöhnlich gut im medialen Gelenkspalt zwischen Lig. patellae und dem lateralen Rand des Lig. collaterale tibiale zu palpieren. Bei aktiver und passiver Kniebeugung verschiebt sich der mediale Meniskus geringfügig nach dorsal und ist ab ca. 30° normalerweise nicht mehr tastbar.

Bei einem Meniskuseinriss kann der Gelenkspalt verstärkt druckempfindlich sein. Der mediale Meniskus ist durch das so genannte meniskotibiale Ligament mit der Tibia verbunden. Dieses Band ist ventralproximal auf der Tibia palpabel. Bei passiver Außenrotation des Knies auftretende Schmerzen des Bandes werden manchmal irrtümlich als Meniskusverletzung gedeutet.

Die Palpation des Ligaments (engl.: Coronary ligament) wird am 90° gebeugten und maximal außenrotierten Knie vorgenommen. Vor allem beim Mann sind mediale Meniskusrisse häufiger als laterale. Dies geht mit den beim Mann häufiger auftretenden Genua vara (O-Beine) einher, die mit erhöhter Kompression des medialen Meniskus verbunden sind.

Medialer Femurkondylus

Palpieren Sie den medialen Femurkondylus entlang der Patella nach proximal und möglichst weit nach dorsal. Seine gesamte mediale Seitenfläche ist einschließlich des darauf befindlichen Fortsatzes des Epicondylus medialis palpabel, dessen proximale Spitze vom *Tuberculum adductorium* gebildet wird. Hier setzt der M. adductor magnus an (s. S. 206) und entspringt auch das Lig. collaterale tibiale. Suchen Sie in Höhe des Gelenkspaltes nach Unregelmäßigkeiten, wie z.B. Osteophytenbildung bei Gonarthrose (= Kniegelenksarthrose)

Mediales Tibiaplateau

Wir palpieren den Rand des Plateaus vom M. sartorius bis zum Lig. patellae unter ständiger Beachtung des Gelenkspaltes. Markieren Sie den Oberrand, und fühlen Sie, wie das Plateau distal in das Corpus tibiae übergeht. Die genaue Grenze zwischen beiden Strukturen ist nicht festzustellen.

Ligamentum collaterale tibiale (Abb. 8.15 und 8.19)

Gleitet man mit einem Finger tief palpierend von ventral nach dorsal durch den medialen Gelenkspalt, dann fühlt man das Lig. collaterale tibiale als geringfügige Kapselverdickung. Das Band ist reichlich sensibel innerviert.

Eine grobe Palpation ist daher schmerzhaft. Proximal fühlt man, wie es vor seinem Ansatz am Epikondylus über den medialen Femurkondylus zieht.

Mediale Muskulatur

Medial vom Kniegelenk inseriert eine große Anzahl Muskeln, deren Unterscheidung zu einer genauen Diagnostik in diesem Gebiet unentbehrlich ist.

Am besten beginnt man die Untersuchung mit der Lokalisation der Semitendinosussehne in der Kniebeuge (vgl. Abschnitt «Knie-Rückseite»). An deren beiden Seiten stößt man etwas tiefer auf die Bündel des M. semimembranosus, dessen medialer Rand, obwohl recht scharf, nicht mit der runden Sehne des M. gracilis zu verwechseln ist. Die Palpation der Grazilissehne findet direkt ventromedial des medialen Anteils des M. semimembranosus statt. Noch weiter ventromedial stößt man auf den M. sartorius. Beide Muskeln enden im Pes anserinus (superficialis). Ist die Differenzierung zwischen ihnen problematisch (der M. gracilis gleicht hier einer runden Sehne, der Sartorius einem flachen Muskel), so lässt man den Oberschenkel abwechselnd ab- und adduzieren. Bei Adduktion kontrahiert sich der M. gracilis, bei Abduktion der M. sartorius.

Weiter ventral trifft man auf das Tuberculum adductorium mit dem Ansatz des M. adductor magnus darauf und weiter lateral auf den M. vastus medialis. Man übe diese Palpation, bis man die folgenden Strukturen nacheinander mit Gewissheit unterscheiden kann: Äußerer Anteil des M. semimembranosus, M. semitendinosus, innerer Anteil des M. semimembranosus, M. gracilis, M. sartorius, M. adductor magnus und M. vastus medialis.

Pes anserinus superficialis (Abb. 8.19)

Der M. semimembranosus iseriert in Höhe des Kniegelenks mit drei bindegewebigen Ansätzen, die gemeinsam Pes anserinus profundus genannt werden (vgl. Abschnitt «Knie – Rückseite»), nicht zu verwechseln mit dem Pes anserinus superficialis.

Letzterer bildet direkt medial der Tuberositas tibiae den gemeinsamen Ansatz der Mm. semitendinosus, gracilis und sartorius auf der Facies medialis tibiae. Oft ist die Ausfächerung zur Tuberositas hin sichtbar. Palpieren Sie den Pes anserinus separat.

Zwischen den Sehnen des M. sartorius und des M. gracilis befindet sich die Bursa subtendinea m. sartorii, deren Palpation bei Entzündung direkt ventral und proximal des Grazilisansatzes schmerzhaft ist. Unterhalb des Tibiakondylus liegt auch zwischen Lig. collaterale tibiale und Pes anserinus superficialis eine Bursa. Schmerzen an dieser Stelle deuten auf eine Irritation dieses Schleimbeutels hin, meist als Folge einer Überlastung der Sehnen des Pes anserinus superficialis (Langstreckenläufer).

Knie – Außenseite

Ausgangshaltung: Sitzend, Knie in 90°-Flexion, hängender Unterschenkel

Lateraler Gelenkspalt   (Abb. 8.21)

Zur Palpation des lateralen Gelenkspaltes gleitet man mit dem Finger von dem lateral des Lig. patellae befindlichen Grübchen aus nach außen. Zur Kontrolle lässt man das gebeugte Knie einige Male innen- und außenrotieren, wobei eine fühlbare Verschiebung des lateralen Tibiaplateaus gegen den lateralen Femurkondylus stattfindet.

Lateraler Femurkondylus   (Abb. 8.21 und 8.22)

Beginnen Sie die Palpation im Grübchen an der Außenseite des Lig. patellae. Betasten Sie den ganzen Condylus femoris wie an der Medialseite und überprüfen

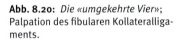
Abb. 8.20: *Die «umgekehrte Vier»*; Palpation des fibularen Kollateralligaments.

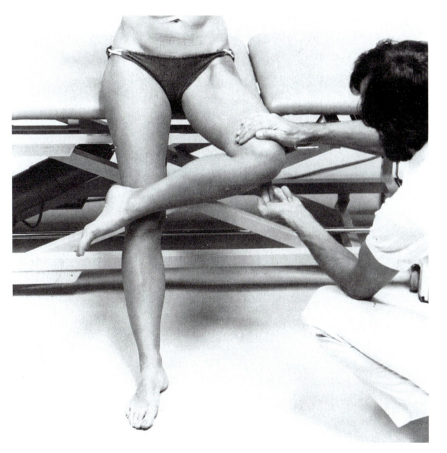

Abb. 8.21: Rechtes Knie, Palpation des lateralen Gelenkspalts.

Der Finger gleitet aus dem Grübchen neben der Patella «in» den seitlichen Gelenkspalt.

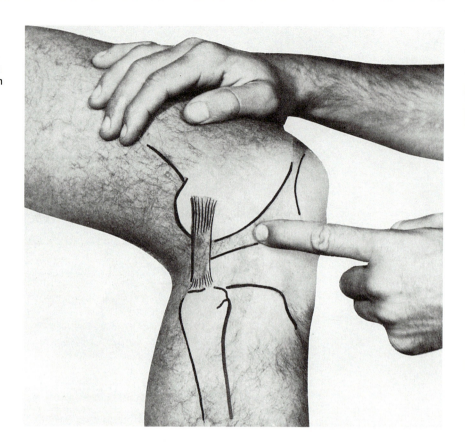

Abb. 8.22: Rechtes Knie, Lateralansicht.

1. Fibulaköpfchen
2. Ansatz des M. biceps femoris
3. Lig. collaterale tibiale
4. M. vastus lateralis
5. Tractus iliotibialis
6. Gerdy-Tuberkulum

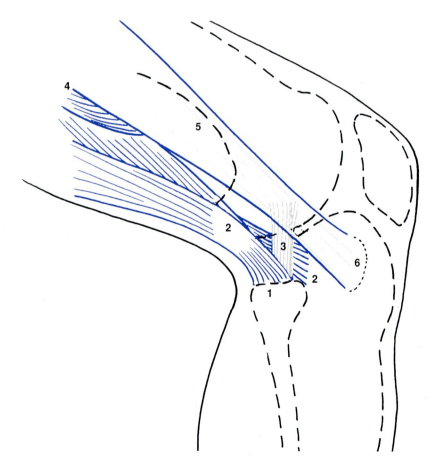

Sie dabei seine Seitenfläche auf Kapselverdickungen. Auch der laterale Kondylus muss bis oberhalb der Patella zu verfolgen sein.

Lateraler Meniskus (Außenmeniskus)

Am gestreckten Knie ist gewöhnlich vor allem der Vorderanteil des Außenmeniskus palpabel. Er ist seltener geschädigt als der mediale, was unter anderem seiner größeren Beweglichkeit zugeschrieben wird.

Sehne des M. biceps femoris (Abb. 8.22)

Diese Sehne ist als rundes «Seil» lateral an der Rückseite des Kniegelenks gut sichtbar und leicht zu palpieren. Sie dient der Orientierung in diesem Gebiet.

Caput fibulae (Abb. 8.22)

Das Caput fibulae findet man, indem man der Sehne des M. biceps femoris nach distal folgt. Trotz der Einfachheit der Untersuchung wiederholen sich bestimmte Fehler, bei denen das Caput zu weit proximal lokalisiert wird. Darum sollte man es im Sinne einer größeren Übersichtlichkeit der lokalen Topographie markieren, wie auch den lateralen Femurkondylus und das laterale Tibiaplateau.

Ligamentum collaterale fibulare (Abb. 8.20, 8.21 und 8.22)

Dieses Band verläuft zwischen dem lateralen Femurkondylus und dem Caput fibulae.

Am leichtesten ist es bei rechtwinkliger Kniebeugung und maximaler Außenrotation der Hüfte zu fühlen. Hierzu legt man das distale Ende des Unterschenkels der zu palpierenden Extremität auf das distale Ende des anderen Oberschenkels. Wir nennen diese Haltung bei Untersuchung des rechten Beins eine «Vier» und eine «umgekehrte Vier» bei Untersuchung des linken Beins (Abb. 8.20).

Beachten Sie bei der Palpation des Ligaments, dass es in dieser Beinstellung in einem Winkel von ca. 80° zur Sehne des M. biceps femoris steht.

Das Lig. collaterale fibulare ist leichter zu palpieren als das tibiale Band.

Laterales Tibiaplateau

Wie beim medialen Tibiaplateau gehen wir auch bei der Markierung des lateralen Tibiaplateaus vom (lateralen) Gelenkspalt aus.

Tractus iliotibialis (Abb. 8.22)

Der Tractus iliotibialis inseriert am lateralen Tibiaplateau. Bei vorschriftsmäßiger Palpation des Lig. collaterale fibulare ist eine Verwechslung mit diesem ausgeschlossen.

Am besten beginnt man die Palpation des Tractus direkt proximal vom Gelenkspalt. Der Traktus selbst wird dann proximalwärts palpiert, sein Ansatz distal jenseits des Gelenkspalts. Das Knie ist dabei aktiv gestreckt. Man fühlt den Traktusansatz ventral des Lig. collaterale fibulare als festen Strang im Gebiet des Retinaculum patellare laterale, das wie auch andere Kapselstrukturen mit ihm verwoben ist. Klinisch ist von Bedeutung, dass der Raum zwischen dem hervorstehenden Traktus und dem lateralen Patellarand vor allem von ausstrahlenden Traktusfasern eingenommen wird. Der Traktus inseriert am so genannten Gerdyschen Tuberkulum, einem meist deutlich fühlbaren Höcker medial vom Scheitelpunkt des Fibulaköpfchens.

N. peroneus communis (Abb. 8.23)

Ausgangspunkt dieser Palpation ist wieder die Bizepssehne. An ihrer Medialseite fühlt man in der Fossa poplitea einen dünnen runden Strang. Eine 45°-Beugung bei Innenrotation des Unterschenkels vereinfacht die Palpation erheblich. Verwechslungen mit dem in der Mitte der Fossa poplitea verlaufenden N. tibialis sind möglich. Dorsolateral liegt der Nerv sehr oberflächlich auf dem Collum fibulae, wo er auch der Palpation zugänglich ist.

Diese oberflächliche Lage macht ihn zu einem der am stärksten gefährdeten Nerven des menschlichen Körpers. Druckschädigung mit Ausfall des Nervs entsteht vor allem in «knienden Berufen». Auffälligstes Symptom dabei ist der Steppergang (Straßenbauarbeiter).

Knie – Rückseite

Ausgangshaltung: Bauchlage

Fossa poplitea (Abb. 8.23)

Theoretisch ist die Fossa rautenförmig, tatsächlich jedoch ist sie die schmale distale Fortsetzung des Canalis adductorius. Nur bei Sektionen und Operationen gleicht ihre Form der einer Raute.

Die Palpation in diesem Gebiet ist schwierig. Blutgefäße und Nerven sind jedoch durch die genaue Beachtung der Fossagrenzen zu lokalisieren.

Medial und proximal wird der Raum durch die Mm. semimembranosus und semitendinosus begrenzt. Die runde und dünne Sehne des M. semitendinosus ist vor allem bei leicht gebeugtem Knie an der Oberfläche gut palpabel. Medial und lateral davon liegen etwas tiefer die beiden Bäuche des M. semimembranosus.

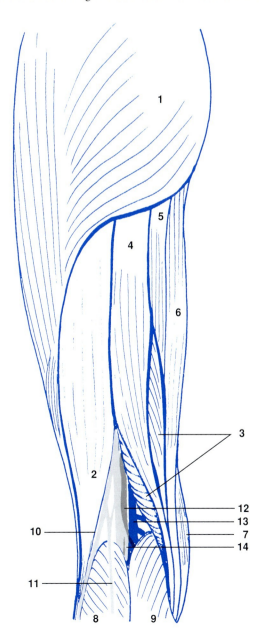

Abb. 8.23: Linkes Bein, Rückansicht, Fossa poplitea.

1. M. gluteus maximus
2. M. biceps femoris
3. M. semimembranosus
4. M. semitendinosus
5. M. adductor magnus
6. M. gracilis
7. M. sartorius
8. M. gastrocnemius, Caput laterale
9. M. gastrocnemius, Caput mediale
10. N. peroneus communis
11. N. suralis
12. V. poplitea
13. A. poplitea
14. N. tibialis

Abb. 8.24: Linkes Bein, Palpation der Sehne des M. semitendinosus.

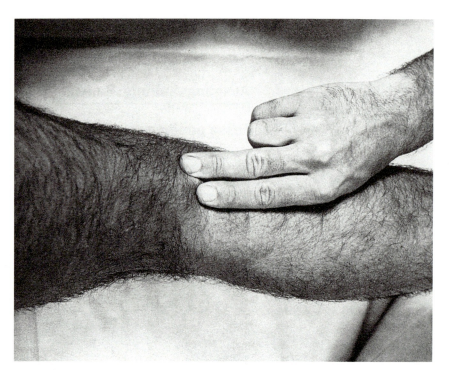

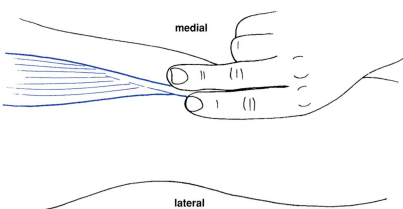

Proximal und lateral findet sich die Bizepssehne, an deren Medialseite der N. peroneus communis verläuft. Die Ursprünge der Mm. gastrocnemius und plantaris liegen tiefer.

Aus diesem Grund ist die Palpation der distalen Begrenzung der Rautengrube, die von den beiden Köpfen des M. gastrocnemius gebildet wird, problematischer. Beugen Sie zur Entspannung der kräftigen Kniefaszie geringfügig das Knie. Ist die Betastung der Sehnen des M. semimembranosus und des M. semitendinosus schmerzhaft, so kann die unter ihnen liegende Bursa irritiert sein. Ein Bruch dieser Bursa ist in der Fossa als dicke und runde Schwellung palpabel (Baker*-Zyste).

---

* Baker, William Morrant; engl. Chirurg, London 1839–1896.

Knie – Rückseite

Systematische Palpation der Fossa poplitea

Der Patient liegt auf dem Bauch, das zu palpierende Knie ist leicht gebeugt. Palpieren Sie medial in der Kniehöhle alternierend die dünne, runde Sehne des M. semitendinosus, und folgen Sie ihr nach proximal (Abb. 8.25).

Bei Schwierigkeiten bittet man den Patienten, sein Knie aktiv leicht zu beugen. Behutsam palpiert man nun den Muskel. Anschließend tastet man medial und tiefer gelegen als die rollende Semitendinosussehne eine flache bandförmige Struktur. Dies ist die breite Sehne des M. semimembranosus. Palpieren Sie diese möglichst weit nach distal, und betasten Sie dann mit Hilfe der so genannten Lange-Fingerpalpation (s. S. 39) den M. semimembranosus nach proximal. Hierzu gleitet der flach aufliegende Finger in die Rinne zwischen M. semimembranosus und M. gracilis. So kann auf einfache Weise ein Großteil des medial vom Semitendinosus gelegenen Semimembranosus-Trajektes palpiert werden (Abb. 8.26).

Abb. 8.25: Linkes Bein. Palpation der Sehne des M. semitendinosus nach proximal.

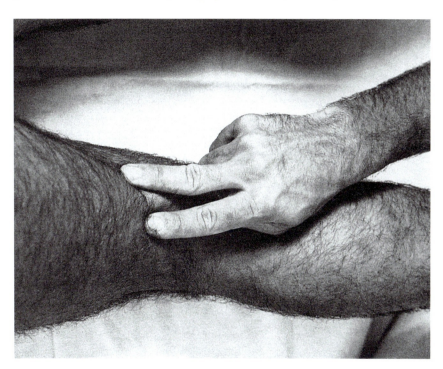

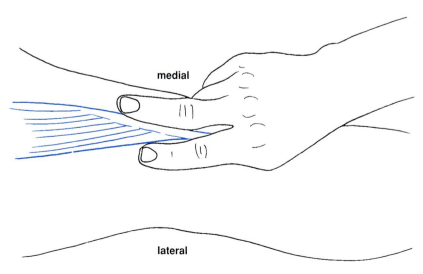

227

Palpieren Sie nun den kleinen, lateral der Semitendinosussehne gelegenen Abschnitt des M. semimembranosus mit den Fingerspitzen, indem Sie diese ca. 2 cm lateral der Sehne tief in mediale Richtung drücken (Abb. 8.27). Diese Palpation ist schwierig, kann jedoch bei einer Vorwölbung des M. semimembranosus infolge eines Faszienbruchs einfacher sein. Ein solcher Bruch ist vor allem bei Frauen als normale anatomische Variante zu betrachten; Verwechslungen mit einer Baker-Zyste sind dann leicht möglich.

Nach Markierung dieser Muskeln suchen wir lateral in der Fossa die dicke Sehne des M. biceps femoris auf und folgen ihr mittels alternierender Palpation nach proximal. Bis zum Tuber ischiadicum gleiten die beiden Finger durch die Rinnen, die der Bizeps mit dem Vastus lateralis (lateral) und dem Semitendinosus (medial) bildet (Abb. 8.28).

Abb. 8.26: Linkes Bein. Palpation des M. semimembranosus.

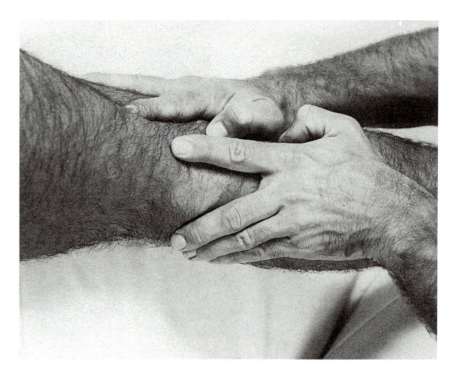

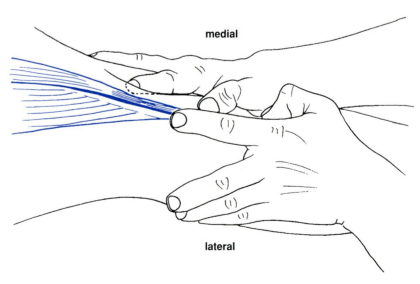

Knie – Rückseite

Abb. 8.27: Linkes Bein. Palpation des M. semimembranosus, lateral der Semitendinosussehne.

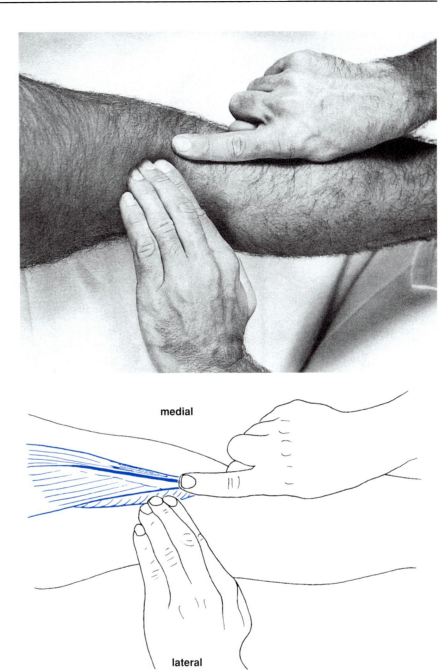

medial

lateral

Abb. 8.28: Linkes Bein. Palpation des M. biceps femoris.

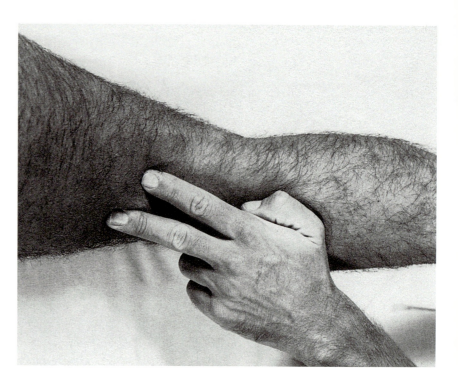

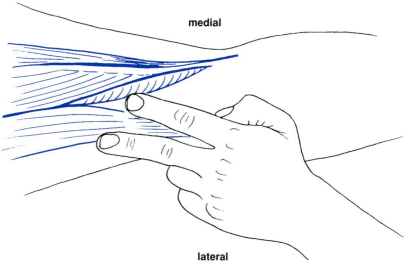

M. gastrocnemius (Abb. 8.23 und 8.29)

Jetzt palpieren wir am leicht gebeugten Knie und bei gleichzeitiger aktiver Plantarflexion des Fußes die distale Begrenzung der Rautengrube. Den medialen Kopf des M. gastrocnemius fühlt man mit dem tief medial in der Fossa palpierenden Zeigefinger. Diese Palpation kann auch quer durchgeführt werden.

Gleichzeitig ist zu beachten, dass die Tastung tief lateral der Semitendinosussehne am Oberschenkel beginnen muss, also proximal der Kniehöhle (Abb. 8.29).

Auf die gleiche Weise palpieren wir den lateralen Gastroknemiuskopf, diesmal tief medial der Bizepssehne.

Diese Tastung beginnt etwas weiter proximal als die vorige. Gelegentlich taucht gleich medial des lateralen Gastroknemiuskopfes der kleine Bauch des M. plantaris auf (Abb. 8.30).

Abb. 8.29: Linkes Bein. Palpation des medialen Gastroknemiuskopfes.

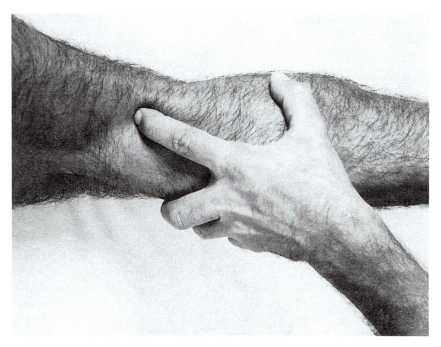
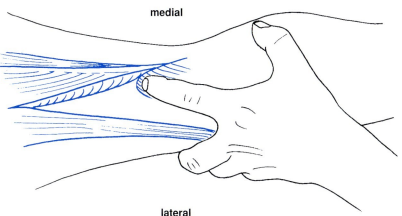

Auch der N. peroneus communis ist direkt medial der Bizepssehne einfach zu palpieren. Nach geringfügiger Beugung und Innenrotation von Hüfte und Knie des untersuchten Beines fühlt man ihn deutlich als strangförmige Struktur (Abb. 8.31).

Der palpierende Finger lässt den Nerv rollen.

N. tibialis (Abb. 8.23)

Zentral in der Fossa fühlt man den N. tibialis als dicke, strangförmige Struktur. Der Patient liegt dabei auf dem Rücken, Knie und Hüfte sind um 90° gebeugt, der Fuß ist maximal dorsalflektiert.

Arteria und Vena poplitea (Abb. 8.23)

Die A. poplitea liegt in der Tiefe und ist unter der nicht palpablen gleichnamigen Vene verborgen. Wegen der straff gespannten Faszie sind am gestreckten Knie keine Pulsationen zu fühlen. Die Palpation der Arterie ist darum nur bei 90° Knie-

Abb. 8.30: Linkes Bein. Palpation des M. plantaris.

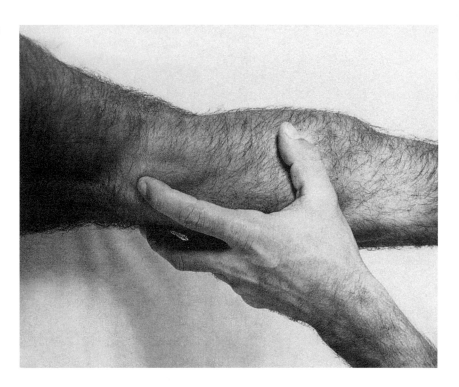

Abb. 8.31: Linkes Bein. Palpation des N. peroneus communis.

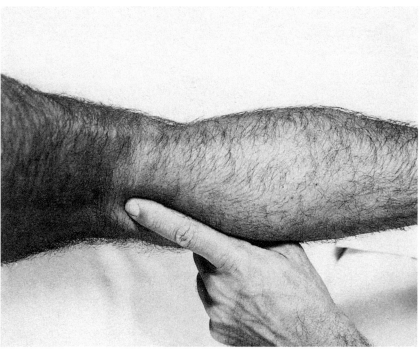

beugung und frei herabhängendem Unterschenkel möglich. Ist auch dies problematisch, dann nimmt der Patient die Bauchlage ein, während der Untersucher den Unterschenkel passiv um 90° beugt. Bei einem entspannten Patienten sind nun die Pulsationen der A. poplitea zu fühlen. Zehn tiefe Kniebeugen vorab verstärken den Pulsschlag.

Ein auch dann noch vollständiges Fehlen von Pulsationen sowohl der A. dorsalis pedis als auch der A. tibialis posterior und der A. poplitea kann auf eine Claudicatio intermittens deuten. Dies ist ein vor allem bei Männern auftretender Symptomenkomplex, bei dem aufgrund verengter Gefäße die Muskulatur unzureichend durchblutet wird, was wiederum zu gestörten Muskelfunktionen, sprich Gehstörungen, führt (Claudicatio = hinken). Die Gehstörungen verschwinden in Ruhe, daher die Hinzufügung «intermittens».

Vena saphena parva

Diese Vene verläuft zusammen mit dem N. cutaneus surae medialis zwischen den beiden Gastroknemiusköpfen und tritt dann in die Rautengrube von distal ein.

Neben den genannten Gefäßen und Nerven ist die Fossa mit Fettgewebe und Lymphknoten gefüllt. Letztere können infolge von Infektionen am Fuß geschwollen sein.

Palpation des Unterschenkels

Ausgangshaltung bei Untersuchung der Vorderseite: Sitzend
Ausgangshaltung bei Untersuchung der Rückseite: Stehend oder Bauchlage

Tibia (Abb. 8.32)

Man inspiziert und palpiert die scharfkantige Margo anterior tibiae zwischen Tuberositas tibiae und Malleolus medialis. Medial der Margo befindet sich die leicht zu palpierende Facies medialis tibiae. Es ist anzuraten, schon jetzt den Malleolus zu markieren. Ist die Abgrenzung zwischen diesem und dem medialen Anteil des Talus schwierig, dann übt man diese zuallererst (vgl. unter «Fuß»).

Achten Sie bei der Tibiapalpation auf druckempfindliche Stellen und Verdickungen. Subperiostale Blutungen können sehr schmerzhaft sein (Tritt gegen das Schienbein); vor allem bei jungen Menschen kommen Knochentumoren und bei Sportlern Stressfrakturen vor.

Fibula

Distal des Caput fibulae ist noch ein kurzes Stück der Fibula palpabel, danach wird sie von Muskeln bedeckt und ist nur noch indirekt zu tasten. 10–20 cm proximal des Malleolus lateralis ist wieder die direkte Palpation möglich. Wir empfehlen, den Malleolus lateralis zu kennzeichnen.

Streckergruppe (Extensorenloge) (Abb. 8.32)

Zwischen Tibia und Fibula befindet sich die Loge der Fußstrecker. In ihr verlaufen die nur am Fuß palpablen A. tibialis anterior und N. peroneus profundus. Man beginnt die Untersuchung der Muskeln am besten bei ihren Ansätzen auf dem Fußrücken.

8 Palpation der Becken-, Bein- und Fußregion

Abb. 8.32: Rechter Unterschenkel, Vorderansicht.

1. Tibia (Facies medialis)
2. Fibula
3. M. tibialis anterior
4. M. extensor hallucis longus
5. M. extensor digitorum longus
6. M. peroneus tertius
7. M. peroneus brevis
8. M. peroneus longus
9. Pes anserinus superficialis
10. M. gastrocnemius
11. M. soleus
12. Malleolus medialis

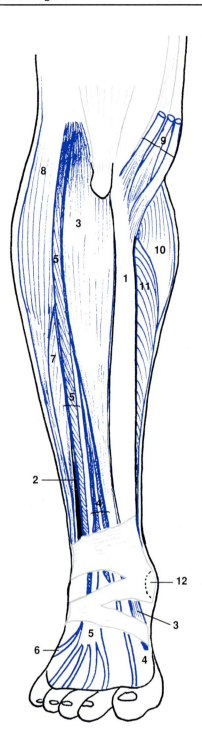

M. tibialis anterior (Abb. 8.31 bis 8.33)

Der Ansatz des Muskels ist in Höhe des Os cuneiforme mediale und der Basis ossis metacarpalis I deutlich erkennbar, und zwar bei gleichzeitiger Supination und Dorsalflexion des Fußes ohne Zehenstreckung. Man verwendet diese Bewegung auch zur Funktionsprüfung des Muskels.

Beginnen Sie distal, und palpieren Sie alternierend. Die Abgrenzung gegenüber der Margo medialis tibiae ist unproblematisch, gegenüber dem M. extensor digitorum longus ist einige Übung erforderlich. In Zweifelsfällen lässt man die Zehen abwechselnd strecken und beugen. Der M. extensor digitorum longus kontrahiert sich bei Zehenstreckung.

M. extensor hallucis longus (Abb. 8.32)

Die Insertion des Muskels ist deutlich an der großen Zehe sichtbar, vor allem bei Dorsalflexion. Man palpiert alternierend von distal. Proximal des Retinaculum extensorum verschwindet der Muskel in der Gabel zwischen M. tibialis anterior und M. extensor digitorum communis.

M. extensor digitorum longus (Abb. 8.32 und 8.33)

Die Ansätze des Muskels sind deutlich an der zweiten bis fünften Zehe erkennbar, vor allem bei gleichzeitiger Zehenstreckung und Pronation des Fußes.

Oft besitzt er eine zusätzliche Insertion am lateralen Fußrand, die als M. peroneus tertius bezeichnet wird.

Wiederum palpiert man alternierend von distal. Die Sehne des M. extensor digitorum longus verläuft unter dem Retinaculum extensorum lateral der Sehne des M. extensor hallucis longus. Medial von dieser verläuft die Sehne des M. tibialis anterior.

Die Abgrenzung des Muskels gegenüber dem M. tibialis anterior kann schwierig sein (siehe oben). Bei Abgrenzungsproblemen gegenüber den Mm. peronei lässt man den Fuß abwechselnd plantar- und dorsalflektieren. Bei Plantarflexion kontrahiert sich die Peroneusmuskulatur, bei Dorsalflexion der M. extensor digitorum longus. Bei Schwierigkeiten sollte man zuerst den M. peroneus longus aufspüren und markieren.

Peroneusgruppe (Abb. 8.33)

Der durch die Peroneusloge ziehende N. peroneus superficialis ist gewöhnlich direkt über dem Fußrücken palpabel und wird auch dort besprochen.

Hinter dem Malleolus lateralis fühlt man manchmal den N. suralis. Beide Mm. peronei werden am besten von proximal palpiert. Die Differenzierung zwischen beiden kann in Höhe des Malleolus schwierig sein, weiter distal jedoch sind beide Sehnen bei stark proniertem Fuß gut zu unterscheiden.

M. peroneus longus

Beginnen Sie die Palpation am Caput fibulae. Legen Sie je einen Finger beiderseits neben das Fibulaköpfchen, und palpieren Sie alternierend distalwärts. Gleichzeitige Pronation und Plantarflexion des Fußes begünstigen die Palpation, eine deutliche Unterscheidung vom M. peroneus brevis ist hierdurch jedoch nicht möglich. Oft verläuft die Sehne des M. peroneus longus hinter dem Malleolus lateralis an der Oberfläche.

Fehlt das Retinaculum peroneorum, so können beide Mm. peronei vor den Malleolus lateralis springen. Dasselbe geschieht gelegentlich bei Kindern mit Pes calcaneovalgus.

Am pronierten Fuß sieht man, wie der M. peroneus longus an der Außenseite in die Tiefe taucht. Er inseriert plantar am medialen Fußrand am Os cuneiforme mediale und am Os metatarsale I. Der M. peroneus longus und der M. tibialis anterior umfassen den Fuß also wie ein Steigbügel.

8 Palpation der Becken-, Bein- und Fußregion

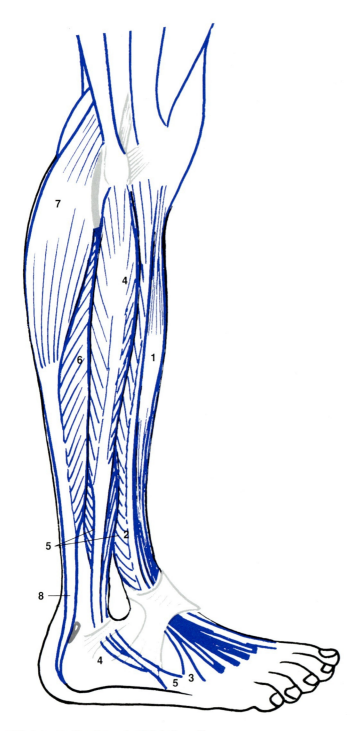

Abb. 8.33: Rechter Unterschenkel, Außenseite.

1. M. tibialis anterior
2. M. extensor digitorum longus
3. M. peroneus tertius
4. M. peroneus longus
5. M. peroneus brevis
6. M. soleus
7. M. gastrocnemius
8. Achillessehne

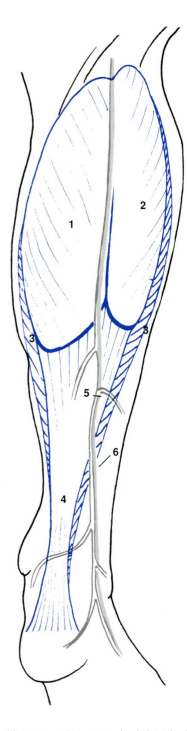

Abb. 8.34: Rechter Unterschenkel, Rückseite.

1. M. gastrocnemius (medialer Kopf)
2. M. gastrocnemius (lateraler Kopf)
3. M. soleus
4. Achillessehne
5. V. saphena parva
6. N. cutaneus surae medialis

M. peroneus brevis

Der M. peroneus brevis entspringt distal des Peroneus longus und liegt tiefer als dieser. Die straffe Fascia cruris erschwert seine Palpation erheblich.

Hinter dem Malleolus lateralis ist seine Sehne gewöhnlich dachpfannenartig von der Sehne des M. peroneus longus überdeckt, manchmal liegt jedoch gerade die Sehne des M. peroneus brevis oberflächlich. Man prüft dies, indem man der Brevissehne von distal nach proximal folgt. Am Fußaußenrand zieht sie oberflächlich zu ihrer Ansatzstelle an der Tuberositas ossis metatarsalis. Diese ist deutlich sichtbar und leicht zu palpieren.

Oberflächliche Beuger (Abb. 8.32 und 8.33)

Die Ursprungspalpation beider Gastroknemiusköpfe wurde bereits beim Knie besprochen (s. S. 230f.).

Die Plantarflexoren sind für die Plantarflexion und Inversion des Fußes verantwortlich.

M. gastrocnemius

Bei gestrecktem Knie sieht man in der Fossa poplitea proximal der Querfalte zwei vertikal verlaufende Gruben. Nach Palpation der Gastroknemiusursprünge legt man die palpierenden Finger beider Hände in diese Gruben.

Tastet man nun tief nach distal, fühlt man medial und lateral den Rand des jeweiligen Gastroknemiuskopfes.

Folgen Sie den Muskelrändern bis dort, wo sie in die Achillessehne übergehen. Ist dies problematisch, so versucht man mit Hilfe der Lange-Fingertechnik, die genaue Muskelgrenze zu ermitteln. Der Fuß wird dazu aktiv in Plantarflexion und Inversion gebracht.

Man versucht, den Übergang zwischen Muskel- und Sehnengewebe palpatorisch festzustellen. Legen Sie dazu die tief palpierenden Finger auf die Sehne und gleiten Sie nach proximal. Bei dieser schwierigen Palpation ist zu beachten, dass der mediale Gastroknemiuskopf weiter distal reicht als der laterale.

Die tiefe Palpation des Muskels kann bei einer Entzündung der tiefen Venen einen stechenden Schmerz hervorrufen. Eine kräftige Dorsalflexion des Fußes bei gestrecktem Knie führt zu nochmaliger Zunahme des Schmerzes.

M. soleus

Dieser Muskel ist an beiden Seiten des M. gastrocnemius palpabel, was vor allem dann gut zu sehen ist, wenn eine muskulöse Person sich auf die Zehen stellt. Man palpiere die beiden proximalen Abschnitte des M. soleus alternierend. Sein Muskelbauch befindet sich weiter distal als der des M. gastrocnemius.

Mit Hilfe der Lange-Fingertechnik kann auch der distale Abschnitt des M. soleus an beiden Seiten palpiert werden. Abwechselnde Plantar- und Dorsalflexion des Fußes vereinfacht die Palpation.

Achillessehne (Abb. 8.35 bis 8.37)

Die Achillessehne setzt sich aus den Sehnen des M. soleus und des M. gastrocnemius zusammen.

Die medial von ihr liegende, sehr dünne und nicht palpable Sehne des M. plantaris, die selbst bei einem Totalabriss der Achillessehne meist gänzlich unversehrt ist, verläuft völlig selbstständig. Normalerweise ist die Achillessehne über ihre ganze Länge von 5–7 cm deutlich sichtbar und gut palpabel.

Abb. 8.35: Palpation des medialen und des lateralen Randes der rechten Achillessehne.

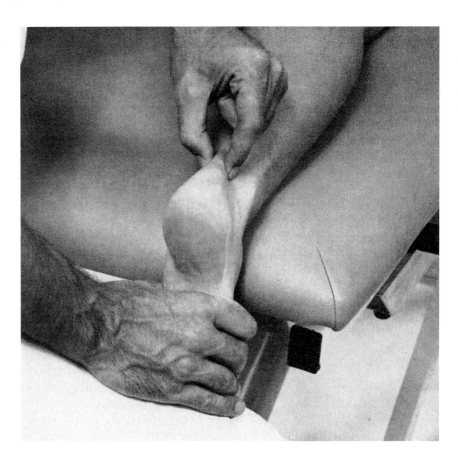

Abb. 8.36: Palpation der Vorderseite der rechten Achillessehne.

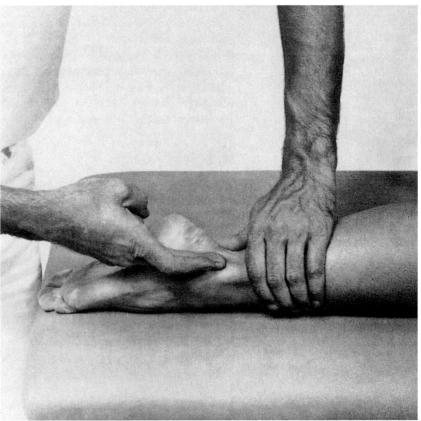

Abb. 8.37: Palpation der Vorderseite der rechten Achillessehne, direkt proximal des Kalkaneus.

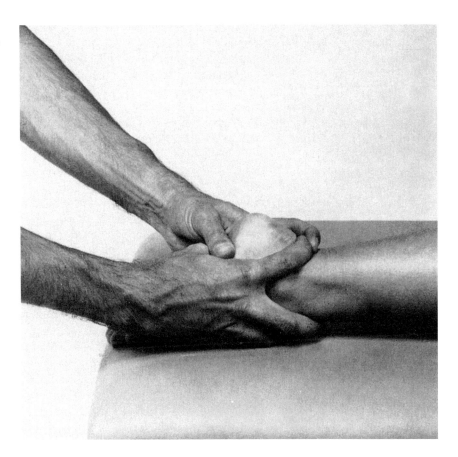

Bei Affektionen palpiert man die Sehne an beiden Rändern, vorne, hinten und an ihrer Ansatzstelle. Man taste sorgfältig, da Verletzungen meist in einem relativ kleinen Abschnitt lokalisiert sind. Da die Längenpalpation meist schmerzlos verläuft, ist bei der Suche nach der schmerzreichsten Stelle vor allem bei der Achillessehne die Querpalpation zu empfehlen.

Ihren medialen und lateralen Rand palpiert man quer zwischen Daumen und Zeigefinger. Man untersucht auf diese Weise das gesamte Trajekt zwischen Kalkaneus und sehnig-muskulösem Übergang. Zur Straffung wird der Fuß dabei in Dorsalflexion gehalten (Abb. 8.35).

Die Spitze des Mittelfingers palpiert die Vorderseite der Sehne (ein oft vergessenes Gebiet, das regelmäßig betroffen ist!), der Unterarm macht dabei eine Supinationsbewegung. Zur besseren Zugänglichkeit der Stelle drückt der Daumen der anderen Hand die Achillessehne nach medial oder lateral, abhängig von der Näherungsrichtung des palpierenden Fingers. Zur Entspannung der Sehne wird der Fuß hierbei in Plantarflexion gehalten (Abb. 8.36).

Ist die Vorderseite der Sehne direkt proximal des Kalkaneus betroffen, so lässt sich die Palpation nicht auf die soeben beschriebene Weise durchführen. Man hält den Fuß dann in

Plantarflexion und drückt die entspannte Sehne mit beiden Zeigefingern gegen den Kalkaneus. Nun macht man eine Querbewegung. Nur so ist eine Verletzung der Sehne an dieser Stelle zu entdecken (Abb. 8.37).

Berücksichtigen Sie jedoch, dass bei dieser Palpation auch die Bursa tendinea calcanei komprimiert wird. In Zweifelsfällen infiltriert man ein Lokalanästhetikum.

Der knöcherne Ansatz der Achillessehne befindet sich auf der distalen Hälfte des Tuber calcanei, wo sie breit nach medial und lateral ausfächert. Wieder bringen wir den Fuß in Dorsalflexion, wonach die Daumenspitze den Ansatz sorgfältig quer palpiert. Auch hier befindet sich eine Bursa (Bursa subcutanea calcanea), die gereizt sein kann.

Die selten betroffene dorsale Fläche der Sehne wird mit der Daumen- oder Zeigefingerspitze palpiert, wobei man den Fuß in Dorsalflexion hält.

Erkrankungen der Achillessehne sind oft die Folge meist kleiner biomechanischer Veränderungen, wie z. B. Abweichungen der Fuß-, Knie- oder Hüftstellung. Die Behandlung richtet sich also nicht nur gegen das Symptom, sondern vor allem auf die primäre Ursache.

Tiefe Beuger

Die tief liegenden Flexoren des Unterschenkels sind normalerweise nicht palpabel. Bei ihrer Untersuchung sind drei Gesichtspunkte von Bedeutung: Zunächst sind die topographischen Verhältnisse in Höhe der Ursprünge anders als auf Insertionsniveau. Der Ursprung des M. flexor digitorum longus befindet sich medial (während sein Ansatz am Fuß lateral liegt), der Ursprung des M. tibialis posterior ist der mittlere (Ansatz am Fuß: medial), und der M. flexor hallucis longus entspringt lateral (mittlerer Ansatz am Fuß). Außerdem findet distal am Unterschenkel zweimal eine Neuordnung der Beugertopographie statt. Proximal des Malleolus medialis kreuzen der M. flexor digitorum und der M. tibialis posterior einander. Letzterer liegt hinter dem Malleolus am weitesten medial. Distal des Malleolus kreuzen der M. flexor digitorum longus und der M. flexor hallucis longus einander, wonach der erste in der Tiefe verschwindet. Schließlich ist zu berücksichtigen, dass im Gegensatz zur Auffassung der meisten anatomischen Lehrbücher die Insertionen des Flexor hallucis longus und des Flexor digitorum longus weitgehend dieselben sind. Darum differenziert die Beugung einzelner Zehen bei der Funktionsprüfung nicht zwischen den beiden Muskeln.

M. tibialis posterior

Man sieht und fühlt die Sehne dieses Muskels in Höhe des Malleolus medialis. Dort ist sie die am weitesten medial befindliche aller in Längsrichtung verlaufenden Strukturen und wird am besten durch Plantarflexion und Supination des Fußes dargestellt.

M. flexor hallucis longus

Medial und distal der Sehne des M. tibialis posterior fühlt man in der Tiefe die Kreuzung des M. flexor digitorum longus und des M. flexor hallucis longus. An dieser Stelle ist keine Unterscheidung zwischen beiden möglich. Weiter distal ist ein kurzes Stück der Sehne des M. flexor hallucis longus palpabel.

Arteria tibialis posterior

Gewöhnlich sind hinter dem Malleolus medialis die Pulsschläge der A. tibialis posterior deutlich zu fühlen. Beachten Sie, dass ein zu hoher und zu niedriger Palpationsdruck die Tastung unmöglich machen kann.

Bei mangelhafter Durchblutung des Beines ist die A. tibialis posterior nicht zu fühlen, jedoch können die Pulsationen auch bei kerngesunden jungen Menschen fehlen. Schenken Sie also beim Fehlen anderer Zeichen einer schlechten Durchblutung der A. tibialis posterior keine allzu große Aufmerksamkeit.

Nervus tibialis

Dieser Nerv liegt tief hinter dem Malleolus medialis und ist oft nicht zu fühlen. Günstigenfalls fühlt man ihn als einen unter den Fingern hin und her rollenden Strang.

Vena saphena parva und magna (Abb. 8.34)

Manchmal ist die V. saphena parva mitten auf dem M. gastrocnemius sichtbar. Mit geringem seitlich einwirkendem Palpationsdruck kann man sie dann rollen lassen. Sie erreicht den Unterschenkel hinter dem Malleolus lateralis und mündet in die Vena poplitea.

Die V. saphena magna tritt in den Unterschenkel normalerweise vor dem Malleolus medialis ein und zieht von hier aus weiter in Richtung Knie. Achten Sie auf eine Varikose dieser Venen.

Palpation der Knöchel- und Fußregion

Die Palpation der Knöchel- und Fußregion ist schwierig. Trotzdem ist die Beherrschung der Fußuntersuchung aufgrund der Häufigkeit von Fußbeschwerden von großer praktischer Bedeutung. Alle wichtigen Strukturen werden mit dem Dermographen markiert. Oft sind wichtige Teile nicht mit letzter Sicherheit palpabel. Darum empfehlen wir, mit Orientierungspunkten zu beginnen, deren Lage auf verschiedene Weise zu bestimmen ist. Man fängt mit der systematischen Palpation eines bestimmten Gebietes erst an, wenn man über diese Punkte Gewissheit erlangt und sie markiert hat. Die Palpation der Gelenkspalten wird immer mit Hilfe passiver Fußbewegungen kontrolliert. Dabei wählt man die Bewegungen, bei denen sich beide Gelenkanteile gegeneinander bewegen.

Die wichtigsten palpablen Strukturen der Knöchel- und Fußregion

Mediale Orientierung:
Malleolus medialis
Sustentaculum tali
Tuberositas ossis navicularis
Articulatio tarsometatarsea I

Systematische mediale Palpation:
Hallux
Os metatarsale I
Os cuneiforme mediale
Os naviculare
Talus
Kalkaneus
Ligamentum calcaneonaviculare plantare
(Ligamentum deltoideum)
Mediales Retinakulum

Laterale Orientierung:	Malleolus lateralis
	Trochlea peronealis
	Processus lateralis tali
	Tuberositas ossis metatarsalis V
Systematische laterale Palpation:	Kleine Zehe
	Os metatarsale V
	Os cuboideum
	Talus
	Kalkaneus
	Sinus tarsi
	M. abductor digiti minimi
	Laterale Knöchelbänder
	Laterales Retinakulum
Dorsale Orientierung:	Lisfranc-Gelenklinie
	Chopart-Gelenklinie
Systematische dorsale Palpation:	Metatarsalia
	Kuneiformia
	Os naviculare
	Talus
	Os cuboideum
	M. extensor digitorum brevis
	M. extensor hallucis brevis
	Dorsale Retinakula
	A. dorsalis pedis
	N. peroneus superficialis
	N. peroneus profundus
	N. saphenus
	V. saphena magna
Plantar:	Tuber calcanei
	Die Metatarsalköpfchen (Capita)
	Die Sesambeine des M. flexor hallucis longus
	Aponeurosis plantaris

Orientierung – Innenseite

(Abb. 8.38a und b)

Ausgangshaltung: Sitzend.
Der Untersucher sitzt auf einem niedrigen Hocker

Malleolus medialis

Wir markieren den medialen Umfang des Malleolus medialis. Distal hiervon fühlt man ein kleines Stück des Talus. Bei abwechselnder Dorsal- und Plantarflexion des Fußes fühlt man zwischen beiden Knochen eine Bewegung.

Orientierung – Innenseite

Abb. 8.38a+b: Rechter Fuß. Mediale Orientierungspunkte.

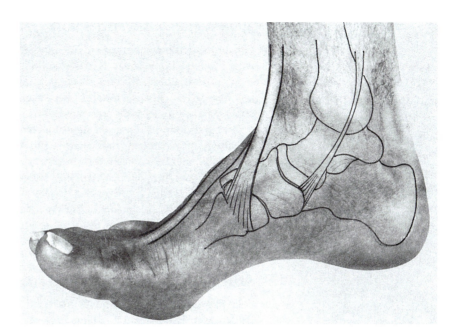

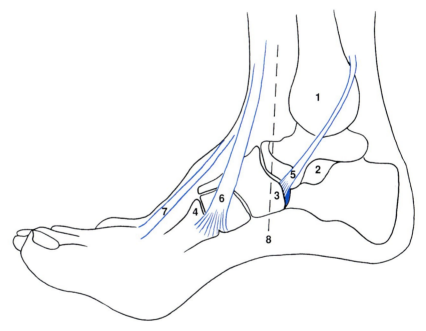

1. Malleolus medialis
2. Sustentaculum tali
3. Tuberositas ossis novicularis
4. Art. tarsometatarsea I
5. M. tibialis posterior
6. M. tibialis anterior
7. M. extensor hallucis longus
8. Linie zwischen Malleolus medialis (Vorderseite) und der Sehne des M. tibialis anterior zur Lokalisierung des Talonavikulargelenks.

Sustentaculum tali

Distal des oben genannten Talusabschnittes befindet sich das Sustentaculum tali. Es handelt sich dabei um ein vom Kalkaneus geformtes Plateau, auf dem der mediale Teil des Talus ruht (Sustentaculum tali = Talusstütze). Man fühlt das Sustentakulum als Höcker ungefähr 1 cm unterhalb der runden Spitze des Malleolus medialis. An seinem Oberrand befindet sich der Gelenkspalt mit dem Talus, den man mit Hilfe abwechselnder Pronation und Supination des Fußes lokalisiert, wobei sich der Kalkaneus gegenüber dem Talus bewegt.

Ist das Sustentakulum schwer zu finden, dann sucht man zuerst die Sehne des M. tibialis posterior. Das Sustentakulum befindet sich normalerweise gleich distal dieser Sehne, lotrecht unter der runden Kuppe des Malleolus. Es ist der einzige nach medial prominente Teil des Kalkaneus.

Tuberositas ossis navicularis

Führt man den palpierenden Finger am medialen Fußrand weiter nach vorne, so ist die Tuberositas ossis navicularis gewöhnlich der erste Knochenvorsprung nach dem Sustentaculum tali. Verwechslungen mit einem gelegentlich am Talus vorkommenden Höcker sind möglich. Bei abwechselnder In- und Eversion des Fußes muss zwischen Tuberositas ossis navicularis und Talus Bewegung gefühlt werden.

An der Tuberositas inseriert die Sehne des M. tibialis posterior, die direkt unterhalb des Malleolus medialis vorbeizieht. Man findet die Tuberositas auch, indem man dieser Sehne nach distal folgt.

Hat man nun immer noch keine Gewissheit, so bringt man den Fuß in Neutralstellung und legt den palpierenden Finger zwischen die Sehne des M. tibialis anterior und den Malleolus medialis. Der Finger gleitet jetzt bei gleichzeitiger abwechselnder In- und Eversion des Fußes distalwärts und stößt auf die Art. talonavicularis. Die Tuberositas liegt vor dieser.

Articulatio tarsometatarsea I (Abb. 8.38a und b, 8.39 und 8.40)

Folgt man der Insertionssehne des M. tibialis anterior nach distal, dann endet die Palpation in Höhe der Art. tarsometatarsea I (Gelenk zwischen Os cuneiforme mediale und Os metatarsale I). Man lokalisiert den Gelenkspalt durch abwechselnde In- und Eversion des Fußes.

Als Gegenprobe legt man den palpierenden Finger mitten auf den medialen Rand des Os metatarsale I und schiebt ihn dann nach proximal, bis man eine kleine Verdickung fühlt. Auf oder direkt proximal dieser Verdickung befindet sich der Gelenkspalt, den man anschließend markiert.

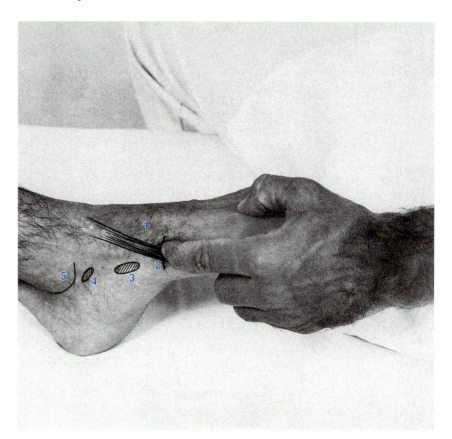

Abb. 8.39: Linker Fuß. Palpation des Gelenkspalts zwischen Os cuneiforme mediale und Os metatarsale I.

1. Sehne des M. tibialis anterior
2. Gelenkspalt zwischen Os cuneiforme mediale und Os metatarsale I
3. Tuberositas ossis navicularis
4. Sustentaculum tali
5. Malleolus medialis

Systematische Palpation – Innenseite

(Abb. 8.39 bis 8.42)

Hallux

Der Spalt der Art. metatarsophalangea I ist 1 cm medial und proximal der ersten Zehenfurche palpabel. Das Gelenk kann bei abnormer Stellung der Großzehengrundphalanx stark verformt sein. Das Abrollen des Fußes beim Gehen belastet das Gelenk erheblich. Unphysiologische Belastungen führen zu Schmerzen und in einem späteren Stadium oft zu Knochenwucherungen. Versuchen Sie, den Gelenkspalt so weit wie möglich plantarwärts abzutasten.

Achten Sie auf die Stellung der Großzehe, auf mögliche, den Gang behindernde Nagelverwachsungen und auf Hornhautwucherungen («Hühneraugen»).

Os metatarsale I

Beim Hallux valgus ist das weit nach medial vorspringende Köpfchen des Os metatarsale I druck- und belastungsanfällig. Eine sich zu seinem Schutz vorschiebende Bursa wird durch die Reibung am Schuhwerk gereizt und reagiert mit Rötung und gelegentlich mit Schwellung.

Direkt medioplantar des Os metatarsale I fühlt man den M. abductor hallucis.

Die distale Begrenzung des ersten Metatarsale wurde bereits bei den Orientierungspunkten besprochen.

Zur Beurteilung des medialen Fußgewölbes empfehlen wir, eine Linie zu ziehen, die sich vom unteren Medialanteil des Os metatarsale I über das Os cuneiforme mediale und das Os naviculare bis zum Kalkaneus erstreckt.

Os cuneiforme mediale

Die distale Grenze dieses Knochens wurde bereits beschrieben. Seine proximale Grenze – der Gelenkspalt mit dem Os naviculare – befindet sich etwas proximal

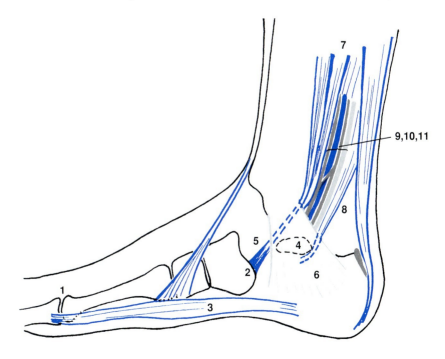

Abb. 8.40: Rechter Fuß. Medialansicht.

1. Art. metatarsophalangea I
2. Tuberositas ossis navicularis
3. M. abductor hallucis
4. Sustentaculum tali
5. M. tibialis posterior
6. Retinaculum musculorum flexorum
7. M. flexor digitorum longus
8. M. flexor hallucis longus
9. V. tibialis posterior
10. A. tibialis posterior
11. N. tibialis

vom Mittelpunkt einer Geraden zwischen Tuberositas navicularis und Art. tarsometatarsea I.

Zwischen Os cuneiforme mediale und Os naviculare ist bei abwechselnder In- und Eversion gewöhnlich wenig Bewegung fühlbar. Stößt man jedoch an der berechneten Stelle auf ein fest-elastisches Gebiet zwischen zwei harten Strukturen, dann kann man sicher sein, das Gelenk gefunden zu haben. Mit einer gestrichelten Linie sollte man andeuten, dass es sich hierbei nicht um eine echte Palpation, sondern um eine Projektion handelt.

Os naviculare

Die distale Grenze des Os naviculare ist somit festgestellt (siehe oben). Dessen proximale Begrenzung, die Art. talonavicularis, befindet sich gleich hinter der Tuberositas. Das Gelenk ist am einfachsten zu finden, indem man den Fuß in Normalstellung bringt und den palpierenden Finger zwischen die Sehne des M. tibialis anterior und den Malleolus medialis legt. Schiebt man den Finger nun unter abwechselnder In- und Eversion des Fußes distalwärts, ist das Gelenk zu fühlen. Man markiert es dorsal am Fuß, weil sich plantar das Lig. calcaneonaviculare plantare («Pfannenband») befindet.

Talus

Ab der Art. talonavicularis folgen wir dem Unterrand des Talus nach hinten. Der Talus trägt auf seiner mediodistalen Fläche gelegentlich einen deutlich palpablen Höcker, den man unter fortwährender In- und Eversion betastet, um nicht die Grenze zum Kalkaneus zu verfehlen. Fehlt der Höcker, kann das dicke, den Taluskopf stützende Lig. calcaneonaviculare plantare die Abgrenzung erheblich erschweren. In Zweifelsfällen zeichnet man eine gestrichelte Linie bis zum Sustentaculum tali. Beachten Sie, dass das Sustentaculum Teil des (den Talus tragenden) Kalkaneus ist.

Abb. 8.41: Linker Fuß. Palpation des Talonavikulargelenks.

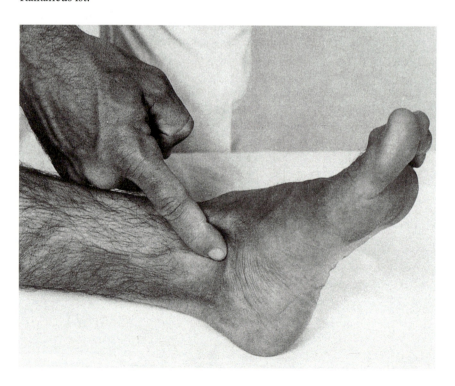

Geht man vom Sustentakulum weiter nach hinten, ist während In- und Eversion oft der Spalt zwischen Talus und Kalkaneus fühlbar. Noch weiter hinten ist – immer noch über dem Kalkaneus – das Tuberculum mediale tali palpabel, ein Knochenvorsprung unterhalb der Rückseite des Malleolus medialis. Der Umfang dieses Höckerchens ist bis zur Stelle seines Verschwindens unter dem Knöchel zu markieren.

Kalkaneus

Die Palpation der medialen Kalkaneusfläche ist nun einfach. Man markiert nötigenfalls ihren Ober- oder Unterrand.

Letzterer ist am Tuber calcanei gut, weiter distal aber durch die Anwesenheit des Pfannenbandes weniger gut zu palpieren. Der Oberrand liegt hinter dem Tuberculum mediale tali.

Ligamentum calcaneonaviculare plantare

Kalkaneus und Os naviculare sind ungelenkig verbunden durch das Lig. calcaneonaviculare plantare («Pfannenband») und den kalkaneonavikularen Anteil des Lig. bifurcatum, das hier nicht weiter behandelt wird.

Das Pfannenband ist als runder Strang oder als diffus-kollagener Gewebestreifen zwischen dem Vorderrand des Sustentaculum tali und der Tuberositas navicularis palpabel. Bei diffuser Beschaffenheit kann die Abgrenzung zu Talus und Kalkaneus schwierig sein. Es bildet ein «V» mit der Sehne des M. tibialis posterior, die hinter dem Malleolus medialis entlang zum Os naviculare zieht. Die Sehne bildet den oberen Schenkel des V, das Ligament den unteren. Die Tuberositas navicularis liegt im Scheitelpunkt des V.

Ligamentum deltoideum (Abb. 8.42)

Durch seine Lage unter den Sehnen und dem Retinakulum ist das Lig. deltoideum nicht der Palpation zugänglich.

Abb. 8.42: Rechter Fuß. Die medialen Ligamente.

1. Lig. tibiotalare anterius
2. Lig. tibionaviculare
3. Lig. tibiocalcaneare
4. Lig. tibiotalare posterius

} Lig. deltoideum

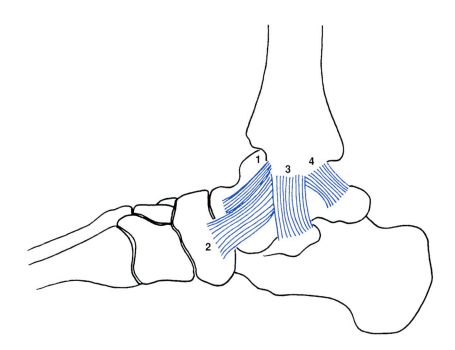

Mediales Retinakulum (Abb. 8.40)

Vom Malleolus medialis fächert das mediale Retinakulum (Retinaculum mm. flexorum) bis zur Ferse aus. Man erkennt es am leicht elastischen Tastgefühl distal des Malleolus. Sein hinterer Abschnitt ist meist deutlich fühlbar, indem man den Fuß in Eversion bringt und den Finger zwischen Achillessehne und Malleolus nach vorne-unten schiebt.

Unter ihm hindurch ziehen nacheinander
- der M. tibialis posterior;
- der M. flexor digitorum longus;
- die A. und V. tibialis posterior;
- der N. tibialis und
- der M. flexor hallucis.

Zur Palpation dieser Strukturen vgl. Abschnitt «Unterschenkel».

Orientierung – Außenseite

(Abb. 8.43)

Ausgangshaltung: Sitzend.
Der Untersucher sitzt auf einem niedrigen Hocker

Malleolus lateralis

Wir markieren den Umfang des Malleolus lateralis (Außenknöchel), der spitzer als der mediale Malleolus ist. Bei Inversionstraumen werden die lateralen Knöchelbänder beschädigt. Rund um und unter dem Malleolus entsteht dann eine deutlich fühlbare Schwellung («den Fuß verstauchen»).

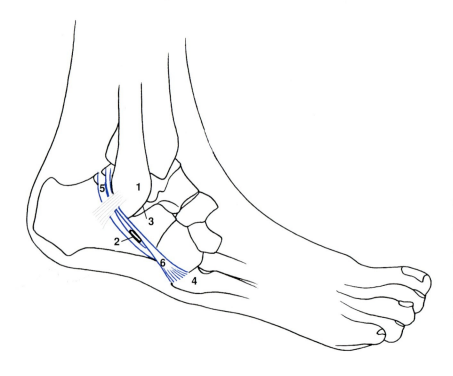

Abb. 8.43: Rechter Fuß. Laterale Orientierungspunkte.

1. Malleolus lateralis
2. Trochlea peronealis
3. Processus lateralis tali
4. Tuberositas ossis metatarsalis V
5. M. peroneus longus
6. M. peroneus brevis

Abb. 8.44: Linker Fuß. Palpation der Tuberositas ossis metatarsalis V.

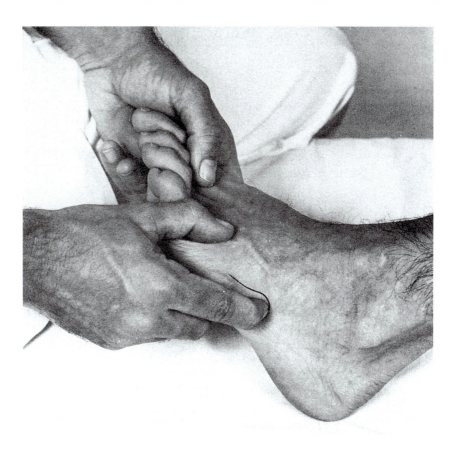

Trochlea peronealis

Etwas nach vorne versetzt befindet sich ca. 1,5 cm unter dem Malleolus auf dem Kalkaneus ein lateraler Fortsatz von variabler Größe, der zwischen den Sehnen der Mm. peronei liegt. Markieren Sie diesen.

Processus lateralis tali

Legen Sie den palpierenden Finger in den tiefen Sinus tarsi, der sich vor der Verbindungslinie zwischen Trochlea peronealis und Malleolus befindet. Auf seinem Boden fühlt man bei abwechselnder In- und Eversion des Fußes den Processus lateralis tali. Dieser stößt bei jeder Inversionsbewegung gegen den tastenden Finger. Markieren Sie auch diesen.

Tuberositas ossis metatarsalis V (Abb. 8.44)

Folgen sie dem M. peroneus brevis bis zu seinem Ansatz an der Tuberositas des fünften Metatarsale.

Man kann auch vom Kalkaneus aus dem lateralen Unterrand des Fußes nach vorne folgen. In Höhe des Os cuboideum wölbt der Rand sich deutlich nach oben, wonach der Finger noch weiter vorne gegen den auffallenden Knochenvorsprung der Tuberositas stößt.

Schließlich kann man die Palpation auch mitten auf dem deutlich wahrnehmbaren Os metatarsale V beginnen. Gleitet man dann proximalwärts, trifft man auf die Erhebung der Basis des fünften Metatarsale, die die Tuberositas als kleinen Höcker trägt. Markieren Sie die Tuberositas.

Systematische Palpation – Außenseite

(Abb. 8.43 bis 8.47)

Kleine Zehe

Vor allem zu enges Schuhwerk führt zu Missbildungen der kleinen Zehe. Achten Sie auf Farbe, Nägel und mögliche Wucherungen.

Bei Beugung der kleinen Zehe ist die Art. metatarsophalangea leicht zu lokalisieren.

Auch kann man dem fünften Metatarsale distalwärts bis zum Gelenkspalt folgen. Am lateralen Gelenkrand befindet sich eine Bursa, die sich durch Druckeinwirkung entzünden kann. Eine chronische Entzündung kann zu periostaler Verknöcherung führen.

Os metatarsale V

Die Palpation des fünften Metatarsale bereitet im Allgemeinen keine Schwierigkeiten. Medioplantar von ihm fühlt man den M. abductor digiti minimi.

Um einen Eindruck von der Form des äußeren Fußgewölbes zu bekommen, sollte man eine Linie entlang des unteren Seitenrandes des Os metatarsale V zeichnen, die danach über das Os cuboideum bis zum Kalkaneus weiterläuft.

Os cuboideum

Markieren Sie zuerst den gewöhnlich gut palpablen Unterrand des Os cuboideum und des Kalkaneus (vgl. bei Os metatarsale V).

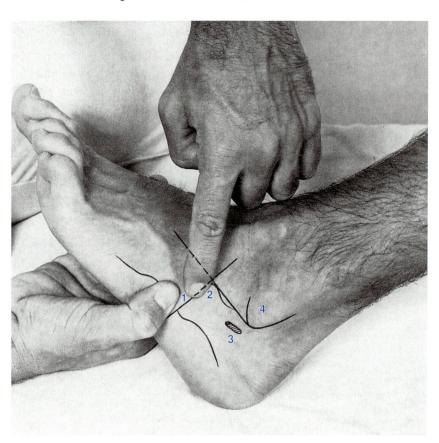

Abb. 8.45: Linker Fuß. Palpation des Kalkaneokuboidalgelenks (1).

2. Trompetenförmiger Ausläufer des Kalkaneus
3. Trochlea peronealis
4. Lateraler Malleolus

Der Unterrand des Os cuboideum ist direkt dorsal-proximal der Tuberositas ossis metatarsalis V als Einbuchtung fühlbar. Das Gelenk zwischen Kuboid und fünftem Metatarsale bildet das Endstück einer Linie zwischen der Tuberositas ossis metatarsalis V und der Art. tarsometatarsea I (vgl. Abschnitt «Orientierung – Fußrücken»). Man palpiert während abwechselnder In- und Eversion. Die Palpation des Gelenks ist bei älteren Menschen oft schwierig. Man begnügt sich dann mit der gestrichelten Markierung der erwähnten Linie.

Die Palpation der Art. calcaneocuboidea ist ebenfalls schwierig, jedoch für die Orientierung von Bedeutung. Manchmal fühlt man das laterale Ende des Gelenkspalts als Kerbe unter dem seitlichen Fußgewölbe. Palpieren Sie unter abwechselnder In- und Eversion. Die Kerbe liegt etwa 1,5 cm proximal der Tuberositas ossis metatarsalis V. Dem höher gelegenen Gelenkabschnitt nähert man sich besser von proximal. Meist sieht man distal der Trochlea peronealis weiter oben auf dem Fußrücken eine Erhebung, die noch durch die Anwesenheit des M. extensor digitorum brevis betont wird. Auf dieser Erhebung befindet sich der Gelenkspalt zwischen dem dort trompetenförmig endenden Kalkaneus (vgl. die einschlägigen Lehrbücher der Anatomie) und dem Os cuboideum.

Da hierbei oft Fehler gemacht werden, beschreiben wir noch eine zweite Technik: Bringen Sie den Fuß in Normalstellung und ziehen Sie vom Unterrand des Malleolus lateralis eine horizontale Linie. Diese kreuzt eine vertikale Linie, die auf Kleinfingerbreite Abstand hinter der Tuberositas des fünften Metatarsale gezogen wird. Palpieren Sie das Gelenk, indem Sie den Finger zuerst lateral im Sinus tarsi in die Konkavität des Kalkaneus legen. Folgen Sie nun dem Kalkaneus nach distal, wo er ansteigt und sein Ende einem Trompententrichter ähnelt. Am Gipfelpunkt dieser Steigung beginnt die Art. calcaneocuboidea. Der Verlauf des Gelenkspaltes entspricht annähernd den weiter oben gezeichneten Linien.

Versuchen Sie, den gesamten lateralen Gelenkspalt zu zeichnen. Bleiben Zweifel bestehen, zieht man eine gestrichelte Linie. Beachten sie, dass das Gelenk nicht unmittelbar distal des Processus lateralis tali liegt, sondern dass sich zwischen beiden noch ein kleines Stück des Kalkaneus befindet.

Abb. 8.46: Rechter Fuß. Lateralseite.

1. Achillessehne
2. M. abductor digiti minimi
3. Bursa
4. Os metatarsale V
5. Insertion des M. peroneus brevis
6. M. peroneus longus
7. M. peroneus tertius

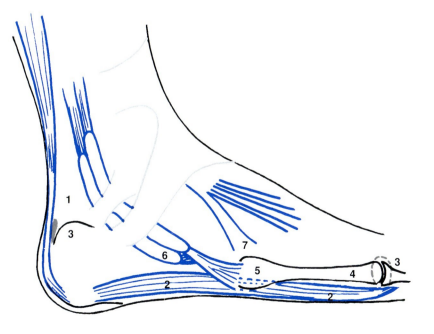

Talus

Die verschiedenen lateralen Talusanteile unterliegen großer Variabilität. Nur der Processus lateralis ist – in unterschiedlicher Größe – immer palpabel. Folgt man dem lateralen Unterrand des Talus unter ständiger In- und Eversion des Fußes in Richtung Achillessehne, so stößt man einmal auf den Malleolus lateralis und ein anderes Mal unter dem Malleolus auf ein kleines Stück des Talus. Zwischen Malleolus und Achillessehne ist der Talus in jedem Fall wieder leicht palpabel und mit Hilfe der erwähnten Bewegung recht einfach vom Kalkaneus zu unterscheiden.

Kalkaneus

Im Allgemeinen sind die laterale Fläche des Tuber calcanei und der Unterrand des Fersenbeins gut palpabel. Sein Oberrand ist bei Personen, deren Talus unter dem Malleolus lateralis verborgen bleibt, nicht fühlbar. Ist jedoch unter dem Malleolus ein Stück des Talus palpabel, betastet man dessen Grenze. Den oberflächlichen (dorsalen) Rand des Kalkaneus markiert man am besten in Höhe des Processus lateralis tali (im Sinus tarsi), wo er trompetenförmig in die Art. calcaneocuboidea ausläuft (Abb. 8.45).

Sinus tarsi

Medial des beschriebenen (dorsalen) Kalkaneusoberrandes befindet sich der Sinus tarsi, dessen Lokalisation bereits mit Hilfe des auf seinem Boden befindlichen Processus lateralis tali stattgefunden hat.

Bei der Oberflächeninspektion sieht man den Sinus tarsi als Raum zwischen der lateralen Sehne des M. extensor digitorum longus und dem Malleolus lateralis. Auf gleicher Höhe befindet sich der Ursprung des M. extensor digitorum brevis (vgl. Abschnitt «Systematische Palpation – Fußrücken»).

M. abductor digiti minimi (Abb. 8.46)

Dieser Muskel ist nicht nur in Höhe des Os metatarsale V palpabel, sondern auch zwischen Kalkaneusunterrand und Tuberositas ossis metatarsalis V.

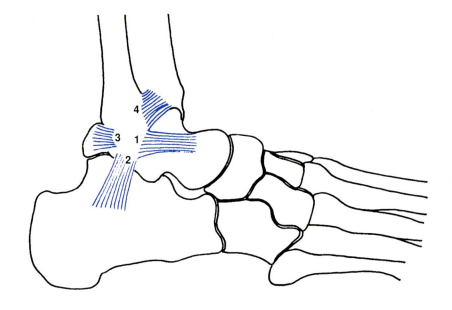

Abb. 8.47: Rechter Fuß. Laterale Ligamente.

1. Lig. talofibulare anterius
2. Lig. calcaneofibulare
3. Lig. talofibulare posterius
4. Lig. tibiofibulare anterius

Laterale Knöchelbänder (Abb. 8.47)

Ein laterales Retinakulum fixiert schräg hinter dem Malleolus lateralis die Sehne der Mm. peronei. Zu seiner Prüfung kontrolliert man, ob beide Sehnen bei Dorsalflexion des Fußes auf ihrem Platz bleiben.

Laterales Retinakulum (Abb. 8.46)

Die Sehnen der Mm. peronei werden hinter dem Malleolus lateralis durch ein Retinakulum fixiert. Dieses ist unversehrt, wenn bei Dorsalflexion des Fußes beide Sehnen in ihrer Rinne bleiben.

Orientierung – Fußrücken

Ausgangshaltung: Sitzend.
Der Untersucher sitzt auf einem niedrigen Hocker

Lisfranc-Gelenklinie (Abb. 8.48)

Man zeichnet die Lisfrancsche* Orientierungslinie (gestrichelt) zwischen der Tuberositas ossis metatarsalis V und der Art. tarsometatarsea I.

Chopart**-Gelenklinie (Abb. 8.48)

Diese verläuft zwischen dem Medialrand des Talonavikulargelenks und dem Lateralrand der Art. calcaneocuboidea. Auch diese Linie sollte man gestrichelt markieren.

Systematische Palpation – Fußrücken

(Abb. 8.48 bis 8.52)

Metatarsalia

Vor der Palpation inspiziert man Form und Stellung der Zehen, mögliche Abweichungen von Haut und Nägeln und betastet nötigenfalls die Zehen. Dann palpiert man alle Metatarsalia. Für Druckschmerz kommen verschiedene Ursachen in Frage. Eine lokale Schwellung deutet auf eine Fraktur infolge Überlastung. Die Palpation der tarsometatarsalen sowie der metatarsometatarsalen Gelenke ist oft schwierig. Das erste und das fünfte Tarsometatarsalgelenk wurden bereits beschrieben. Die weitere Orientierung findet mit Hilfe der Lisfrancschen Linie statt. Auch nach abwechselnder passiver Pronation und Supination des Vorderfußes bleiben oftmals Zweifel bestehen. Bedenken Sie darum immer, dass man besser gar nichts aufzeichnet (es sei denn mit einer Strichellinie) als etwas, dessen man sich nicht sicher ist.

---

* Lisfranc, Jacques; franz. Chirurg, Paris, 1790–1847.
** Chopart, François; franz. Chirurg, Paris, 1743–1795.

Abb. 8.48: Rechter Fuß.
Dorsale Orientierungslinien.

1. Lisfranc-Gelenklinie
2. Chopart-Gelenklinie
3. Os metatarsale I
4. Os cuneiforme mediale
5. Os cuneiforme intermedium
6. Os cuneiforme laterale
7. Os naviculare
8. Os cuboideum
9. Kalkaneus und Sinus tarsi
10. Talus
11. Tibia
12. Fibula

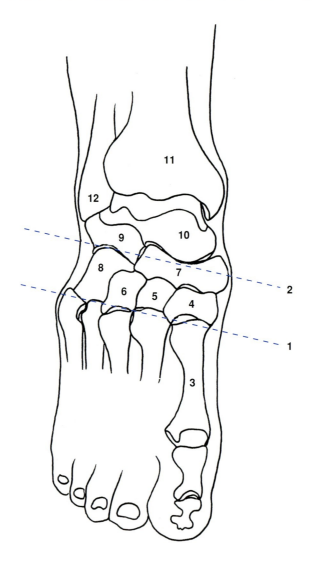

Kuneiformia

Durch die überdeckenden kollagenen Strukturen ist eine genaue Palpation der Gelenke zwischen den Kuneiformia nur selten möglich. Die Betastung des Gelenks zwischen Os cuboideum und lateralem Os cuneiforme gelingt öfter mit Hilfe abwechselnder In- und Eversion des Fußes.

Die distale Grenze des Os naviculare ist oftmals vom medialen Navikulokuneiformegelenk (vgl. unter «Systematische Palpation – medial») bis zu ihrem lateralen Ende palpabel. Zeichnen Sie die Grenzlinie erst, wenn keine Zweifel mehr möglich sind.

Os naviculare

Oft ist die proximale Grenze des Os naviculare wegen der überdeckenden Sehnen nur teilweise palpabel. Beginnen Sie (medial) am bereits ermittelten Spalt der Art. talonavicularis, und palpieren Sie in Richtung des Sinus tarsi.

Lateral ist die Grenze des Os naviculare nicht deutlich fühlbar, da der Knochenrand in Höhe des Ursprungs der kurzen Zehenextensoren in die Tiefe des Sinus tarsi abbiegt.

Abb. 8.49: Rechter Fuß. Muskulatur des Fußrückens.

1. M. extensor digitorum longus
2. M. extensor digitorum brevis
3. M. extensor hallucis longus
4. M. extensor hallucis brevis
5. M. peroneus tertius
6. Retinaculum mm. extensorum inferius
7. M. tibialis anterior

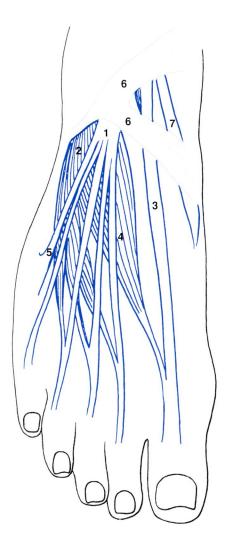

Talus

Die Palpation der distalen Talusgrenze ist zwar mit Ausnahme des Processus lateralis und des medialen Gelenkspalts zum Os naviculare schwierig, die proximale Grenze in der Sprunggelenksgabel ist jedoch unter keinen Umständen exakt zu bestimmen. Trotzdem ist dieses Gebiet für die Funktionsprüfung des Sprunggelenks von Bedeutung. Sorgen Sie bei der Palpation der Sprunggelenksgabel für eine größtmögliche Entspannung der Extensoren.

Os cuboideum

Alle palpablen Grenzen des Os cuboideum wurden bereits beschrieben.

M. extensor digitorum brevis (Abb. 8.49)

Der M. extensor digitorum brevis entspringt in Höhe des Sinus tarsi und der Art. calcaneocuboidea. Obwohl sein Ursprung von den Sehnen des M. extensor digitorum longus bedeckt wird, ist sein Muskelbauch immer gut zu sehen und zu fühlen. Lassen Sie die Zehen abwechselnd strecken und beugen, und vermeiden Sie Verwechslungen des manchmal sehr ausgesprochenen Muskelbauches mit möglichen Kapselschwellungen.

M. extensor hallucis brevis (Abb. 8.49)

Der M. extensor hallucis brevis bildet den medialen Anteil der Muskelmasse, die bei der Untersuchung des M. extensor digitorum brevis gefühlt wird. Seine Sehne ist gewöhnlich separat am Fußrücken palpabel.

Dorsale Retinakula (Abb. 8.49)

Das Retinaculum extensorum superius befindet sich vorne distal am Unterschenkel. Es wird von uns nicht weiter behandelt.

Das Y-förmige Retinaculum extensorum inferius ist bei aktiver Dorsalflexion des Fußes palpabel. Beginnen Sie die Palpation im Sinus tarsi, wo es als breites kollagenes Band fühlbar ist. Vor allem sein oberer Schenkel ist gut zwischen den Sehnen des M. extensor digitorum longus und dem M. tibialis anterior palpabel.

Abb. 8.50: Rechter Fußrücken. Palpationsstellen.

1. Sehne des M. extensor digitorum longus
2. Sehne des M. tibialis anterior
3. Sehne des M. extensor hallucis longus
4. Vena saphena magna
5. Arteria dorsalis pedis
6. Nach medial divergierende Schenkel des Retinaculum extensorum inferius

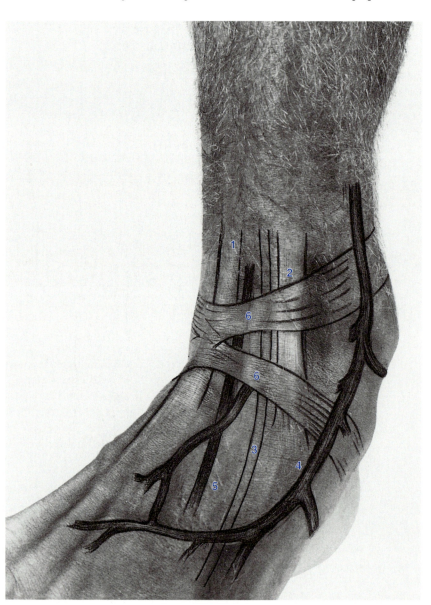

A. dorsalis pedis (Abb. 8.50)

Man findet die A. dorsalis pedis, indem man den Finger zwischen erstem und zweitem Os metatarsale auflegt und dann proximalwärts palpiert, bis man auf Pulsschläge trifft. Der variable Verlauf der Schlagader erfordert gelegentlich einige Sucharbeit, wobei zu beachten ist, dass sowohl zu hoher als auch zu niedriger Palpationsdruck die Registrierung unmöglich machen kann. Vergleichen Sie die Pulsqualitäten an beiden Füßen.

N. peroneus superficialis (Abb. 8.51)

Der Nerv verlässt die Peroneusloge bereits distal am Unterschenkel und ist an der Vorderseite des Malleolus lateralis als rollender Strang palpabel. Lateral von ihm (näher zum Malleolus) zieht der N. cutaneus dorsalis intermedius.

Fühlt man zwei Stränge, so gehört der medial gelegene dem N. peroneus superficialis, aus dem übrigens der größte Teil der palpablen Nervenäste des Fußrückens hervorgeht.

Abb. 8.51: Rechter Fuß. Nervenbahnen des Fußrückens.

1. N. peroneus superficialis
2. N. peroneus profundus

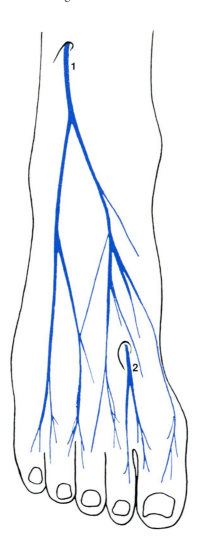

Abb. 8.52: Rechter Fuß.
Strukturen der Medialseite.

1. Verlauf der V. saphena magna unmittelbar vor dem Malleolus medialis
2. Sehne des M. extensor hallucis longus
3. Sehne des M. tibialis anterior
4. N. saphenus

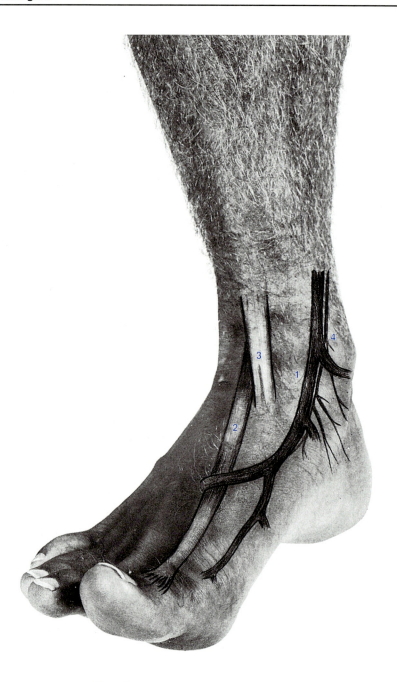

N. peroneus profundus (Abb. 8.51)

In Höhe der Art. tarsometatarsea I und lateral der Basis ossis metatarsalis I tritt der Nerv auf dem Fußrücken an die Oberfläche. Hier ist er auch palpabel.

N. saphenus

Dieser Nerv begleitet die V. saphena magna (Abb. 8.52) am medialen Fußrand. Vermeiden Sie bei Injektionen im Bereich des Lig. deltoideum Verletzungen dieses Nervs.

V. saphena magna (Abb. 8.50 und 8.52)

Die V. saphena magna entsteht auf dem ersten Zehenstrahl des Fußrückens und zieht von dort aus proximalwärts. Trotz geringer Verlaufsvariationen ist ihre Lage vor dem Malleolus medialis sehr konstant. Zur Darstellung der Vene bringt man den Fuß in Dorsalflexion und Pronation.

Knöchel und Fuß – Fußsohle

Ausgangshaltung: Bauchlage oder stehend mit gebeugtem Knie

Tuber calcanei

Palpieren Sie den plantaren Abschnitt des Tuber calcanei durch die Aponeurosis plantaris hindurch.

Metatarsalköpfchen (Capita ossium metatarsalium)

Wie die Zehenphalangen sind auch die Metatarsalköpfchen an der Plantarseite des Fußes palpabel. Bei einigen unter der Bezeichnung Metatarsalgie (= Mittelfußschmerz) zusammengefassten Erkrankungen findet man Druckschmerz der Köpfchen.

Die Sesambeinchen des M. flexor hallucis longus

Oftmals sind in Höhe des Caput ossis metatarsalis I in der Sehne des M. flexor hallucis longus zwei Sesambeinchen zu fühlen. Diese sind bei Entzündungen extrem druckempfindlich.

Aponeurosis plantaris

Die breite, fest-elastische Plantaraponeurose nimmt den größten Teil der palpablen Plantarseite des Fußes ein. Ihre Erschlaffung kann zum Einsacken des Fußgewölbes führen.

9 Schematische Topographie der Gefäß- und Nervenstrukturen des Beines

Innervation der unteren Extremität

Die Nervenversorgung der unteren Extremität findet über die ventralen Äste der Spinalnerven L1–S3 statt. Diese werden zusammen als Plexus lumbosacralis bezeichnet.

Der Plexus lumbalis bildet den kranialen und der Plexus sacralis den kaudalen Abschnitt.

Der größte Teil des Plexus lumbalis zieht zusammen mit dem M. psoas major, den er neben dem M. quadratus lumborum innerviert, nach kaudal. Aus ihm formieren sich die Nerven für die Bauchmuskulatur (vgl. Abschnitt «Rumpf») und für die Umgebung der äußeren Geschlechtsorgane. Der oberhalb der Crista iliaca in der Bauchwand verlaufende N. iliohypogastricus ist für die Hautinnervation im Gebiet des M. gluteus medius verantwortlich. Ein Ast des unterhalb davon verlaufenden N. ilioinguinalis versorgt das Skrotum bzw. die Labia majora. Der N. genitofemoralis besitzt einen Ramus genitalis und einen Ramus femoralis. Der erste zieht durch den Canalis inguinalis und innerviert einen medial gelegenen Abschnitt der Leiste und die Geschlechtsorgane, der zweite zieht durch die Lacuna vasorum und versorgt die Haut der lateralen Leistengegend.

Ein wichtiger dem Plexus lumbalis entstammender Hautnerv ist der N. cutaneus femoris lateralis. Dieser zieht über den M. iliacus hinweg, durchbohrt oder unterquert das Lig. inguinale und wendet sich dann zur lateralen Seite des Oberschenkels, wo er gelegentlich in seiner ganzen Länge palpabel ist.

Der N. obturatorius taucht nach Verlassen des Plexus lumbalis eine kurze Strecke ins kleine Becken ein und zieht dann durch den Canalis obturatorius zur Vorderseite. Er erreicht den Oberschenkel zwischen den Ursprüngen der von ihm versorgten Adduktoren. Er ist durch seine tiefe Lage ebenso wenig palpabel wie sein kleiner Hautast, der oberhalb des Knies einen medial gelegenen Hautabschnitt innerviert. Von allen Nerven des Plexus lumbalis hat der N. femoralis für die Anatomie in vivo die größte Bedeutung. Dieser zieht am Medialrand des M. psoas nach distal und verlässt das Becken seitlich in der Lacuna musculorum, wo er direkt lateral der A. femoralis gut zu palpieren ist. Im Becken versorgt er den M. iliacus und gibt einige Hautäste ab.

Am Oberschenkel innerviert er mit nicht palpablen Ästen den M. quadriceps femoris und den M. sartorius. Auch seine kleinen Hautäste sind nicht zu tasten. Ein tiefer, sensibler Ast, der N. saphenus, läuft zusammen mit der Arterie im Canalis adductorius, zieht dann jedoch im Gegensatz zu dieser nicht durch den Hiatus adductorius nach hinten, sondern durchbohrt die Faszie nach vorne, wo er anschließend das Knie medial passiert und am Unterschenkel die V. saphena magna begleitet.

Der Plexus sacralis liegt unmittelbar vor den Iliosakralgelenken. Raum fordernde Prozesse in diesem Gebiet können zu diffusen und schwerwiegenden Störungen der Beininnervation führen. Alle Nerven des Plexus sacralis ziehen zur Rückwand des kleinen Beckens und verlassen es dort auch.

Der die Abduktoren versorgende N. gluteus superior verlässt das Becken direkt über dem M. piriformis. Eine Lähmung führt zum so genannten Trendelenburg*-Zeichen. Der N. gluteus inferior verlässt das Becken unterhalb des M. piriformis und innerviert dann den M. gluteus maximus. Bei einer Lähmung kann der Patient nicht mehr die hockende Stellung einnehmen.

Auch der N. cutaneus femoris posterior verlässt das Becken unter dem M. piriformis, wonach er unter dem M. gluteus maximus weiterzieht. Der gewöhnlich nicht palpable Nerv versorgt die Haut von Gesäß und Perineum.

Der N. ischiadicus ist der bei weitem dickste Nerv des menschlichen Körpers. Nach Durchbohren oder Unterqueren des M. piriformis verläuft er nach distal. Dabei ist er unterhalb des Gluteus maximus und lateral des Biceps femoris palpabel. Weiter unterhalb zieht er unter dem M. biceps femoris hindurch zur Kniehöhle, wo er sich in variabler Höhe in den N. peroneus communis und den N. tibialis spaltet.

Der N. peroneus communis ist an der Medialseite der Sehne des M. biceps femoris gut palpabel. In der Kniebeuge gibt er den die Außenseite des Unterschenkels versorgenden N. cutaneus surae lateralis ab. In Höhe des Fibulaköpfchens spaltet er sich in den N. peroneus profundus und den N. peroneus superficialis. Der erste zieht in der Tiefe der Extensorenloge nach distal, während letzterer nach Versorgung der Mm. peronei distal am Unterschenkel an die Oberfläche tritt und zum Fußrücken weiterläuft. Dort ist er dann zu palpieren. Der N. peroneus profundus innerviert am Fußrücken die Haut des ersten und zweiten Zehenstrahls, wo er auch der Palpation zugänglich ist.

Der N. tibialis gibt in der Kniehöhle Äste zu den oberflächlichen Beugern ab nebst einem Hautast (N. suralis), der die Rück- und Außenseite des Unterschenkels innerviert und sich in den N. cutaneus dorsalis lateralis fortsetzt. Dieser kann in Höhe des lateralen Malleolus palpabel sein.

Der N. tibialis selbst setzt sich in der Loge der tiefen Flexoren fort. Oft ist er hinter dem Malleolus medialis zu fühlen. Er spaltet sich in seine beiden Endäste (N. plantaris medialis und N. plantaris lateralis), die die Fußsohle versorgen.

---

* Friedrich Trendelenburg, 1844–1924, Chirurg in Rostock, Bonn und Leipzig.

9 Schematische Topographie der Gefäß- und Nervenstrukturen des Beines

Nerven der unteren Extremität

	Entstehung	*Verlauf*
N. ischiadicus (Abb. 7.2, 8.13, 8.23 und 9.1)	Aus den Wurzeln L4–S3.	Der Nerv verlässt das Becken durch das Foramen infrapiriforme. Gelegentlich durchbohrt er den M. piriformis. Er passiert medial des Mittelpunktes einer Geraden zwischen Trochanter major und Tuber ischiadicum und zieht dann geradewegs zur Spitze der Fossa poplitea. Am Oberschenkel verzweigt er sich in die Nn. tibialis und peroneus communis. Im Gegensatz zu A. und V. poplitea bleibt der N. tibialis im Bereich der Fossa an der Oberfläche. Man projiziert seinen Verlauf mit Hilfe einer Linie vom Mittelpunkt der Fossa zu einem Punkt zwischen Achillessehne und Malleolus medialis. Er passiert den Malleolus tief an der Rückseite und spaltet sich dann in die Nn. plantares medialis und lateralis. Der N. peroneus communis zieht lateral durch die Fossa poplitea. Er folgt dem Innenrand der Bizepssehne, um anschließend unter dem Schutz des M. peroneus longus hinter dem Fibulaköpfchen eine Spiralbewegung nach vorne zu beschreiben. Im M. peroneus longus teilt er sich in einen oberflächlichen und einen tiefen Ast. Der vornehmlich die Haut innervierende N. peroneus superficialis zieht zwischen Fibula und M. peroneus longus in Richtung Fußrücken. Der hauptsächlich motorische N. peroneus profundus verläuft tief in der Extensorenloge, wo er sich der A. tibialis anterior von lateral anschmiegt und mit ihr gemeinsam den Fußrücken erreicht. Anschließend spaltet er sich in einen medialen und einen lateralen Ast. Der N. cutaneus surae medialis ist ein Ableger des N. tibialis. Er verschmilzt mit dem Ramus communicans peroneus zum N. suralis, der anschließend hinter dem lateralen Malleolus entlang zieht.

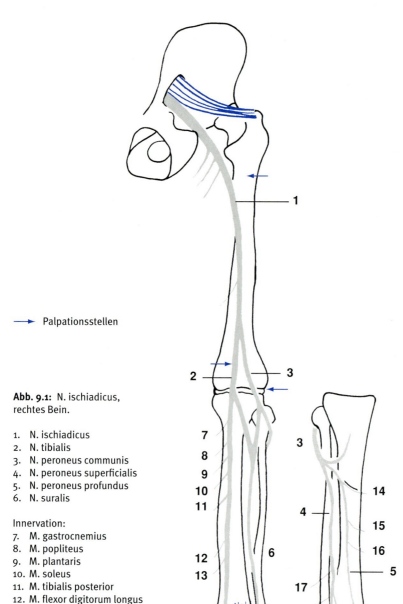

→ Palpationsstellen

Abb. 9.1: N. ischiadicus, rechtes Bein.

1. N. ischiadicus
2. N. tibialis
3. N. peroneus communis
4. N. peroneus superficialis
5. N. peroneus profundus
6. N. suralis

Innervation:
7. M. gastrocnemius
8. M. popliteus
9. M. plantaris
10. M. soleus
11. M. tibialis posterior
12. M. flexor digitorum longus
13. M. flexor hallucis longus
14. M. tibialis anterior
15. M. extensor digitorum longus
16. M. extensor hallucis longus
17. M. peroneus longus
18. M. peroneus brevis

Palpierbarkeit

Der N. ischiadicus verlässt das Becken auf der Grenze zwischen oberem und mittlerem Drittel einer Geraden zwischen Spina iliaca posterior superior und Tuber ischiadicum. Man kann auch zwischen der halben Höhe des Sakrumrandes und dem proximalen Ende des Trochanter major eine Linie ziehen. Der Mittelpunkt dieser Geraden entspricht ebenfalls der Austrittsstelle des Nervs. Der N. ischiadicus ist seitlich der Kreuzungsstelle des lateralen Biceps-femoris-Randes mit dem distalen Gluteusmaximus-Rand palpabel. Der N. peroneus communis ist medial der Bizepssehne in der Fossa poplitea und unterhalb des Fibulaköpfchens gut zu tasten. Auf dem Fußrücken sind einige Äste des N. peroneus superficialis zu fühlen. Der N. tibialis ist zentral in der Fossa poplitea palpabel.

Affektionen

Ausfall des N. peroneus communis kommt relativ häufig in «knienden» Berufen vor. Durch Inversionstraumen des Fußes kann der Nerv – vor allem bei gleichzeitiger Anwesenheit fibröser Gewebestränge – zwischen den beiden Peroneus-longus-Köpfen überdehnt werden. Dies gilt auch für den N. peroneus superficialis an seiner Durchtrittsstelle durch die Fascia cruris.

Der N. peroneus profundus verläuft am Fußrücken unter der Sehne des M. extensor hallucis brevis. Auch hier treten bei Inversionstraumen des Fußes Verletzungen auf. Der N. tibialis ist vor allem im so genannten Tarsaltunnel gefährdet, also hinter dem Malleolus medialis und unter dem Retinaculum mm. flexorum.

Die Nn. plantares medialis und lateralis ziehen als Endäste des N. tibialis durch zwei bindegewebige Öffnungen im M. abductor hallucis. Überdehnung infolge eines Eversionstraumas kann brennende Schmerzen im Bereich der Fußsohle zur Folge haben. Noch weiter distal verzweigen beide Nerven sich in die sensiblen Nn. digitales plantares communes, die von plantar zu den Zehen ziehen, deren Haut sie innervieren. Auf ihrem Weg passieren sie die Ligamente, die die Metatarsalköpfchen miteinander verbinden.

Eine Hyperextension der Metakarpophalangealgelenke führt durch Spannung dieser Bänder zur Überdehnung der Nervenäste. Die häufigste Form der so entstehenden Kompressionsneuropathie ist die Morton*-Neuralgie zwischen dem Metatarsale III und IV.

---

* Thomas G. Morton, 1853–1903, amer. Chirurg zu Philadelphia.

9 Schematische Topographie der Gefäß- und Nervenstrukturen des Beines

	Entstehung	*Verlauf*
N. femoralis (Abb. 8.3, 8.11 und 9.2)	Aus den Wurzeln L2–L4.	Am eröffneten Becken ist der Nerv an seinem Verlauf lateral des M. psoas major leicht erkennbar. Zusammen mit dem M. iliopsoas zieht er danach unter dem Lig. inguinale durch die so genannte Lacuna musculorum. Er ist demzufolge von der in der Lacuna vasorum verlaufenden A. und V. femoralis getrennt. Anschließend verzweigt der Nerv sich in verschiedene motorische und sensible Äste. Sein größter Hautast ist der N. saphenus, der zusammen mit der A. femoralis durch den Canalis adductorius läuft, diesen aber wieder verlässt, um zwischen den Sehnen der Mm. sartorius und gracilis zur Oberfläche vorzustoßen. Am Unterschenkel begleitet der Nerv die V. saphena magna.

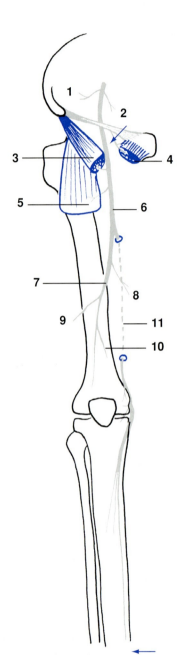

→ Palpationsstellen

Abb. 9.2: N. femoralis, rechtes Bein.

Innervation:
1. M. iliacus
2. M. psoas major
3. M. sartorius
4. M. pectineus
5. M. rectus femoris
6. N. femoralis
7. Vorwiegend motorischer Ast
8. M. vastus medialis
9. M. vastus lateralis
10. M. vastus intermedius
11. Canalis adductorius

Palpierbarkeit	Affektionen
Auf einer kurzen Stecke ist der N. femoralis gut palpabel. Suchen Sie dazu zuerst die Pulsschläge der A. femoralis auf halbem Wege zwischen Spina iliaca anterior superior und Tuberculum pubicum auf. Palpieren Sie den Nerv direkt lateral der Arterie. Der N. saphenus ist gelegentlich distal am Unterschenkel gleich neben der V. saphena magna fühlbar.	Der N. femoralis ist dank seiner geschützten Lage nur selten betroffen. Vereinzelt sieht man eine direkte Gewalteinwirkung durch Tritt in die Leiste (Fußballspieler) oder durch eine traumatische Hüftüberdehnung. Andere Ursachen können sein: Beckentumoren, Psoasabszess (Tuberkulose) oder Frakturen von Becken und Femur. Auch bei Diabetes mellitus ist der N. femoralis relativ häufig betroffen.

N. saphenus

Der N. saphenus tritt gleich proximal des medialen Femurkondylus an die Oberfläche. Dabei durchbohrt er die Membrana vastoadductoria, wonach er einen Ast zur Patella abgibt (Ramus infrapatellaris). Durch Prozesse im Kniegelenk wie z. B. Meniskusschädigungen, Osteophyten u. Ä. kann er eingeklemmt und verletzt werden.

Arterien der unteren Extremität

Tief im Bauch spaltet die Aorta sich in Höhe des Nabels in die beiden Aa. iliacae communes. Beide ziehen vor den Sakroiliakalgelenken entlang nach distal. Zu beiden Seiten tritt dann je eine A. iliaca interna in das kleine Becken ein und versorgt die dort befindlichen Organe mit Blut. Aus ihr entspringt die A. obturatoria, die gemeinsam mit dem N. obturatorius die Adduktorenloge betritt. Diese liegt für die Palpation zu tief. Die Aa. gluteae superior und inferior entspringen ebenfalls im kleinen Becken und ziehen gemeinsam mit den gleichnamigen Nerven und Venen zur Gesäßgegend, die sie auch mit Blut versorgen. Die A. pudenda zieht unter dem Beckenboden nach vorne, wo sie die äußeren Geschlechtsorgane versorgt.

Die A. iliaca externa läuft als zweiter Ast der A. iliaca communis am Rand des kleinen Beckens entlang zur Lacuna vasorum. Dort gibt sie Äste zur Bauchwand und zu den Geschlechtsorganen ab. In der Lacuna vasorum ändert sie ihren Namen in A. femoralis, als welche sie dicht unterhalb des Lig. inguinale gut palpabel ist.

Die von dieser abzweigende, tief liegende A. profunda femoris ist nicht zu tasten. Sie übernimmt die Blutversorgung des ventralen Oberschenkels, während einige Seitenäste nach Durchbohrung des M. adductor magnus die Oberschenkelrückseite erreichen.

Der Hauptstamm der A. femoralis zieht weiter distal durch den Canalis adductorius und den Hiatus adductorius, wo sie ihren Namen in A. poplitea ändert. Letztere ist gelegentlich in der Kniehöhle zu fühlen. Sie versorgt das Knie mit vielen miteinander anastomosierenden Seitenästen.

Unterhalb des Knies durchbohrt die A. tibialis anterior am Unterschenkel die Membrana interossea und zieht in der Extensorenloge weiter distal. In ihrem letzten Abschnitt ist sie als A. dorsalis pedis palpabel.

Der zweite große Ast der A. poplitea, die A. tibialis posterior, läuft in der Loge der tiefen Beuger distalwärts, ist hinter dem Malleolus medialis zu palpieren und teilt sich dann in die beiden Aa. plantares medialis und lateralis.

Die A. tibialis posterior gibt unterhalb des Knies die nicht palpable A. peronea ab. Diese versorgt die Peroneusloge und die Umgebung des Malleolus lateralis.

A. femoralis
(Abb. 8.11, 8.12 und 9.3)

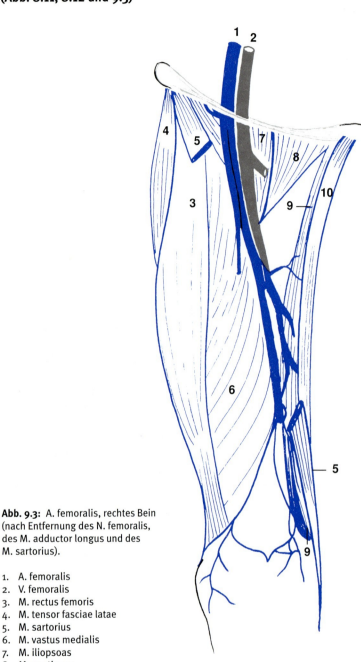

Abb. 9.3: A. femoralis, rechtes Bein (nach Entfernung des N. femoralis, des M. adductor longus und des M. sartorius).

1. A. femoralis
2. V. femoralis
3. M. rectus femoris
4. M. tensor fasciae latae
5. M. sartorius
6. M. vastus medialis
7. M. iliopsoas
8. M. pectineus
9. M. adductor magnus
10. M. gracilis

Verlauf

Ziehen Sie eine Gerade zwischen Spina iliaca anterior superior und Tuberculum pubicum. Der Mittelpunkt dieser Geraden ist der so genannte mittlere Inguinalpunkt. Ziehen Sie nun bei leicht außenrotierter und gebeugter Hüfte von diesem Punkt eine Linie zum Tuberculum adductorium. Die oberen zwei Drittel dieser Linie entsprechen annähernd dem Verlauf der A. femoralis. Nach ihrem Weg durch den Canalis adductorius tritt sie durch den Hiatus adductorius (die Öffnung zwischen den beiden Ansätzen des M. adductor magnus) in die Fossa poplitea ein und heißt fortan A. poplitea. Bedeckt von der V. poplitea und dem N. tibialis zieht die Arterie durch die Tiefe der Kniekehle und teilt sich etwas später in Höhe des Unterrandes des M. popliteus in die Aa. tibiales posterior und anterior. Letztere schwenkt nach vorne und erreicht durch eine Öffnung der Membrana interossea cruris die Extensorenloge. Zunächst bleibt sie dort in der Tiefe liegen, tritt jedoch in Höhe des Knöchels zwischen den Sehnen des M. tibialis anterior und des M. extensor hallucis longus hindurch an die Oberfläche. Auf dem Fußrücken endet sie als A. dorsalis pedis. Die A. tibialis posterior befindet sich zunächst tief verborgen unter dem M. soleus, tritt jedoch distal am Unterschenkel an die Oberfläche. Sie passiert den Malleolus medialis an der Rückseite, wo sie zwischen den Sehnen der Mm. flexor digitorum longus und flexor hallucis longus liegt. Distal des Sprunggelenks spaltet sie sich in die Aa. plantares medialis und lateralis.

Palpierbarkeit	*Affektionen*
Nach Passage des Lig. inguinale liegt die Arterie auf einer Strecke von 10 cm an der Oberfläche des Trigonum femorale. Ihre Pulsschläge sind hier leicht zu fühlen. Die A. poplitea ist ausschließlich bei entspannter Kniefaszie palpabel. Darum wird das Knie gebeugt. Der distale Ausläufer der A. tibialis anterior, die A. dorsalis pedis, wird palpiert, indem man den Finger in die Rinne zwischen erstem und zweitem Metatarsale legt und dann nach proximal gleitet. Hinter dem Malleolus medialis tastet man die A. tibialis posterior.	Die A. femoralis kann in ihrem oberflächlichen Abschnitt im Trigonum femorale mediale geschädigt werden.

Venen der unteren Extremität

Alle wichtigen kleineren Schlagadern werden von zwei gleichnamigen tiefen Venen begleitet, alle größeren Schlagadern (ab der A. poplitea) von nur einer. Die V. poplitea liegt etwas oberflächlicher und lateral der A. poplitea. Am Oberschenkel liegt die V. femoralis medial der A. femoralis.

An der unteren Extremität sind zwei wichtige Hautvenen erkennbar, deren Topographie zwar Variationen kennt, jedoch viel konstanter ist als an der oberen Extremität.

Die V. saphena magna läuft ab dem medialen Fußrand vor dem Malleolus medialis und hinter dem medialen Femurkondylus entlang zum Hiatus saphenus. Die V. saphena parva beginnt am lateralen Fußrand, passiert hinter dem Malleolus lateralis und zieht dann über die Wade nach proximal, wo sie in die V. poplitea mündet.

9 Schematische Topographie der Gefäß- und Nervenstrukturen des Beines

	Entstehung	*Verlauf*
V. saphena magna (Abb. 8.6, 8.50, 8.52 und 9.4)	Aus dem dorsomedialen Venennetz des Fußes.	Beginn am medialen Fußrand, dann vor dem Malleolus medialis und hinter dem Condylus medialis femoris entlang. Rund 2 cm distal des Lig. inguinale mündet sie direkt medial der A. femoralis in die V. femoralis.
V. saphena parva (Abb. 8.34 und 9.5)	Aus dem dorsolateralen Venennetz des Fußes.	Hinter dem Malleolus lateralis entlang, dann zwischen beiden Gastroknemiusköpfen hindurch bis in die Fossa poplitea. Dort Anschluss an die V. poplitea.

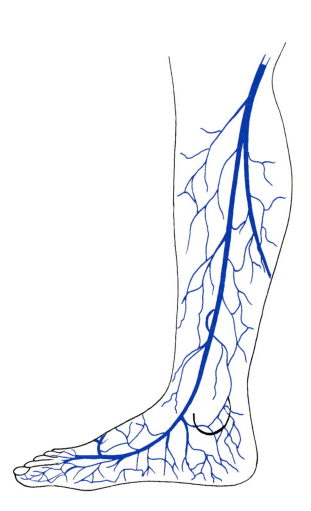

Abb. 9.4: V. saphena magna, rechtes Bein.

Palpierbarkeit	Affektionen
«Saphenus» stammt aus dem Arabischen und bedeutet «verborgen». Am Fuß und Unterschenkel ist die Vene jedoch leicht palpabel. Ihr Verlauf vor dem Malleolus medialis ist sehr konstant.	Varikose.
Distal des Malleolus lateralis, gelegentlich auch zwischen den Gastroknemiusköpfen.	Varikose.

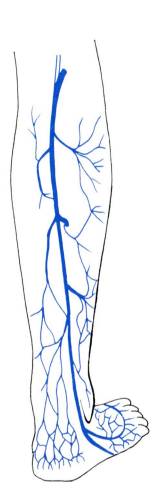

Abb. 9.5: V. saphena parva, rechtes Bein.

Teil IV
Das Gebiet von Kopf, Hals und Rumpf

(Kapitel 10, 11 und 12)

10 Inspektion und Funktionsuntersuchung von Kopf, Hals und Rumpf

Allgemeine Inspektion von Kopf, Hals und Rumpf

Die Oberflächenorientierung mit Hilfe benachbarter Strukturen ist im Gebiet von Kopf, Hals und Rumpf oft problematisch. Darum macht man in der Anatomie in vivo gern von Orientierungslinien und Regionen Gebrauch. Letztere sind aufgrund bestimmter Oberflächenmerkmale definierte Gebiete, also Hilfsmittel zur Lokalisierung und Beschreibung bestimmter Phänomene. Man bedenke hierbei jedoch stets, dass der Bau von Kopf, Hals und Rumpf großen individuellen Variationen unterworfen ist.

Ausgangshaltung: Sitzend oder Bauchlage

Inspektion – Rückseite (Abb. 10.1, 10.2 und 11.1)

Am Hinterkopf ist die Protuberantia occipitalis externa leicht zu palpieren. Zu ihren beiden Seiten erstrecken sich die Lineae nuchae, und kranial wölbt sich das der

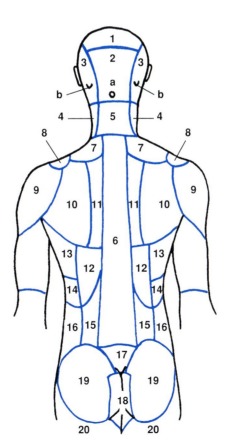

Abb. 10.1: Regionen an Hinterkopf, Nacken und Rücken. Die in Klammern stehenden Bezeichnungen werden selten gebraucht.

a) Protuberantia occipitalis externa
b) Processus mastoideus

1. Regio parietalis
2. Regio occipitalis
3. Regio temporalis
4. Regio sternocleidomastoidea
5. Regio colli posterior
6. Regio vertebralis
7. Regio suprascapularis
8. (Regio acromialis)
9. Regio deltoidea
10. Regio scapularis
11. (Regio interscapularis)
12. Regio infrascapularis
13. (Regio pectoralis lateralis)
14. Regio hypochondriaca
15. Regio lumbalis
16. (Regio lateralis)
17. Regio sacralis
18. Regio analis
19. Regio glutea
20. Regio femoris posterior

Regio occipitalis entsprechende Os occipitale. Dessen Grenze zum Os parietale und zur Regio parietalis ist am lebenden Menschen gewöhnlich nicht darstellbar.

An beiden Seiten fühlt man unter den Ohren den Processus mastoideus (Warzenfortsatz), einen Knochenfortsatz des Os temporale. Die lateralen Abschnitte des Hinterkopfes entsprechen beiderseits der Regio temporalis.

Der Nacken beginnt unterhalb des Os occipitale. Die Regio colli posterior wird größtenteils durch den M. trapezius eingenommen. Die Linea mediana posterior ist hier gut zu sehen und entspricht in ihrem Verlauf dem Septum nuchae. Die Nackenregion wird an beiden Seiten von den die gleichnamige Region markierenden Mm. sternocleidomastoidei begrenzt.

Am Rücken findet die erste Orientierung mit Hilfe der normalerweise gut sichtbaren Linea mediana posterior statt. Wirbelsäule und M. erector spinae bilden gemeinsam die Regio vertebralis. Die Skapula ist am Thorax deutlich sichtbar und gut palpabel. Ihren Konturen entspricht die Regio scapularis. Die Linea scapularis verläuft entlang der Margo medialis scapulae oder, wenn diese nicht senkrecht steht, durch den Angulus inferior scapulae. Über den Schulterblättern liegen die Regiones suprascapulares und unter ihnen die Regiones infrascapularesi. Der Rücken wird seitlich von der Linea axillaris begrenzt, einer senkrechten Linie durch den höchsten Punkt der Achselhöhle. Die Regio hypochondriaca beginnt laterodistal am Thorax und setzt sich beiderseits nach ventral fort.

Die Regio lumbalis entspricht dem Lendengebiet links und rechts der Regio vertebralis.

Die Konturen der Regio glutea werden in erster Linie vom Unterhautfettgewebe geprägt und nicht vom M. gluteus maximus. Der Unterrand des Muskels zieht von seinem Ursprung aus schräg nach lateral und distal, während der Unterrand der Region horizontal verläuft. Die Regio sacralis entspricht dem Os sacrum. Distal läuft sie zur Gesäßfalte hin schmal aus.

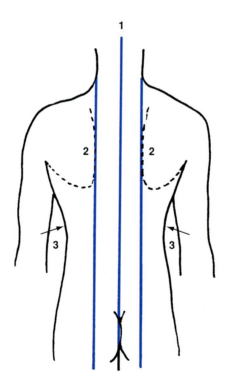

Abb. 10.2: Orientierungslinien am Hinterkopf; Nacken und Rücken.

1. Linea mediana posterior
2. Linea scapularis
3. Linea axillaris

Petit-Dreieck

Das so genannte Petitsche* Dreieck (Trigonum lumbale) befindet sich zwischen dem dorsalen Anteil der Crista iliaca, dem lateralen Rand des M. latissimus dorsi und dem dorsalen Rand des M. obliquus abdominis externus. Es ist die einzige Stelle, an der der M. obliquus internus abdominis nicht von anderen Muskeln bedeckt und somit direkt palpabel ist. Im Petitschen Dreieck können (selten) Hernien entstehen.

Michaelis-Raute

Die so genannte Michaelissche** Raute erstreckt sich zwischen dem tiefsten Punkt der Lendenlordose, den beiden Spinae iliacae posteriores superiores und dem oberen Ende der Gesäßfalte. Bei unterschiedlicher Beinlänge und bei Beckenabweichungen (Geburtshilfe!) ist sie asymmetrisch.

Inspektion – Perineum (Abb. 10.3)

Das Perineum (der Damm) beginnt in der Gesäßfalte. Bei der Inspektion des Rückens sieht man nur die zu ihm gehörende Regio analis. Man inspiziert das Perineum darum in kniender Haltung oder in Bauchlage des Patienten mit angezogenen Beinen. Berücksichtigen Sie, dass diese Inspektion für den Patienten unangenehm sein kann.

Die Nomenklatur am Perineum selbst (Regio perinealis) kann zu Verwirrung Anlass geben. Früher nämlich wurde in der Oberflächenanatomie das Gebiet zwischen Regio analis und Regio urogenitalis oft als Perineum bezeichnet. Heute bilden es beide Regionen *gemeinsam*. Die Regio analis umgibt die Anusöffnung. Um

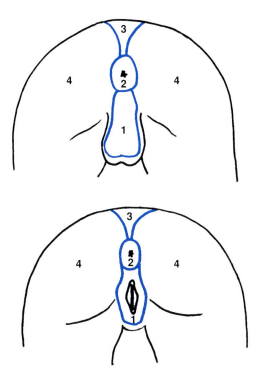

Abb. 10.3: Perineum des Mannes und der Frau.

1. Regio urogenitalis
2. Regio analis
3. Regio sacralis
4. Regio glutea

---

* Petit, Jean Louis; franz. Anatom und Chirurg, Paris, 1664–1750.
** Michaelis, Gustav Adolf; Gynäkologe, Kiel, 1778–1848.

sie herum befinden sich die Regio sacralis, die Regiones gluteae und die Regio urogenitalis. Letztere umfasst das Gebiet der äußeren Geschlechtsorgane. Sie ist umgeben von der Regio analis, den Regiones gluteae, der Regio pubica (Bauchwandgebiet) und den unteren Extremitäten. Obwohl die Orientierung in der Regio urogenitalis zu gewissen sehr menschlichen Bewegungen Anlass geben kann, zählt man sie für gewöhnlich nicht zum Bewegungsapparat.

Inspektion – ventral (Abb. 10.4, 10.5, 10.6 und 10.7)

Die Bauchwand wird kranial von den Rippenbögen und dem Processus xiphoideus, distal von den Leistenfalten (= Lig. inguinale) und der Regio urogenitalis begrenzt. Üblicherweise orientiert man sich mit Hilfe der gut sichtbaren Linea alba, die als Mittellinie der Rektusscheide den unteren Abschnitt der Linea mediana anterior bildet. Die Lineae semilunares sind die zur Seite leicht konvexen Außengrenzen des M. rectus abdominis. Die seitliche Grenze der Bauchwand bildet die durch den höchsten Achselpunkt ziehende Linea axillaris.

Man beachte, dass diese Linie gelegentlich auch mittlere Axillarlinie genannt wird – im Unterschied zur vorderen und hinteren Axillarlinie, den beiden Senkrechten durch den vorderen und hinteren Achselbogen.

Unterhalb des Processus xiphoideus befindet sich das Epigastrium (Regio epigastrica), ein wichtiges Gebiet bei der Palpation von Magen und Aorta abdominalis. Rechts und links vom Epigastrium liegt das Hypochondrium, das jedoch nicht der Bauchwand, sondern der Thoraxwand zugeordnet wird.

Die Subkostalebene, eine Transversalebene durch die Unterränder der zehnten Rippenknorpel, bildet die untere Grenze dieser Gebiete. Distal hiervon findet man die Regio umbilicalis sowie die Regiones laterales (selten gebraucht). Diese Regionen werden distal durch die in Höhe der proximalen Kristaausläufer liegende und den vierten Lendenwirbel durchschneidende Suprakristalebene begrenzt. Weiter unterhalb liegen die Regio pubica und die Regiones inguinales.

Abb. 10.4: Orientierung an der ventralen Rumpfwand.

1. Klavikula
2. Sternum
3. Mamilla
4. Processus xiphoideus
5. Arcus costalis
6. Linea alba
7. Umbilikus
8. Intersectio tendinea
9. Linea semilunaris
10. Ligamentum inguinale
11. Spina iliaca anterior superior

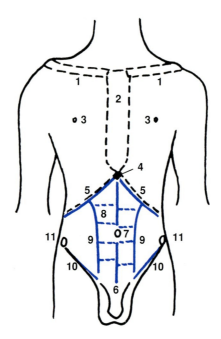

Allgemeine Inspektion von Kopf, Hals und Rumpf

Abb. 10.5: Orientierungslinien der ventralen Rumpfwand.

1. Linea mediana anterior
2. Linea medioclavicularis
3. Linea axillaris
4. Linea semilunaris

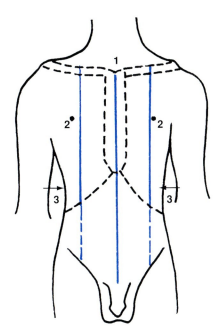

Schlüsselbeine und oberer Sternumrand sind oberhalb des Thorax deutlich sichtbar. Sie bilden die Obergrenze der ventralen Rumpfwand, deren seitliche Begrenzung der Sulcus deltoideopectoralis und die Linea axillaris markieren. Der Arcus costalis und der Processus xiphoideus bilden den Unterrand des Thorax. An der ventralen Thoraxseite häufig gebrauchte Orientierungslinien sind die Linea mediana anterior, die Linea medioclavicularis (durch den Mittelpunkt der Klavikel) und die Linea axillaris. Strukturen im Bereich der seitlichen Sternumränder werden auch «parasternal» genannt.

Beim Mann liegen die Mamillae (Brustwarzen) gewöhnlich direkt lateral neben der Medioklavikularlinie, während bei der Frau die Mammae (Brustdrüsen) einen Großteil der Thoraxwand bedecken. Jede Mamma bedeckt ein Gebiet, das sich annähernd zwischen zweiter und sechster Rippe und zwischen Parasternallinie und

Abb. 10.6: Regionen der ventralen Rumpfwand. Die zwischen Klammern stehenden Bezeichnungen werden selten gebraucht.

1. (Regio clavicularis)
2. Regio infraclavicularis
3. (Trigonum deltoideopectorale)
4. Regio deltoidea
5. (Regio sternalis)
6. Regio mammaria
7. (Regio axillaris)
8. (Regio pectoralis lateralis)
9. Regio epigastrica
10. Regio umbilicalis
11. Regio pubica
12. Regio hypochondriaca
13. (Regio lateralis)
14. Regio inguinalis

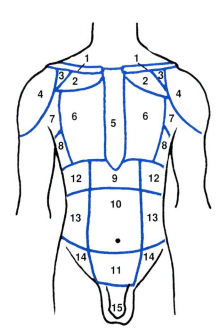

vorderer Axillarlinie erstreckt. Es entspricht der Regio mammaria, die oben an die Regio infraclavicularis und unten an die Regio hypochondriaca grenzt.

Die Untersuchung des Halses erfordert besonderen Sachverstand. Genaues Orientierungsvermögen ist von größter Bedeutung. Ausgangspunkt ist immer der M. sternocleidomastoideus, der fast immer gut sichtbar und in jedem Falle palpabel ist. Das ihm entsprechende Hautgebiet ist die Regio sternocleidomastoidea, die oben an die Regio colli posterior (Nacken) und die Regio temporalis (Kopf) grenzt.

Dorsal der Regio sternocleidomastoidea liegt die *Regio colli lateralis,* die distal an das Schlüsselbein und dorsal an den M. trapezius (Regio colli posterior) stößt. Sie hat die Form eines auf seiner Basis stehenden Dreiecks und enthält eine große Anzahl tastbarer Strukturen. Manche Autoren unterteilen diese Region noch einmal in eine ventral gelegene Fossa supraclavicularis major und eine dorsale Fossa occipitalis. Als Grenze zwischen beiden fungiert der vordere Rand des M. levator scapulae.

Die Fossa supraclavicularis minor ist der Raum zwischen den beiden Ansätzen des Sternokleidomastoideus an Klavikula und Sternum. Sie schiebt sich wie ein kleiner Keil in die Regio sternocleidomastoidea vor. Betrachtet man den Hals von vorne, nimmt man zwischen den beiden Sternokleidomastoidei und dem Mundboden einen komplex aufgebauten dreieckigen Raum wahr. Dieser ist in vier Regionen unterteilt. Direkt proximal des Manubrium sterni liegt die Fossa jugularis, weiter proximal die Regio colli anterior, in der vor allem der Larynx (Kehlkopf) auffällt. Dorsolateral des Larynx zieht an beiden Seiten der Gefäß-Nerven-Strang des Halses kopfwärts. Die hierzu gehörende Region ist das Trigonum caroticum, ein dreieckiger Raum zwischen dem M. sternocleidomastoideus, dem Trigonum submandibulare (Kopf) und der Regio colli anterior.

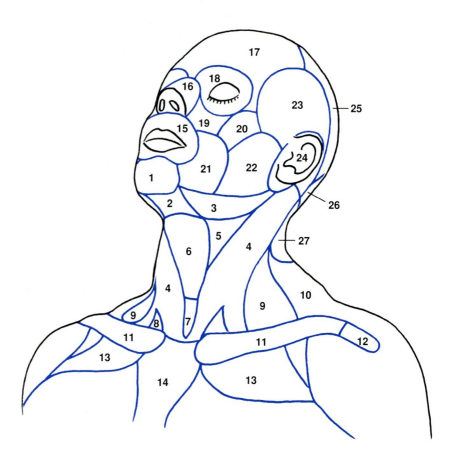

Abb. 10.7: Regionen des Kopfes und des Halses. Die in Klammern stehenden Bezeichnungen werden selten gebraucht.

1. Regio mentalis
2. (Regio submentalis)
3. Trigonum submandibulare
4. Regio sternocleidomastoidea
5. Trigonum caroticum
6. Regio colli anterior
7. Fossa jugularis
8. Fossa supraclavicularis minor
9. Regio colli lateralis
10. (Regio suprascapularis)
11. (Regio clavicularis)
12. (Regio acromialis)
13. (Regio infraclavicularis)
14. (Regio sternalis)
15. Regio oralis
16. Regio nasalis
17. Regio frontalis
18. Regio orbitalis
19. Regio infraorbitalis
20. Regio zygomatica
21. Regio buccalis
22. Regio parotideomasseterica
23. Regio temporalis
24. Regio auricularis
25. Regio parietalis
26. Regio occipitalis
27. Regio colli posterior

Im Allgemeinen ist die Orientierung am Kopf viel einfacher. Das Kinn bezeichnet man als Regio mentalis, das Gebiet darunter als Regio submentalis. Hinter dieser liegen unter dem Unterkiefer die beiden Trigona submandibularia, in denen die Glandula submandibularis palpabel ist.

Das Gebiet um die Lippen ist die Regio oralis, das Nasengebiet bezeichnet man als Regio nasalis. Die Stirn wird Regio frontalis genannt, deren Grenzen die des Os frontale entsprechen. Weder durch Betrachtung noch durch Tasten sind diese Grenzen beim Erwachsenen genau lokalisierbar. Das Gebiet rund um die Augenhöhle heißt Regio orbitalis, das Gebiet darunter Regio infraorbitalis. Seitlich davon sieht man links und rechts die Jochbeine in der Regio zygomatica. Die Wangen entsprechen der Regio buccalis, hinter der sich die Regio parotideomasseterica mit der Glandula parotis und dem M. masseter befindet. Das Ohr ist umgeben von der Regio temporalis (die Schläfen), deren kraniale und dorsale Grenzen nicht deutlich wahrnehmbar sind. In dieser Region werden der M. und die A. temporalis palpiert.

Funktionsprüfung von Kopf, Hals und Rumpf

Mimische Muskulatur (Abb. 11.16)

Der Ausfall des *N. facialis* führt zur Lähmung der mimischen Muskulatur. Einseitiger Schiefstand des Mundes deutet auf einseitige Fazialisparese. Ursachen hiervon können zerebrale Durchblutungsstörungen, aber auch Innenohrprozesse sein. Die Lippen der gelähmten Gesichtshälfte können keine Gegenstände festhalten.

Oft treten gleichzeitig Ptosis (Herabhängen des Oberlides), Miosis (Pupillenverengung) und Enophthalmus (Zurücksinken des Augapfels in die Orbita) auf, was als *Horner*[*]*-Trias* bezeichnet wird. Dies kommt u.a. beim Ausfall der unteren Plexus-brachialis-Anteile im Hals vor. Die Symptome beruhen auf einem Ausfall sympathischer Bahnen.

Der *Morbus Parkinson*[**] führt oftmals zu einer allgemeinen Lähmung der mimischen Muskulatur (Maskengesicht).

Man muss berücksichtigen, dass Erkrankungen der mimischen Muskulatur für den Patienten sehr belastend sind. Eine Untersuchung durch den Facharzt ist in solchen Fällen immer erforderlich.

Articulatio temporomandibularis

Funktionsstörungen des Kiefergelenks können zu starken Schmerzen des Gesichts und des Kiefers führen. In letzter Zeit wurde diesem Thema in fachärztlichen Publikationen große Aufmerksamkeit gewidmet.

Man beachte, dass Bewegungen der Mandibula immer in beiden Artt. temporomandibularcs zugleich stattfinden. Die Gelenkpfanne besteht aus der Fossa mandibularis und dem davor gelegenen und nach unten vorspringenden Tuberculum articulare. Beide Strukturen gehören zum Os temporale. Den Kopf bildet der Processus condylaris des Ramus mandibulae. Zwischen Kopf und Pfanne befindet sich ein Diskus.

---

[*] Horner, Johann Friedrich; Augenarzt, Zürich, 1831–1886.
[**] Parkinson, James; Apotheker und Chirurg, London, 1755–1824.

Im Prinzip sind im Kiefergelenk drei Bewegungen möglich, von denen die erste die *Drehbewegung* ist *(Öffnen* und *Schließen)*. Dies ist keine reine Scharnierbewegung; denn beim Öffnen schiebt sich das Mandibulaköpfchen nach vorne-unten und ruht dann auf dem Tuberculum articulare. Wird der Mund weit geöffnet, kann sich der Processus condylaris vor dem Tuberculum articulare festsetzen. Zur Reposition bewegt man den Processus condylaris zuerst nach unten und dann nach hinten. Die zweite Bewegung ist eine *Schiebebewegung (nach vorne/nach hinten)*. Schiebt sich der Unterkiefer nach vorne, endet die Bewegung beider Processus condylares auf den Tubercula articularia. Drittens besteht die Möglichkeit einer *Mahlbewegung*, die als Bewegung um eine vertikale Achse aufzufassen ist, bei der abwechselnd der eine Processus condylaris in der Fossa articularis ruht und der andere auf dem Tuberculum articulare.

Bei einer orientierenden Funktionsprüfung stellt man fest, ob alle drei Bewegungen möglich sind. Dabei achtet man gleichzeitig auf die Bissflächen zwischen den oberen und den unteren Zahnreihen. Die Zähne des Unterkiefers sind normalerweise mehr einwärts gerichtet als die des Oberkiefers.

Die Untersuchung der Art. temporomandibularis findet teilweise durch Palpation statt (vgl. Abschnitt «Kopf»).

Os hyoideum/Schluckakt (Abb. 11.13)

Oben am Hals ist das Os hyoideum leicht tastbar (vgl. unter «Kopf»). Beim Schluckakt bewegt es sich auf und nieder, was palpatorisch leicht zu kontrollieren ist. Diese Bewegung ist die Resultante der Aktivitäten vieler am Os hyoideum ansetzender Muskeln.

Thorax (Abb. 11.11)

In Normalstellung weisen die Rippen nach unten. Bei Inspiration findet eine Elevation (= Anhebung) der Rippen um eine Achse durch das Caput und das Tuberculum costae statt. Dabei bewegen sich ihre vorderen Enden gleichzeitig nach oben, nach vorne und – vor allem im unteren Teil des Thorax – zur Seite. In der oberen Thoraxhälfte nimmt bei Inspiration vor allem der ventrodorsale, weiter unten der quere Durchmesser zu. Die maximale In- und Exspiration entspricht einer Rippenbewegung von 3–6 cm (d.h. aus der «entspannten» Nullstellung 4 cm nach oben und 2 cm nach unten).

Beachten Sie bei der Thoraxuntersuchung die Bewegungsexkursionen der Rippen; hierbei bestehen große interindividuelle Variationen. Achten Sie auch auf die Symmetrie beider Thoraxhälften. Eine geringe Asymmetrie ist fast immer physiologisch. Beurteilen Sie die Bewegungen der Bauchwand beim Atmen. Die Bauchmuskulatur spannt sich vor allem bei schneller maximaler Ausatmung.

Funktionsprüfung der Halswirbelsäule – Schema

Wesentliche Tests (vgl. Photos und Erläuterungen) sind blau wiedergegeben.

Aktive Bewegungen:	Flexion Extension Rotation links/rechts Seitneigung links/rechts
Passive Bewegungen:	Flexion Extension Rotation links/rechts Seitneigung links/rechts
Widerstandstests:	Flexion Extension Rotation links/rechts Seitneigung links/rechts
Ergänzende Tests:	Kennmuskeluntersuchung Sensibilitätsuntersuchung Reflexuntersuchung (obere und untere Extremität) Gefäßuntersuchung (A. vertebralis, A. carotis interna) Traktions- und Kompressionstests

Nötigenfalls sind aus differenzialdiagnostischen Gründen die obere Thoraxapertur und die obere Extremität zu untersuchen.

Funktionsprüfung der Wirbelsäule – Wesentliche Tests
Halswirbelsäule – Aktive Bewegungen

	Normaler (durchschnittl.) Bewegungsumfang	*Bemerkungen*
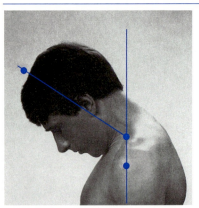 *Aktive Flexion.*	Der Bewegungsumfang beträgt zwischen 40° und 60°. Sein Ausmaß ist altersbedingt.	Die Flexion der Halswirbelsäule kann durch eine Erkrankung der beteiligten Diszi, Muskeln, Ligamente und Gelenke gehemmt und schmerzhaft sein. Duraaffektionen führen ebenfalls zu einer schmerzhaften Beugehemmung.
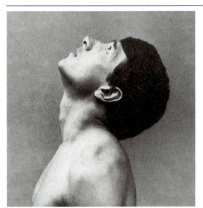 *Aktive Extension.*	Wie bei aktiver Flexion variiert der Bewegungsumfang altersbedingt zwischen 10° und 45°. Wird die Bewegung mit geöffnetem Mund ausgeführt, dann befinden sich bei jüngeren Personen Nasenspitze und Stirn in der Horizontalebene. Mit geschlossenem Mund wird die Horizontalebene nicht ganz erreicht (siehe Foto).	Affektionen von Diszi, Facetten und Muskeln können Ursache einer schmerzhaften Bewegungseinschränkung sein. Beim Kapselmuster ist die Extension am stärksten eingeschränkt, gefolgt von symmetrischer Hemmung der Rotation und Seitneigung.
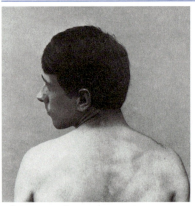 *Aktive Rotation.*	Der Rotationsumfang schwankt altersbedingt zwischen 45° und 90°.	Vgl. Abschnitt «Aktive Extension».

	Normaler (durchschnittl.) Bewegungsumfang	Bemerkungen
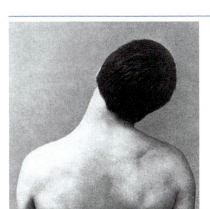 *Aktive Seitbeugung.*	Der Bewegungsumfang schwankt altersbedingt zwischen 25° und 45°.	Vgl. Abschnitt «Aktive Extension».

Halswirbelsäule – Passive Bewegungen

Anmerkungen

Passive Nackenbewegungen werden vorgenommen, indem man den Nacken langsam in die Bewegungsendstellung bringt und dann sehr kurz einen leichten Überdruck erzeugt.

Eine passive Beugung der Halswirbelsäule wird nicht durchgeführt, da eine mögliche Hernia nuclei pulposi hierdurch verschlimmert werden könnte. Die Bewegung bedeutet einen zusätzlichen rückwärtigen Impuls auf den Diskus, wodurch die dahinter liegenden Strukturen (Lig. longitudinale posterius, Dura mater, Rückenmark, Spinalwurzeln) gereizt werden könnten.

	A. Normaler (durchschnittl.) Bewegungsumfang B. Bewegungsendgefühl	Bemerkungen
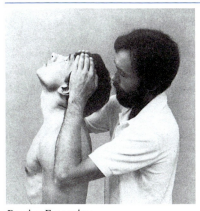 *Passive Extension.*	A. Der passive Bewegungsumfang ist gewöhnlich etwas größer als der aktive. B. Das Endgefühl ist kapsulär, wird jedoch mit zunehmendem Alter fester.	Der Untersucher legt beide Ellenbogen von lateral gegen die Schultern der Versuchsperson und seine Fingerspitzen auf deren Stirn. Man kann auch mit der Beugerseite des Unterarms den Thorax der Versuchsperson von vorne fixieren, während die Hand dorsal an der Spina scapulae Gegendruck gibt. Die andere Hand führt dann durch Druck gegen die Stirn die Extensionsbewegung aus.

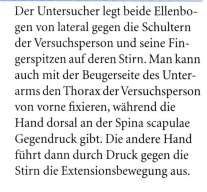

Halswirbelsäule – Passive Bewegungen

A. Normaler (durchschnittl.) Bewegungsumfang B. Bewegungsendgefühl	Bemerkungen
Vgl. Abschnitt «Passive Extension».	Der Untersucher fixiert während der Bewegung den Rumpf des Patienten, indem er bei Rotation nach rechts seinen rechten Ellenbogen hinter die rechte Schulter und seine rechte Hand auf die linke Stirnhälfte des Patienten bringt. Der andere Ellenbogen befindet sich vor der linken Schulter des Patienten, die Hand rechts am Hinterkopf.
Vgl. Abschnitt «Passive Extension».	Bei Seitneigung nach links fixiert der Untersucher die rechte Schulter des Patienten. Zur Vermeidung einer zusätzlichen Trapeziusdehnung wird die Hand außen aufgelegt. Die andere Hand begibt sich zur rechten Kopfseite. Das Ohr bleibt frei. Der kurze Überdruck wird nicht in lateraler, sondern in kaudaler Richtung erzeugt.

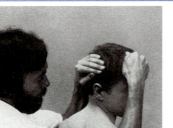

Passive Rotation.

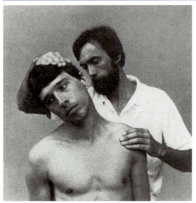

Passive Seitneigung.

Halswirbelsäule – Widerstandstests

Ausführung	Bemerkungen
Der Untersucher legt eine Hand in Höhe des zervikothorakalen Übergangs auf den Rücken des Patienten. Die andere Hand geht zur Stirn. Bei Widerstandstests ist zu beachten, dass die Widerstandshand zur Vermeidung plötzlicher Bewegungen ihren Druck nur langsam vermindert.	Flexorentest des Kopfes. Affektionen sind selten. Bei akuten Diskuserkrankungen können die Beschwerden durch Erhöhung des intradiskalen Druckes zunehmen. Schmerzen und Muskelschwäche deuten immer auf ernsthafte pathologische Veränderungen.

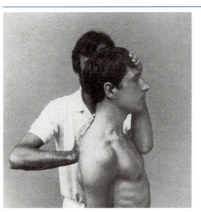

Flexion gegen Widerstand.

	Ausführung	*Bemerkungen*
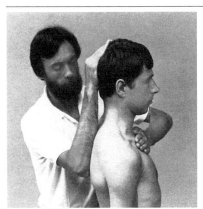 *Extension gegen Widerstand.*	Der Untersucher legt in Höhe des proximalen Abschnitts der Brustwirbelsäule seinen Unterarm mit der Beugerseite gegen den Rücken des Patienten. Die Hand bietet am Hinterkopf Widerstand. Die andere Hand stützt den Patienten in Höhe des Sternums.	Extensorentest des Kopfes. Affektionen sind selten. Vgl. ferner «Flexion gegen Widerstand».
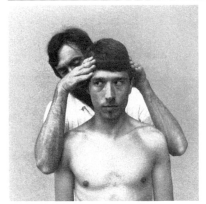 *Rotation gegen Widerstand.*	Der Untersucher fixiert die Schultern des Patienten beiderseits lateral und legt die drei mittleren Finger beider Hände oberhalb der Ohren gegen den Kopf des Patienten. Der Rumpf wird hierdurch optimal stabilisiert. Gegen Rotationen in beide Richtungen ist Widerstand möglich.	Rotatorentest des Kopfes. Affektionen sind selten (siehe oben).
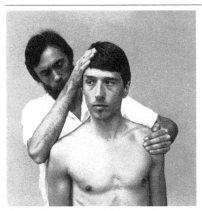 *Seitneigung gegen Widerstand.*	Der Untersucher leistet an der Kopfseite dicht oberhalb des Ohres Widerstand, während seine andere Hand die heterolaterale Schulter stützt, wodurch ein Ausweichen nach der Gegenseite unmöglich wird.	Test der Seitbeuger, die ebenso wie die anderen Muskeln, die die Halswirbelsäule bewegen, nur selten in Mitleidenschaft gezogen werden. Siehe oben.

Funktionsprüfung der Brust- und Lendenwirbelsäule – Schema

Anmerkungen

Bei Patienten mit Beschwerden der Brust- oder Lendenwirbelsäule werden beide funktionellen Systeme getrennt untersucht. Die vollständige Untersuchung umfasst aktive, passive und Widerstandsbewegungen, ferner die Prüfung der Kennmuskulatur eines jeden Segments, ergänzt durch eine Sensibilitätsprüfung aller Dermatome und eine Reflexuntersuchung. Auch berücksichtigt man die Möglichkeit übertragener Ursachen. So können z. B. Erkrankungen der Iliosakralgelenke oder der Hüften lumbale Beschwerden hervorrufen, während viele innere Organe die Ursache von Schmerzen in thorakalen Segmenten sein können. Neben der Funktionsprüfung ist demnach auch eine genaue und gründliche Anamnese erforderlich.

Wesentliche Tests (vgl. Fotos und Erläuterungen) sind blau wiedergegeben.

Aktive Bewegungen:
Flexion
Extension
Seitneigung links/rechts
Rotation links/rechts

Passive Bewegungen:
Flexion
Extension
Seitneigung links/rechts
Rotation links/rechts

Widerstandstests:
Flexion
Extension
Seitneigung links/rechts
Rotation links/rechts

Ergänzende Tests:
Kennmuskeluntersuchung
Sensibilitätsuntersuchung
Reflexuntersuchung
Pulsschläge der unteren Extremität
Kompressionstests

Prüfung der Iliosakralgelenke (am Beispiel eines Tests der vorderen sakroiliakalen Ligamente)

Heben des gestreckten Beines

Dehnungstest L3

Funktionsprüfung der Brust- und Lendenwirbelsäule – Wesentliche Tests
Brust- und Lendenwirbelsäule – Aktive Bewegungen

Normaler (durchschnittl.) Bewegungsumfang	*Bemerkungen*
Altersbedingt zwischen 65° und 85°.	Genaue Messungen im Bereich von Brust- und Lendenwirbelsäule sind schwierig. Die besten Messergebnisse sind mit Hilfe bestimmter Röntgenverfahren zu erzielen. Im Idealfall bleibt das Becken bei Beugung der Wirbelsäule bewegungslos (siehe Foto). Bei maximaler Flexion spielen jedoch auch die Hüftbeugung und die Länge der ischiokruralen Muskulatur eine Rolle. Dies schwächt die Aussagekraft von Entfernungsmessungen zwischen Fingerspitzen und Fußboden hinsichtlich der Beweglichkeit der thorakolumbalen Wirbelsäule.
	Die Bewegung kann durch eine Vielzahl von Erkrankungen schmerzhaft oder eingeschränkt sein. Hierbei denke man vor allem an Schäden der Zwischenwirbelscheiben, Gelenke und Bänder, ferner an maligne Prozesse, Erkrankungen innerer Organe und angeborene Schäden.
	Beurteilen Sie am nach vorne gebeugten Patienten das Ausmaß möglicher Skoliosen. Führt die Beugung zur Aufhebung oder zur Verstärkung einer Skoliose? Eine mögliche Kyphoskoliose (Buckel) fällt durch den deutlichen Höhenunterschied zwischen der rechten und der linken Krümmung auf.

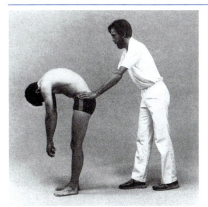

Aktive Flexion.

Brust- und Lendenwirbelsäule – Aktive Bewegungen

	Normaler (durchschnittl.) Bewegungsumfang	Bemerkungen
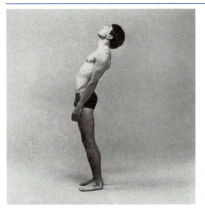 *Aktive Extension.*	Altersbedingt zwischen 25° und 40°.	Wie bei der Flexion hat die Lendenwirbelsäule den größten Bewegungsanteil, vgl. unter «Aktive Flexion».
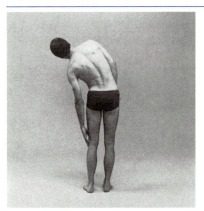 *Aktive Seitneigung.*	Altersbedingt zwischen 20° und 40°. Die Messung ist einfacher als bei Flexion und Extension. Beide Füße müssen fest auf dem Boden stehen. Der Abstand zwischen Mittelfingerspitze und Fußboden dient als Maß für die Beweglichkeit.	Wie bei Flexion und Extension hat die Lendenwirbelsäule den größten Bewegungsanteil, vgl. unter «Aktive Flexion». Prüfen Sie, ob die Bewegung «fließend» verläuft. Verschiedene Affektionen im Lumbalbereich führen zur Fixierung eines Teiles der Wirbelsäule bei Seitneigung. Diese Fixierung kann einseitig und doppelseitig sein. Achten Sie auch auf Symmetrie der Faltenbildung beiderseits der Wirbelsäule.
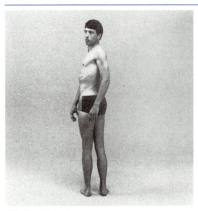 *Aktive Rotation.*	Altersbedingt zwischen 35° und 60°. Die Bewegung findet zu 5° in der Lendenwirbelsäule statt.	Schmerzen und Bewegungseinschränkung bei aktiver Rotation deuten fast immer auf Affektionen im Thorakalbereich. Diese sind viel seltener als lumbale Schäden.

Brust- und Lendenwirbelsäule – Widerstandstests

Ausführung	*Bemerkungen*
Der Untersucher steht so nah wie möglich an der der Beugerichtung entgegengesetzten Seite des Patienten. Bei Seitneigung nach links bietet die linke Hand des Untersuchers an der linken Schulter des Patienten von lateral Widerstand.	Dieser Test wird nicht oft positiv ausfallen, da Muskelverletzungen nur selten die Ursache von Wirbelsäulenbeschwerden sind.

Seitneigung gegen Widerstand.

Brust- und Lendenwirbelsäule – Passive Bewegungen

A. Normaler (durchschnittl.) Bewegungsumfang B. Bewegungsendgefühl	*Bemerkungen*
A. Die Rotation beträgt in jedem Wirbelsäulensegment nur 1°. B. Das Endgefühl ist kapsulär.	Die Bewegung wird am sitzenden Patienten vorgenommen. Die Knie des Untersuchers fixieren die Knie des Patienten, wodurch das Becken stabilisiert wird und die Bewegung ausschließlich in der thorakolumbalen Wirbelsäule stattfindet. Eine optimale Beurteilung des Bewegungsumfangs ist nur möglich, wenn der Patient die Arme übereinander schlägt oder vor der Brust kreuzt. Bei Rotation nach links umfasst die rechte Untersucherhand die linke Schulter des Patienten von ventral. Die linke Hand des Untersuchers liegt hinter der rechten Patientenschulter. Schmerzen oder Bewegungshemmung deuten fast immer auf pathologische Veränderungen im Thorakalbereich.

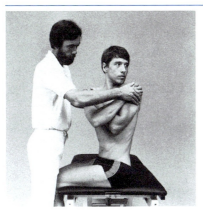

Passive Rotation.

Brust- und Lendenwirbelsäule – Fortsetzung Widerstandstests

Ausführung	*Bemerkungen*
Der Test wird am sitzenden Patienten durchgeführt; Knie in 90°-Beugung. Eine Hand gibt in Höhe des Sternums Gegendruck, die andere Hand stützt den Rücken im Gebiet der Lendenlordose.	Prüfung der Bauchmuskulatur. Sowohl thorakale wie auch lumbale Affektionen können an der Körpervorderseite übertragene Schmerzen verursachen, die Erkrankungen der Bauchmuskulatur vortäuschen. Solche Erkrankungen sind jedoch sehr selten, wodurch der Test praktisch immer negativ ausfällt.

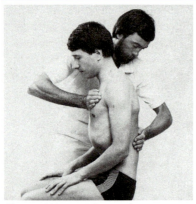

Flexion gegen Widerstand.

Der Patient sitzt, die Knie sind um 90° gebeugt. Der Untersucher fixiert die Knie des Patienten mit seinen Beinen. Bei Rotation nach rechts bietet die rechte Hand des Untersuchers der linken Schulter des Patienten ventral Widerstand. Die andere Hand liegt hinter der rechten Patientenschulter.	Prüfung der nur selten betroffenen Rotatoren.

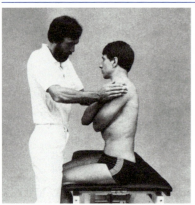

Rotation gegen Widerstand.

Ergänzende Tests

Der Patient liegt zur Fixierung der Lendenwirbelsäule auf seinem eigenen Arm. Der Untersucher drückt mit den Handflächen beider Hände auf die Spinae iliacae anteriores superiores. Er kann die Arme hierzu auch kreuzen, wodurch die vorderen Sakroiliakalbänder unter etwas höhere Spannung kommen. Mit kurz anhaltendem Druck prüft man vor allem die *Iliosakralgelenke*, mit längerem Druck die *Bänder*.	Es gibt nur wenige zuverlässige Tests der Iliosakralgelenke. Die hier beschriebene Methode ist sehr zuverlässig und oftmals bereits in einem frühen Stadium des Morbus Bechterew positiv. Bei positivem Testergebnis werden verschiedene ergänzende Prüfungen vorgenommen.

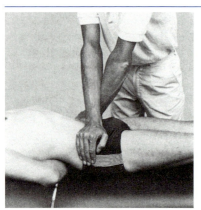

Test der vorderen sakroiliakalen Ligamente.

	Ausführung	*Bemerkungen*
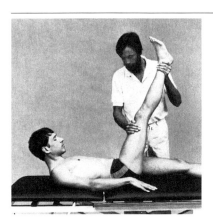 *Heben des gestreckten Beines.*	Das gestreckte Bein des auf dem Rücken liegenden Patienten wird mit einer Hand langsam passiv gehoben. Wenn der Patient Schmerzen im Bein oder im Rücken angibt, bittet man ihn, den Kopf zu heben, wodurch eine zusätzliche Dehnung der Dura mater auftritt. Prüfen Sie, ob die Schmerzen hierdurch zunehmen. Die andere Hand des Untersuchers liegt auf der Patella und registriert eine eventuelle aktive Kniebeugung.	Der Test ist bei einer Vielzahl von Affektionen positiv. Häufigste Ursache ist jedoch die Kompression der spinalen Wurzeln von L5, S1 oder S2 infolge eines Prolaps der Zwischenwirbelscheiben L4/L5 oder L5/S1.

11 Palpation von Kopf, Hals und Rumpf

Viele der an Kopf, Hals und Rumpf palpablen Strukturen wurden bereits im Zusammenhang mit den oberen und unteren Extremitäten behandelt. In diesem Kapitel widmen wir uns den autochthonen Gebilden im Gebiet von Kopf, Hals und Rumpf.

Palpation der Strukturen am Hinterkopf

Ausgangshaltung: Sitzend.
Der Untersucher sitzt hinter der Versuchsperson

Protuberantia occipitalis externa (Abb. 11.1)

Palpieren Sie zuerst das Os occipitale, und achten Sie auf Schwellungen. Die Protuberantia occipitalis externa ist ein einfach zu palpierender Knochenhöcker auf der Mitte des Hinterkopfes. Seine Größe variiert stark.

Von hier aus palpiert man die lateralen Knochenleisten des Os occipitale (Lineae nuchae). Kaudal von diesen befinden sich zwei Mulden, deren Palpation äußerst schmerzhaft sein kann.

Abb. 11.1:

1. Protuberantia occipitalis externa
2. Linea nuchae
3. A. occipitalis
4. V. occipitalis
5. N. occipitalis major
6. N. occipitalis minor

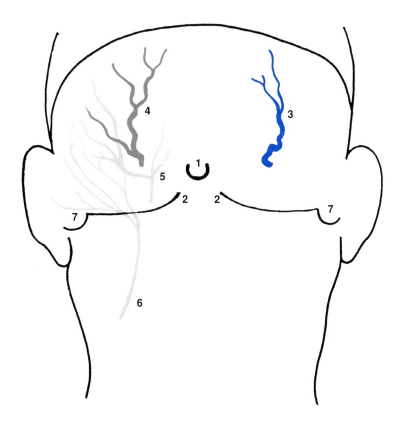

Processus mastoideus (Abb. 11.1)

Zu beiden Seiten des Os occipitale liegt hinter dem Ohr der Processus mastoideus ossis temporalis (Warzenfortsatz). Dieser gut palpable Höcker ist die Ansatzstelle des M. sternocleidomastoideus. Bei Entzündungen, die übrigens eine sofortige Behandlung durch den Facharzt erfordern, ist der Processus mastoideus sehr druckempfindlich. Entzündungen im Bereich der Kopfhaut können zur Reizung der über dem Processus mastoideus gelegenen Lymphknoten führen, was ebenfalls Druckschmerzen zur Folge hat. Solche Entzündungen sind jedoch durch infektionsbekämpfende Maßnahmen schnell zu beheben. Etwa 1 cm distal des Processus mastoideus fühlt man etwas nach vorne versetzt beiderseits die Processus transversi des Atlas.

Arteria und Vena occipitalis und Nervus occipitalis major (Abb. 11.1)

Auf ungefähr einem Drittel der Strecke zwischen Protuberantia occipitalis externa und Processus mastoideus treten die A. und V. occipitalis sowie der N. occipitalis major an die Oberfläche. Die Palpation dieser Strukturen ist schwierig. Patienten mit Hinterhauptsmigräne haben an dieser Stelle oft starke Schmerzen. Zur Entspannung kann der Physiotherapeut in dieser Region neben anderen Therapien auch eine lokale Massage (Friktion) anwenden.

Palpation der Strukturen des Nackens

Ausgangshaltung: Sitzend. Der Untersucher sitzt hinter der Versuchsperson

Processus spinosi (Dornfortsätze)

Bei der Palpation der Dornfortsätze am Hals entspannt der Patient seine Nackenmuskulatur. Die Untersuchung findet sitzend oder in Bauchlage statt. Der Untersucher kann einer Entspannung Vorschub leisten, indem er vor der Palpation seine Hände kurze Zeit auf dem Nacken des Patienten ruhen lässt.

Der erste Halswirbel (Atlas) hat keinen Dornfortsatz. Palpiert man von der Protuberantia occipitalis externa nach distal, so stößt man als erstes auf den Processus spinosus des zweiten Halswirbels (Dreher). Die Processus spinosi von C2–C6 sind zweigeteilt, die von C3–C5 nur bei entspannter Muskulatur palpabel, während C6 und C7 fast immer gut zu tasten sind. Letztere unterscheidet man, indem man den Nacken streckt. Hierbei «verschwindet» C6.

Aufgrund seiner oft vorspringenden Form wird der Processus spinosus von C7 auch als «Vertebra prominens» bezeichnet. Irrtümer sind jedoch möglich, da der prominente Dornfortsatz auch zu Th1 gehören kann. Gebrauchen Sie darum die Vertebra prominens nicht als einzigen Orientierungspunkt beim Zählen der Wirbel.

Man palpiert die kleinen Gelenke der Halswirbelsäule, indem man die Finger direkt seitlich der Dornfortsätze auflegt und dann eine Seitneigung zur gegenüberliegenden Seite ausführen lässt. Diese Palpation ist schwierig.

Processus transversi (Querfortsätze)

Die Querfortsätze von C2–C7 sind in der Regio colli lateralis (genauer: Fossa occipitalis) palpabel. Sie befinden sich weiter vorne, als der unerfahrene Untersucher vermutet. Darum werden sie vor dem M. trapezius palpiert und nicht durch ihn hindurch.

Die Ausgangshaltung ist die gleiche wie bei der Palpation der Dornfortsätze. Man kann auch beide Seiten zugleich betasten. Legen Sie die palpierenden Finger in die Regio colli lateralis, und zwar direkt vor den M. trapezius, und üben Sie beiderseits nach medial Druck aus.

Die Palpation ist einfacher als die der Atlasquerfortsätze. Trotzdem ist sie nur indirekt ausführbar. Sie fühlen die Querfortsätze unter dem M. splenius capitis (kranial) oder unter dem M. levator scapulae (kaudal). Die Palpation ist schmerzhaft und unangenehm. Tasten Sie darum mit entsprechender Vorsicht. Bei einigen fachärztlichen Untersuchungen der Halswirbelsäule ist diese Palpation von größter Bedeutung.

M. splenius capitis (Abb. 11.2)

Der M. splenius capitis bildet die kraniale Fortsetzung des M. splenius cervicis. Er zieht von den ersten drei thorakalen Dornfortsätzen (und vom Lig. nuchae der Dornfortsätze C4(5)–C7 zum seitlichen Abschnitt der Linea nuchae (superior) und zum Warzenfortsatz. Er funktioniert also als Spinotransversalmuskel, d.h. er kontrahiert sich bei gleichzeitiger Rotation, was ihn vom M. semispinalis capitis unterscheidet. Fühlt man bei Rotation nach rechts einen Muskel in der rechten Nackenhälfte, dann handelt es sich um den M. splenius und nicht um den M. semispinalis.

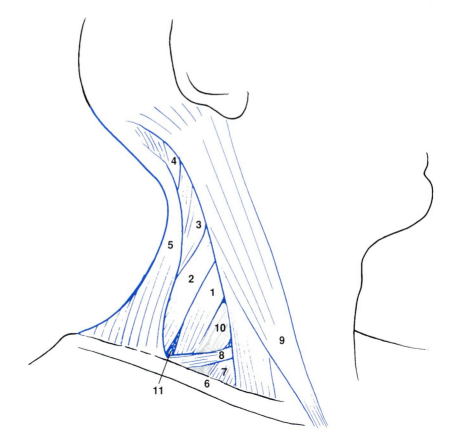

Abb. 11.2: Palpable Strukturen der Regio colli lateralis.

1. M. scalenus medius
2. M. levator scapulae
3. M. splenius capitis
4. M. semispinalis capitis
5. M. trapezius
6. Klavikula
7. M. scalenus anterior
8. M. omohyoideus
9. M. sternocleidomastoideus
10. Plexus brachialis
11. M. scalenus posterior

Der M. splenius capitis befindet sich unmittelbar unter dem M. trapezius in der Regio colli lateralis. Man erkennt ihn bei homolateraler Rotation an der Kontraktion seines nach kranial und lateral ziehenden Seitenrandes. Hoch in der Regio colli lateralis (genauer: Fossa occipitalis) palpiert man seinen Ansatz am Processus mastoideus, nachdem er kurz zuvor unter dem M. trapezius hervorgetreten ist.

M. semispinalis capitis (Abb. 11.2)

Dieser Muskel bildet die kraniale Fortsetzung des M. semispinalis cervicis. Der M. semispinalis capitis entspringt an den Querfortsätzen des dritten Hals- bis fünften (oder sechsten) Brustwirbels und setzt zwischen Linea nuchae superior und inferior am Hinterkopf an. Er ist demzufolge ein Transversospinalmuskel, d.h. er kontrahiert sich bei Rotation zur Gegenseite, wodurch man ihn wie bereits erwähnt vom M. splenius capitis unterscheiden kann.

Verborgen unter dem M. trapezius und teilweise bedeckt vom M. splenius capitis, liegt der M. semispinalis capitis recht tief in der Regio colli posterior. Dadurch ist er nur durch eine spezifische Bewegung darzustellen, bei der die erwähnten Muskeln entspannt bleiben. Lassen Sie den Kopf dazu zur Gegenseite rotieren, und fühlen Sie den nach kraniomedial ziehenden Seitenrand des Muskels.

Oft ist die Palpation auch in der oberen Ecke der Regio colli lateralis möglich (Abb. 11.2).

M. levator scapulae (Abb. 11.2)

Dieser Muskel zieht von den Querfortsätzen der ersten vier Halswirbel zum Angulus superior scapulae. Man palpiert ihn in der Regio colli lateralis, und zwar weiter vorne, als man wahrscheinlich erwartet. Der Muskel bedeckt die distalen Halswirbelquerfortsätze, die man an dieser Stelle gleichfalls mitpalpiert. Durch Innenrotation der Skapula erreicht man eine spezifische Kontraktion des Levator scapulae. Bewegen Sie dazu den auf dem Rücken liegenden Arm nach hinten. Die benachbarten Muskeln bleiben bei diesem Manöver entspannt. Die Palpation der distalen Levatoranteile ist viel schwieriger. Seitlich des Dornfortsatzes C7 fühlt man ihn als rollenden Strang. Anschließend verfolgt man ihn (durch den M. trapezius hindurch) distalwärts bis zum Angulus inferior scapulae. An seinem Ansatz an der Skapula wird oft (übertragener) Schmerz angegeben (vgl. unter «Schulter/Arm»).

Palpation der Rückenstrukturen

Ausgangshaltung: Stehend oder in Seitenlage mit maximal gebeugter Hüfte und Kinn auf der Brust

Processus spinosi (Dornfortsätze)

Bei der Palpation der thorakalen und lumbalen Dornfortsätze stößt man auf große individuelle Unterschiede. Manchmal sind die Dornfortsätze leicht zu palpieren, manchmal fühlt man nur harte Widerstände, während die einzelnen Fortsätze kaum zu identifizieren sind.

Als Faustregel gilt, dass die Cristae iliacae sich in Höhe des vierten Lendenwirbels befinden. Von dieser Tatsache macht man beim Zählen der Dornfortsätze Gebrauch. Es kommen jedoch, wie schon bei der Bestimmung des Halswirbels C7 («Vertebra prominens») erwähnt, Varianten vor. Darum sollte man die Dornfortsätze sowohl von oben als von unten zählen. Erst wenn beide Ergebnisse übereinstimmen, kann man sicher sein, richtig gezählt zu haben.

Verwenden Sie zur Wirbelzählung zwei Finger. Erst wenn ein Finger auf einem Dornfortsatz ruht, sucht der zweite Finger den nächsten Dornfortsatz auf. Nun folgt der erste Finger, während der zweite wiederum den nächsten Dornfortsatz sucht usw. Oft ist es sinnvoll, die einzelnen Fortsätze mit einem Dermographen zu markieren. Beachten Sie jedoch, dass sich die Position der Markierungen durch Bewegungen des Patienten verschieben kann.

Bleibt das Ergebnis zweifelhaft, sollte man entweder alle Dornfortsätze der Halswirbelsäule palpieren (natürlich mit Ausnahme des ersten) oder den Processus spinosus S2 ausfindig machen. Dieser befindet sich fast immer auf der horizontalen Verbindungslinie zwischen den beiden Spinae iliacae posteriores superiores.

Beachten Sie, dass die thorakalen Dornfortsätze schräg nach unten weisen. Der dazugehörende Wirbelkörper liegt demnach immer etwas höher.

Processus transversi (Querfortsätze)

Die Palpation der Querfortsätze wird durch die bedeckenden Muskeln bedeutend erschwert. Dennoch kann ihre Identifizierung von großer Bedeutung sein, z.B. zur Reposition einer Rippe in einem der Kostovertebralgelenke. Beachten Sie, dass die thorakalen Querfortsätze höher liegen als die entsprechenden Dornfortsätze. Als Faustregel gilt, dass im Thorakalbereich jeder Querfortsatz in der gleichen Horizontalebene liegt wie der Dornfortsatz des nächst höheren Wirbels.

Palpieren Sie ungefähr 5 cm neben der Medianlinie. Klagt der Patient über deutlich lokalisierbaren Druckschmerz seitlich eines thorakalen Querfortsatzes bei gleichzeitig zwischen die Rippen ausstrahlendem Atmungsschmerz, so kann eine (Sub)luxation einer Rippe vorliegen. Durch sorgfältiges Vorgehen wird dann die betroffene Rippe ermittelt, wonach der Patient durch einen einfachen Handgriff von seinen Schmerzen befreit wird.

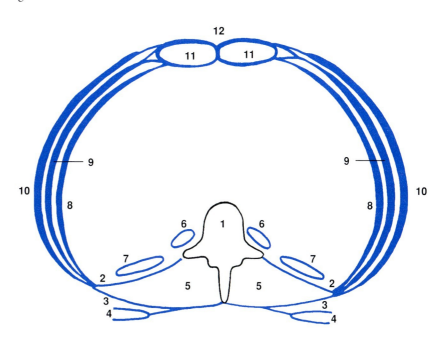

Abb. 11.3: Schematische Darstellung der Rumpfmuskulatur mit Fascia thoracolumbalis und Rektusscheide.

1. Vertebra
2. Fascia thoracolumbalis, tiefes Blatt
3. Fascia thoracolumbalis, oberflächliches Blatt
4. M. latissimus dorsi
5. M. erector spinae
6. M. psoas major
7. M. quadratus lumborum
8. M. transversus abdominis
9. M. obliquus internus abdominis
10. M. obliquus externus abdominis
11. M. rectus abdominis mit Rektusscheide
12. Linea alba

Die übrigen Wirbelanteile sind nicht palpabel.

Nur bei sehr mageren Personen kann bei völlig entspannter Bauchmuskulatur gelegentlich der Lumbosakralübergang von ventral palpabel sein. Man tastet diesen eine Handbreit unter dem Nabel.

Fascia thoracolumbalis (Abb. 11.3)

Beide Blätter der Fascia thoracolumbalis umfassen den M. erector spinae. Das oberflächliche Blatt ist der Ursprungsort des M. latissimus dorsi, während beide Blätter zusammen den Muskeln der Bauchwand (mit Ausnahme des M. rectus) als Ursprung dienen. Das tiefe Faszienblatt und die davor liegenden Mm. quadratus lumborum und psoas major sind nicht palpabel (Abb. 11.3). Das den M. erector spinae bedeckende oberflächliche Blatt ist demgegenüber wohl fühlbar. In seinem breitesten Abschnitt tief lumbal tastet man die Ursprünge des M. latissimus dorsi und des M. gluteus maximus.

M. erector spinae

Der M. erector spinae besteht aus einem komplexen System von Muskelfasern. Er liegt zwischen den beiden Blättern der Fascia thoracolumbalis und geht kranial in die Nackenmuskulatur über. Die Identifizierung seiner Einzelteile ist nur ganz selten erforderlich.

Der mediale Trakt besteht aus kurzen Muskeln, die die Dornfortsätze verbinden (Mm. interspinales), etwas längeren über die Dornfortsätze hinweg ziehenden Muskeln (Mm. spinales) und aus kurzen Muskeln zwischen den Processus

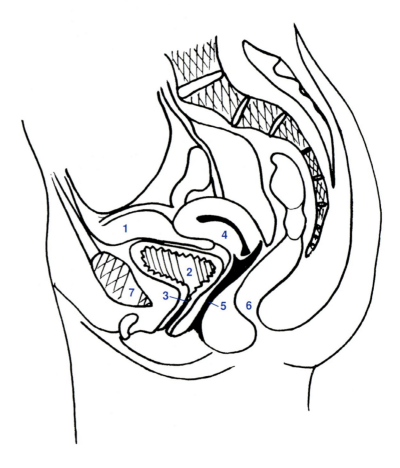

Abb. 11.4: Medianschnitt durch das kleine Becken der Frau.

1. Peritoneum
2. Harnblase
3. Urethra
4. Uterus
5. Vagina
6. Rektum
7. Symphysis pubica

Abb. 11.5: Medianschnitt durch das kleine Becken des Mannes.

1. Peritoneum
2. Harnblase
3. Prostata
4. Urethra
5. Rektum
6. Symphysis pubica

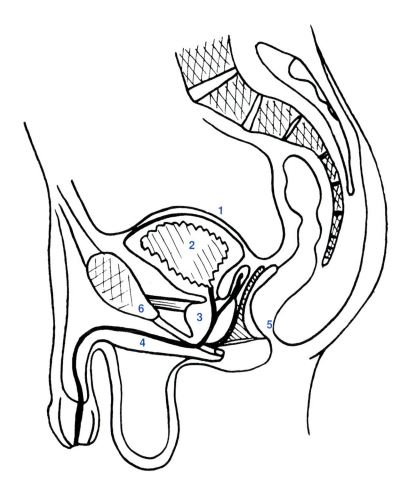

transversi (Mm. intertransversarii). Der Medialtrakt ist vor allem bei der Rückenstreckung aktiv. Die gesonderte Palpation ist schwierig.

Auch das Schrägsystem (Transversospinalsystem) gehört zum medialen Trakt. Es besteht aus kleinen Muskeln, die von den Querfortsätzen zum nächst höheren Processus spinosus ziehen (Mm. rotatores). Längere Muskeln überspringen dabei 1–3 Wirbel (Mm. multifidi), die längsten 3–6 Wirbel. Das Schrägsystem rotiert die Wirbelsäule zur Gegenseite und ist bei dieser Bewegung separat palpabel. Im Lendengebiet fühlt man vor allem die dort stark entwickelten Mm. multifidi, während im Nacken besonders der M. semispinalis capitis palpabel ist.

Der laterale Trakt des M. erector spinae besteht aus dem M. longissimus und dem M. iliocostalis. Ersterer verbindet vom Os sacrum ab aufwärts die Querfortsätze der Wirbelsäule, letzterer zieht von der Crista iliaca zum Rippenbogen (Angulus costarum). Die Palpation des Lateraltrakts ist einfacher. Vergleichen Sie bei der Routineuntersuchung des M. erector spinae den Tonus beider Stränge. Zwischen Rückenschmerzen und Tonusunterschieden kann ein Zusammenhang bestehen. Suchen Sie auch nach abnormen Verhärtungen und umschriebenen Stellen mit erhöhtem Muskeltonus. Registrieren Sie einen lokalen Druckschmerz, und bedenken Sie dabei, dass Beschwerden des M. erector spinae sowohl Ursache als auch Folge pathologischer Veränderungen des Rückens sein können. Von den zahlreichen, die Wirbel verbindenden Ligamenten, sind nur die Ligg. interspinalia und das Lig. supraspinale palpabel. Man fühlt sie als bandförmige Struktur in der Linea mediana posterior.

Palpation der perinealen Strukturen

Ausgangshaltung: Kniend oder in Seitenlage/Bauchlage mit angezogenen Beinen

Regio analis (Abb. 10.3, 11.4 und 11.5)

Die Untersuchung der Analregion gehört nicht zur Routineuntersuchung des Bewegungsapparates. Man fahndet hier nach möglichen Hämorrhoiden und prüft den Tonus des M. sphincter ani externus. Ferner ist der Anus eine Pforte bei der inneren Körperuntersuchung. Diese Untersuchung ist für Patienten und Versuchspersonen belastend und darf darum auch nur von dazu befugten Personen und nach deutlicher Indikationsstellung vorgenommen werden. Wir haben zur besseren Orientierung die Abbildungen 11.4 und 11.5 aufgenommen. Sie sollen die Topographie der bei der Rektaluntersuchung grundsätzlich palpablen Strukturen veranschaulichen.

Regio urogenitalis (Abb. 10.3, 11.4 und 11.5)

In der weiblichen Urogenitalregion findet man die die Schamspalte umgebenden Labia majora, die ventral in den Mons pubis und dorsal in die Commissura posterior übergehen. Ihre Untersuchung kann für die Diagnose einer Hernia inguinalis von Bedeutung sein. Die Labia majora umschließen die Labia minora, zwischen denen sich ventral die Klitoris befindet. Hinter der Klitoris liegt die äußere Urethraöffnung. Noch weiter dorsal, jedoch vor der Commissura posterior, befindet sich die Vaginaöffnung.

Durch die männliche Regio urogenitalis zieht eine mediane Naht, die Raphe penis et scroti. Sie zieht von der Unterfläche des Penis zum vorderen Anusrand. Der Bulbus penis wird vom M. bulbocavernosus und an beiden Seiten vom M. ischiocavernosus bedeckt. Man fühlt den Bulbus als runde, prall-elastische Struktur, die in den Penis übergeht. Beiderseits ist der Ramus inferior ossis pubis palpabel. Das Skrotum befindet sich vorne in der Regio urogenitalis. Beide Testikel sind leicht zu palpieren. Die Skrotaluntersuchung kann für die Diagnose einer Hernia inguinalis von Bedeutung sein.

Palpation der Bauchwand und der Bauchorgane

Ausgangshaltung: Rückenlage

Bei der Bauchuntersuchung sollte der Patient so entspannt wie möglich sein. Die Palpation darf nicht als bedrohlich empfunden werden. Im Allgemeinen liegt der zu Untersuchende auf dem Rücken. Die Hände des Untersuchers dürfen nicht zu kalt sein. Der Untersucher kann zunächst seine Hände kurz auf den Bauch des Untersuchten legen und diesen bitten, sich auf sie zu konzentrieren. Gleichzeitig konzentriert der Untersucher sich auf den Bauch des Patienten. Die Muskulatur entspannt sich dann meistens, und die Atmungsrhythmen beider Personen werden synchron.

Gelegentlich benötigt man zur Bauchuntersuchung beide Hände. Palpiert man mit nur einer Hand, dann ruht die andere Hand entspannt auf dem Bauch.

M. rectus abdominis (Abb. 11.3 und 11.6)

Der M. rectus abdominis und das vordere Blatt der Rektusscheide sind oft deutlich sichtbar und immer gut palpabel. Beginnen Sie die Palpation des in der Medianebene befindlichen sehnigen Anteils (Linea alba) direkt unterhalb des Sternums, und palpieren Sie diese bis zum Os pubis. Prüfen Sie unterdessen, ob in der Nabelregion eine Hernia umbilicalis (Nabelhernie) besteht (recht häufig). Die Dicke der Linea alba variiert, schwächere Stellen und Einrisse kommen vor. Der Muskel selbst hat einige Intersectiones tendineae. Dies sind quer verlaufende, palpable Zwischensehnen. Zur Palpation bittet man den zu Untersuchenden sich aufzurichten (Anspannen der Bauchmuskulatur). Im Gegensatz zur landläufigen Auffassung liegen die Zwischensehnen rechts und links nicht immer in gleicher Höhe (Abb. 10.4 und 11.6).

Die seitliche Begrenzung des Muskels (Linea semilunaris) dient als wichtige Orientierungslinie der Bauchregion.

M. obliquus externus abdominis (Abb. 11.3 und 11.6)

Der Patient liegt mit leicht angezogenen Knien auf dem Rücken, sein Kopf ruht auf einem kleinen Kissen. Legen Sie die flache Hand seitlich unter der kaudalen Grenze des M. pectoralis major auf den Rumpf, wobei die Finger nach medial weisen. Sie fühlen nun zwischen den Köpfen des M. serratus anterior den oberen

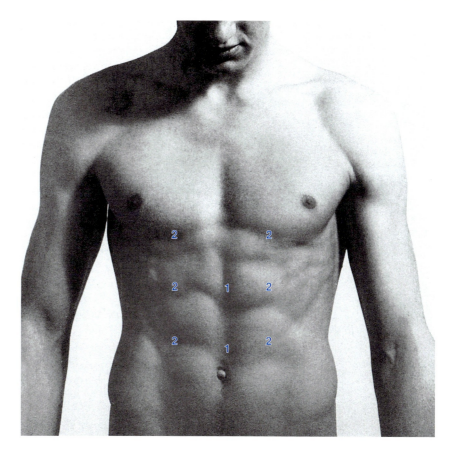

Abb. 11.6: M. rectus abdominis.

1. Linea alba
2. Intersectiones tendineae

Abb. 11.7: Verlauf der Bauchmuskelfasern (Faszie entfernt) (nach R.H. Rozendal*).

1. M. obliquus externus abdominis
2. M. rectus abdominis
3. M. obliquus internus abdominis und M. transversus abdominis
4. Linea alba
5. M. iliopsoas
6. V. femoralis
7. A. femoralis
8. Funiculus spermaticus im Anulus inguinalis superficialis
9. Funiculus spermaticus im Anulus inguinalis profundus
10. M. tensor fasciae latae

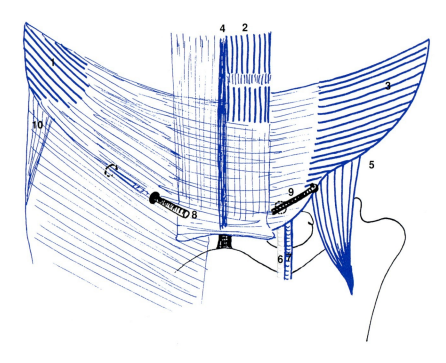

Rand des M. obliquus externus abdominis. Tasten Sie den gesamten Muskel ab, indem Sie die Hand immer weiter nach kaudal vorschieben.

Global gesehen ziehen die Muskelfasern von kraniolateral nach kaudomedial (vergleichbar einer Hand, die in die Hosentasche gleitet). Hieraus wird die Funktion des M. obliquus externus als Rumpfrotator zur Gegenseite verständlich. Die Rotationsbewegung dient gleichzeitig seiner Differenzierung vom M. obliquus internus abdominis (Rumpfrotator zur gleichen Seite). Die Palpation des M. obliquus externus ist am einfachsten bei Seitneigung des Rumpfes, die Bewegung differenziert jedoch nicht den M. obliquus internus.

M. obliquus internus abdominis (Abb. 11.3)

Der M. obliquus internus abdominis ist unter dem M. obliquus externus verborgen und dadurch erheblich schwieriger zu palpieren. Seine Bündel ziehen von kaudolateral nach kraniomedial (mit Ausnahme der horizontal verlaufenden unteren Fasern), wodurch er bei Rotation zur gleichen Seite aktiv wird. Fühlt man bei aktiver Rumpfrotation nach rechts auf der rechten Bauchwand die Kontraktion eines tief liegenden Muskels, so ist dies wahrscheinlich der M. obliquus internus abdominis. Man unterscheidet die beiden Mm. obliqui mit Hilfe einer zweiten Methode, indem man die Hand rechtwinklig zur erwarteten Bündelrichtung auf den Bauch legt und dann die Finger vorsichtig hin und her bewegt.

Unten am Rücken ist ein kleiner Abschnitt des M. obliquus internus in der Nähe seines Ursprungs direkt über der Crista iliaca nicht vom Obliquus externus bedeckt. Man spricht hier vom Petitschen Dreieck (vgl. bei «Inspektion»). Dort wäre der Muskel direkt palpabel, jedoch ist der praktische Wert hiervon gering.

Der M. transversus abdominis liegt für die Palpation zu tief. Darum wird er an dieser Stelle auch nicht weiter besprochen.

---

* Rozendal, R. H.; Inleiding in de kinesiologie van de mens. Stam-Kemperman, Culemborg 1974.

Canalis inguinalis (Leistenkanal) (Abb. 11.7 und 11.8)

Der Canalis inguinalis durchbohrt in seinem Verlauf direkt proximal des Leistenbandes die Bauchwand. Er beginnt *tief lateral* im so genannten Anulus inguinalis profundus (tiefer Leistenring), einer Öffnung in der Faszie des M. transversus abdominis, ungefähr 1 cm oberhalb des mittleren Inguinalpunktes (also auf halber Strecke zwischen Spina iliaca anterior superior und Tuberculum pubicum). Von hier aus zieht der Kanal nach *medial,* wo er nach Durchbohren des M. transversus abdominis und des M. obliquus internus abdominis an die Oberfläche tritt. Einige Fasern des M. obliquus internus schließen sich den im Kanal befindlichen Strukturen an. Zuletzt tritt der Kanal durch den von der Aponeurose des M. obliquus externus gebildeten Anulus inguinalis superficialis (oberflächlicher Leistenring), der sich 1 cm proximal des Tuberculum pubicum befindet.

Der Canalis inguinalis verläuft also *oberhalb der medialen Hälfte* des Leistenbandes. Im Gegensatz dazu liegt die Lacuna vasorum, die u.a. die A. und V. femoralis enthält, *unter* dem Ligament. Außerdem zieht die Lacuna vasorum in gerader Linie von dorsal nach ventral, während der Leistenkanal schräg von seitlich-hinten nach medial-vorne verläuft. Das Leistenband bildet den Boden des Kanals, die Aponeurose des M. obliquus externus abdominis dessen Vorderwand. Die Rückwand wird von der Aponeurose des M. transversus abdominis geformt und das Dach von Fasern des M. obliquus internus abdominis.

Beim Mann mündet der Kanal mit dem Funiculus spermaticus und Ductus deferens darin in das Skrotum. Bei der Frau enthält er das Lig. teres uteri und endet an den Labia majora. Bei beiden Geschlechtern befindet sich der N. ilioinguinalis im Leistenkanal.

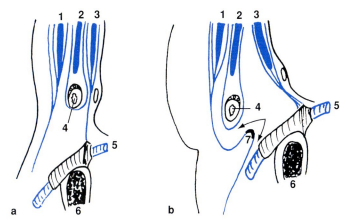

Abb. 11.8a: Sagittalschnitt durch den Leistenkanal.*

1. M. obliquus externus abdominis
2. M. obliquus internus abdominis
3. M. transversus abdominis
4. Funiculus spermaticus
5. A. femoralis mit Gefäßscheide
6. Os pubis
7. Lig. inguinale

Abb. 11.8b: Sagittalschnitt durch den Leistenkanal bei schlaffer Bauchwand. Das Lig. inguinale ist jetzt deutlich sichtbar. Die beiden Pfeile deuten eine Hernia inguinalis (oben) bzw. eine Hernia femoralis (unten) an.

Bei einer *Hernia inguinalis* (Leistenbruch) tritt Bauchinhalt in den Kanal.

Ein schräger (lateraler, indirekter) Leistenbruch liegt vor, wenn der Bauchinhalt den Leistenkanal durch den Anulus inguinalis profundus betritt und diesem dann bis ins Skrotum bzw. bis an die Labia majora folgt. Man spricht von einem geraden (medialen, direkten) Leistenbruch, wenn der Bauchinhalt sich unter Umgehung des Canalis inguinalis einen direkten Weg durch den Anulus inguinalis superficialis nach vorne bahnt. Ein solcher Bruch ist demzufolge von den Mm. transversus und obliquus internus abdominis umhüllt. Die Diagnose der Hernia inguinalis gehört in den Aufgabenbereich des Facharztes, jedoch kann und darf der Leistenbruch bei der Routineuntersuchung des Bewegungsapparates nicht

---

* Aus: Rozendal, R.H.; Inleiding in de kinesiologie van de mens. Stam-Kemperman, Culemborg 1974.

übersehen werden. Darum palpiert man den Leistenkanal und seinen Inhalt (Funiculus spermaticus bzw. Lig. teres uteri). Entsteht dabei der Verdacht auf einen Leistenbruch, dann dehnt man die Palpation auf das Skrotum bzw. die Labia majora aus.

Projektion der Organe des Bauchraums

(Abb. 11.9 und 11.10)

Obwohl die Untersuchung der Bauchorgane nicht zur Routineuntersuchung des Bewegungsapparates gehört, ist bei der Palpation der Bauchwand ein indirekter Kontakt mit dem Bauchinhalt unvermeidlich. Der Untersucher muss darum über die Lage der Bauchorgane im Bilde sein und seinen Tastbefund in dieser Region interpretieren können. Aus diesem Grunde ist es sinnvoll, an dieser Stelle die Projektion der Organe des Bauchraums auf die Bauchwand zu besprechen.

Die Verdauungsorgane befinden sich zum größten Teil «innerhalb» des Peritoneums (Abb. 11.9), d. h. sie sind von einer Duplikatur desselben umgeben. Bei einer Bauchfellentzündung (Peritonitis) ist die Bauchdecke extrem gespannt und sehr druckempfindlich.

Der palpable Teil des Magens befindet sich im Epigastrium, der Unterrand der Leber steht meist in Höhe des rechten Rippenbogens und tritt weiter links ins Epigastrium ein. Die Gallenblase kann am unteren Leberrand fühlbar sein. Pankreas und Duodenum liegen für die Palpation zu weit dorsal. Der Projektionspunkt des Blinddarms befindet sich gewöhnlich zwischen äußerem und mittlerem Drittel der Verbindungslinie zwischen der rechten Spina iliaca anterior superior und dem Nabel (MacBurneyscher Punkt). Man beachte jedoch, dass dieser Punkt bei einer «Blinddarmentzündung» nicht immer druckempfindlich ist. Manchmal ist das Colon ascendens in der rechten Regio lateralis und das Colon sigmoideum in der linken Regio inguinalis bzw. unten in der Regio lateralis palpabel.

Außer Teilen des Verdauungsapparates sind im Bauchraum auch noch Teile des Tractus urogenitalis zu fühlen. Die Nieren liegen in der Tiefe der Regiones laterales, eine volle Harnblase ist oberhalb der Symphysis pubica palpabel. Den Uterus palpiert man in der Regio pubica.

Von den Blutgefäßen des Bauches ist vor allem die Aorta abdominalis in der Regio epigastrica palpabel.

Colon ascendens (Abb. 11.9 und 11.10)

Das Colon ascendens ist in der rechten Regio lateralis palpabel. Der Patient liegt auf dem Rücken, der Untersucher steht rechts von ihm. Die linke Hand des Untersuchers umfasst die Flanke des Patienten und bleibt dort im weiteren Verlauf der Untersuchung unbeweglich liegen. Die Finger der rechten Hand liegen horizontal auf der Bauchwand (im rechten Winkel zum Colon ascendens), die Fingerspitzen in Höhe der Linea semilunaris dextra. Die untersuchende Hand drückt nun behutsam nach innen und gleitet, die Finger leicht hin und her bewegend, langsam lateralwärts. Bei entspannter Bauchwand fühlt man dann in der Tiefe das Colon ascendens als vertikal verlaufenden weichen Strang. Es kann bei bestimmten Darmerkrankungen sehr druckempfindlich sein.

Projektion der Organe des Bauchraums

Abb. 11.9: Tractus digestivus (Verdauungstrakt), Vorderansicht.

1. Leber
2. Magen
3. Zökum und Appendix
4. Colon ascendens
5. Colon transversum
6. Colon descendens
7. Colon sigmoideum
8. Rektum

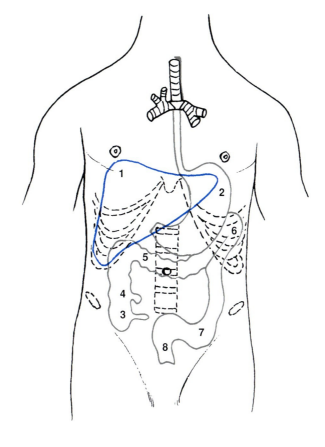

Abb. 11.10: Palpation der Organe des Bauchraums, Vorderansicht.

1. MacBurneyscher Punkt
2. Colon ascendens
3. Colon sigmoideum
4. Aorta abdominalis
5. Nieren
6. Unterrand der Leber
7. Palpationsstelle bei Milzvergrößerung

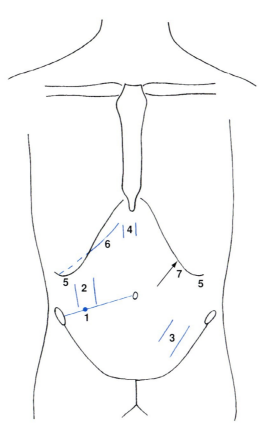

Colon sigmoideum (Abb. 11.9 und 11.10)

Auch hier umfasst der Untersucher mit einer Hand die Flanke des Patienten, während er die andere Hand rechtwinklig zur erwarteten Verlaufsrichtung des Colon sigmoideum (in einem Winkel von 45° zur Körperlängsachse) in der Regio umbilicalis auf den Bauch legt. Die untersuchende Hand fühlt nun langsam nach lateral und kaudal gleitend das Colon sigmoideum als tief liegenden und schräg verlaufenden weichen Strang.

Aorta abdominalis (Abb. 11.10 und 11.11)

Der Untersucher bringt seine aufeinander liegenden Hände in die Regio epigastrica des Patienten. Mit der oben liegenden Hand drückt er die andere Hand behutsam nach innen. Im Allgemeinen fühlt man bereits bei geringem Druck in der Tiefe die Pulsschläge der Bauchaorta. Ohne dringende Indikation zu einer tiefen Palpation bleibt man an der Oberfläche, um keine tief liegenden Strukturen zu verletzen. Oft ist sogar das Pulsieren der Bauchaorta auf der Bauchwand sichtbar, was eine Palpation überflüssig macht.

Bei schmerzhaften Erkrankungen des Magens oder anderer epigastrischer Organe kann die Palpation sehr belastend sein und wird dann auch nur auf eine zwingende Indikation hin vorgenommen.

Nieren (Abb. 11.10 und 11.11)

Die Nieren sind nur bei mageren Personen palpabel. Der Untersucher umfasst mit einer Hand die Flanke des Patienten, wobei seine Finger sich dorsal in der Regio lateralis befinden. Die andere Hand drückt behutsam von ventral auf die Regio lateralis. Manchmal gelingt es, die Nieren zwischen den Fingern beider Hände tan-

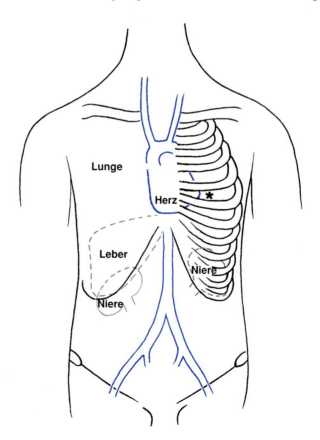

Abb. 11.11: Projektion einiger Organe auf die vordere Rumpfwand.

zen zu lassen (Ballottement). Flankenschmerz bei Palpation deutet auf eine pathologische Veränderung der Niere und erfordert fachärztliches Eingreifen. Meist jedoch sind die Nieren nicht palpabel. Ihre Palpation gehört daher auch nicht in den Rahmen der Routineuntersuchung.

Leber (Abb. 11.9 und 11.10)

Der Patient liegt auf dem Rücken. Der Untersucher steht rechts von ihm. Die linke Hand des Untersuchers umfasst die Flanke des Patienten und bleibt dort im weiteren Verlauf der Untersuchung unbeweglich liegen. Die Fingerspitzen der rechten Hand befinden sich ca. 3 cm unter dem Rippenbogen. Die Finger weisen in einem Winkel von 45° nach kraniolateral. Bitten Sie den Patienten nun, einige Male tief ein- und auszuatmen. Während der Ausatmung drückt die palpierende Hand vorsichtig nach innen und nach kraniolateral, wobei sie in Höhe des Rippenbogens auf einen festen Widerstand stößt. Dies ist der Unterrand der Leber. Das Organ kann durch verschiedene pathologische Prozesse vergrößert sein, wodurch sein Unterrand sich viel weiter distal befindet.

Milz (Abb. 11.10)

Die Milz liegt hoch in der linken Körperhälfte im Abdomen, wo sie tief dorsal unter dem Rippenbogen verborgen ist. Darum ist sie unter normalen Bedingungen nicht palpabel. Sie kann jedoch bei bestimmten Erkrankungen stark vergrößert sein, wodurch sie unterhalb des linken Rippenbogens der Palpation zugänglich wird. Wenden Sie die gleiche Technik wie bei der Leberpalpation an.

Der Patient liegt auf dem Rücken. Der Untersucher steht rechts davon. Die rechte Hand des Untersuchers umfasst die Flanke des Patienten und bleibt dort im weiteren Verlauf der Untersuchung unbeweglich liegen. Die linke Hand wird auf die Bauchwand gelegt, wobei die Finger in einem Winkel von 45° zur Körperachse nach kranial und lateral weisen. Die Fingerspitzen befinden sich ca. 3 cm unterhalb des Rippenbogens. Lassen Sie den Patienten nun einige Male tief ein- und ausatmen. Während der Ausatmung drückt die palpierende Hand vorsichtig nach innen und kraniolateral. Fühlen Sie dabei in Höhe des Rippenbogens einen Widerstand, so handelt es sich vermutlich um die vergrößerte Milz.

Palpation der thorakalen Strukturen

Ausgangshaltung: Rückenlage

Sternum

Die Palpation des Sternums ist einfach. Betasten Sie die kraniale Begrenzung (Incisura jugularis), das Manubrium sterni und den Übergang zwischen Manubrium und Corpus sterni (Angulus sterni), ferner das Corpus sterni und den Processus xiphoideus.

Der Angulus sterni ist ungefähr 4 cm kaudal der Incisura jugularis als horizontal verlaufender Sims zu fühlen. Auf der gleichen Höhe setzt normalerweise die zweite Rippe an, der Angulus kann jedoch auch in Höhe der dritten Rippe liegen. Um in einem solchen Falle Irrtümer auszuschließen, überzeugt man sich davon, dass der Abstand zwischen Incisura jugularis und Angulus sterni mehr als 4 cm beträgt. Beachten Sie, dass die Palpation durch den das ganze Sternum bedeckenden Ursprung des M. pectoralis major hindurch stattfindet.

Rippen

Die Rippen und die Rippenknorpel sind zum größten Teil gut palpabel. Trotzdem erfordert das fehlerfreie Zählen der Rippen ein großes Maß an Übung.

Überzeugen Sie sich vor Beginn der Palpation davon, dass der Angulus sterni sich tatsächlich in Höhe des zweiten Rippenansatzes befindet. Die erste Rippe ist fast vollständig durch die Klavikula bedeckt, was ihre Palpation erschwert. Beginnen Sie die Zählung an der zweiten Rippe. Legen Sie dazu zwei Finger horizontal auf den Angulus sterni, und gleiten Sie nach lateral. Der kranial gelegene Finger findet so den ersten und der kaudal gelegene Finger den zweiten Interkostalraum. Zwischen beiden Fingern befindet sich die zweite Rippe. Der kraniale Finger begibt sich nun in den zweiten Interkostalraum, während der andere Finger den dritten Interkostalraum aufsucht usw. Eigentlich «spaziert» man über den Thorax. Im Verlauf des «Spaziergangs» wendet man sich immer weiter nach lateral. Dies kann bei weiblichen Patienten durch die Mammae erschwert werden. Bei normalem Körperbau kann die Mamilla zur Orientierung beitragen (direkt über der fünften Rippe).

Man zählt immer bis zur zwölften Rippe. Fehlt diese oder findet man noch eine dreizehnte Rippe, dann ist einem vermutlich ein Zählfehler unterlaufen. Der ungeübte Untersucher sollte zur besseren Orientierung die Interkostalräume mit einem Dermographen markieren.

Mammae

Zur Lokalisierung der Mammae verweisen wir auf den Abschnitt über die Orientierung an der vorderen Rumpfwand. Im Übrigen sind die Mammae normalerweise deutlich sichtbar und ihre Identifikation dürfte keine Schwierigkeiten bereiten.

Die Untersuchung der weiblichen Brust gehört nicht zur Routineuntersuchung des Bewegungsapparates. Sie ist jedoch im Rahmen der allgemeinen Körperuntersuchung für das frühzeitige Aufspüren pathologischer Veränderungen von großer Bedeutung. Bei der Palpation liegt die Frau auf dem Rücken. Die Hände liegen unter dem Kopf. Achten Sie auf das Aussehen der Mamillen (eingezogen?), auf eventuellen Ausfluss (Mamillensekretion), auf Veränderungen der Haut (Orangenhaut?) und auf das Vorhandensein von Knoten. Ein Knoten kann benigne oder maligne sein, erfordert also in jedem Fall nähere ärztliche Diagnostik. Vermeiden Sie jedoch unnötige Panik. Bösartige und infektiöse Prozesse der Brust können zu Lymphknotenschwellungen in der Regio infraclavicularis, in der Regio colli lateralis und in den Achselhöhlen führen.

Ictus cordis (Herzspitzenstoß) (Abb. 11.11)

Mit Ausnahme des Ictus cordis werden die im Thorax gelegenen Strukturen nicht palpiert, sondern perkutiert und auskultiert. Oft sieht man das Pulsieren des Herzschlags in der linken Thoraxhälfte rechts von der Medioklavikularlinie im fünften Interkostalraum, 7–8 cm neben der Medianlinie.

Der Herzspitzenstoß kann sich jedoch auch an anderen Stellen befinden. Bei Kindern liegt er gewöhnlich weiter kranial. Der sichtbare Ictus cordis befindet sich im Allgemeinen ca. 2 cm medial der tatsächlichen Herzspitze (Apex cordis). Sichtbare Pulsationen im Epigastrium brauchen nicht von der Bauchaorta herzurühren (siehe unter «Aorta abdominalis»), sondern können auch vom Herzspitzenstoß verursacht sein.

Palpation der Strukturen im Halsgebiet

Ausgangshaltung: Sitzend oder Rückenlage

Platysma (Abb. 11.12)

Das Platysma, ein Hautmuskel, liegt über dem M. sternocleidomastoideus direkt unter der Haut des Halses. Man bittet den Patienten, seinen Mund so breit wie möglich zu öffnen. Hierbei sieht man die Kontraktion des Platysmas.

Os hyoideum (Abb. 11.13)

Umfassen Sie die Mandibula an beiden Seiten mit Daumen und Zeigefinger einer Hand. Sie finden das Os hyoideum leicht, indem Sie mit beiden Fingern kaudalwärts gleiten und dabei den Konturen des Halses genau folgen. Man fühlt es als hufeisenförmigen Knochen, der sich beim Schluckakt auf und nieder bewegt (vgl. bei «Funktionsprüfung»).

Das Os hyoideum befindet sich in Höhe des dritten Halswirbels.

Trachea (Abb. 11.13)

Direkt oberhalb der Incisura jugularis des Brustbeins liegt die Fossa jugularis, deren Palpation für den Patienten sehr unangenehm ist. Tief in der Fossa fühlt man die Trachea, die hier von einigen nicht näher zu behandelnden Muskeln bedeckt wird.

Larynx (Abb. 11.13)

Zwischen Os hyoideum und Trachea befindet sich der Larynx (Kehlkopf. Unmittelbar unter dem Os hyoideum findet sich ein Streifen kollagenes Bindegewebe und darunter die *Cartilago thyreoidea* (Schildknorpel).

Palpiert man zuerst die Mitte des Os hyoideum und gleitet dann mit dem Zeigefinger einen Fingerbreit kaudalwärts, so stößt man auf die in Höhe des vierten Halswirbels gelegene mediane Einkerbung der Cartilago thyreoidea. Der Rand direkt unter der Kerbe ist der so genannte «Adamsapfel», die Berührungsstelle der beiden deutlich palpablen Knorpelplatten.

Folgen Sie dem scharfen Rand des Schildknorpels nach kaudal bis zur *Cartilago cricoidea* (Ringknorpel), die unter der Schilddrüse als knorpeliger Ring zu fühlen ist. Ihr breiter Anteil liegt dorsal.

Kaudal des Ringknorpels beginnt die Trachea.

Der Ringknorpel wird zur Orientierung am Hals gebraucht. Er liegt in Höhe des sechsten Halswirbels. Auf gleicher Höhe befinden sich die Übergänge zwischen Larynx und Trachea und zwischen Pharynx und Ösophagus sowie die Eintrittsstelle der A. vertebralis in das Foramen transversum des sechsten Halswirbels (Tuberculum caroticum) und das Ganglion cervicale medium.

Glandula thyreoidea (Abb. 11.13)

Die Schilddrüse wird in der Regio colli anterior palpiert. Fixieren Sie den Ringknorpel zwischen Daumen und Zeigefinger, und bitten Sie den Patienten, zu schlucken. Larynx und Schilddrüse bewegen sich nun auf und nieder. Auf diese Weise lassen sich Konsistenz und Ausdehnung der Schilddrüse beurteilen. Ein pathologischer Palpationsbefund erfordert eine nähere Untersuchung durch den Facharzt.

Abb. 11.12: Oberflächlich gelegene Strukturen im lateralen Halsgebiet.

1. Platysma
2. M. sternocleidomastoideus
3. M. levator scapulae
4. M. splenius capitis
5. M. trapezius
6. N. auricularis magnus
7. N. occipitalis minor
8. N. accessorius
9. V. jugularis externa (unter dem Platysma)

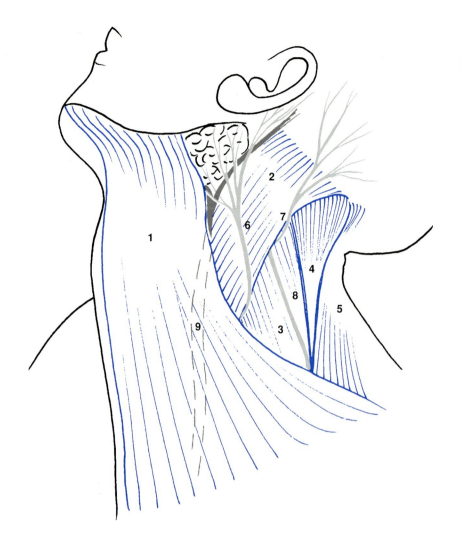

Abb. 11.13: Strukturen der Regio colli anterior.

Aus: Harold Ellis: Clinical Anatomy. Blackwell Scientific Publications Ltd., London. Autorisierte Veröffentlichung mit Dank an Herausgeber und Verfasser.

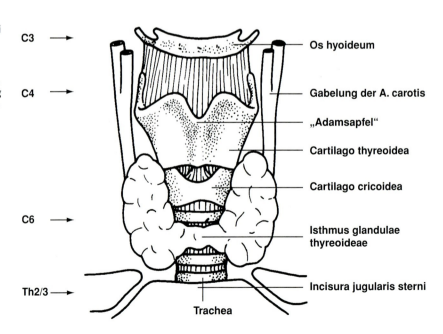

Tuberculum caroticum

In der unteren Spitze des Trigonum caroticum lässt sich hinter dem Ringknorpel das Tuberculum caroticum palpieren. Legen Sie den palpierenden Finger in Höhe des Ringknorpels von vorne auf den M. sternocleidomastoideus, und üben Sie leichten Druck nach dorsal aus.

Zur Vermeidung des so genannten Karotisreflexes (plötzliche Bradykardie durch gleichzeitiges Abklemmen beider Aa. carotides) darf diese Palpation unter keinen Umständen bilateral vorgenommen werden.

Gefäß-Nerven-Strang (Abb. 11.14)

Etwas weiter kranial palpiert man im Trigonum caroticum den Pulsschlag der A. carotis (niemals bilateral palpieren!). An dieser Stelle zweigt sich die A. carotis communis in eine A. carotis interna und eine A. carotis externa auf. Letztere wird palpiert. Die A. carotis externa bildet mit der nicht separat palpablen V. jugularis interna und dem N. vagus einen gemeinsamen Gefäß-Nerven-Strang.

Skalenuslücken (Abb. 5.16)

Die Skalenuslücken befinden sich im ventrokaudalen Abschnitt der Regio colli lateralis (vgl. unter «Muskeln und andere Weichteile im Gebiet der Schulter»). Die nicht palpable V. subclavia zieht durch die vom M. scalenus anterior und vom M. sternocleidomastoideus gebildete vordere Skalenuslücke.

Der gut zu tastende Plexus brachialis zieht zwischen dem M. scalenus anterior und dem M. scalenus medius durch die hintere Skalenuslücke, auf deren Boden die A. subclavia zu fühlen ist. Der M. omohyoideus läuft schräg über die hintere Skalenuslücke.

Bei maximaler Inspiration ist hinter dem M. scalenus medius der M. scalenus posterior zu erkennen.

Punctum nervosum (Abb. 11.14)

Folgt man dem M. scalenus medius nach kranial, dann trifft man unmittelbar unter dem M. sternocleidomastoideus auf das so genannte «Punctum nervosum» (Erbscher* Punkt), dessen Palpation unangenehm ist. Folgende aus dem Plexus cervicalis stammende Nerven sind hier palpabel:

- Der *N. auricularis magnus*, der über den M. sternocleidomastoideus hinweg nach kranial zum Gebiet von Wange und Ohr zieht;
- der *N. occipitalis minor*, der hinter dem Ohr zum Hinterhaupt zieht;
- der *N. transversus colli*, der über den M. sternocleidomastoideus hinweg nach ventral zieht und die Haut im Gebiet des Platysmas sensibel innerviert;
- der *N. supraclavicularis*, der an der Oberfläche nach kaudal zieht und die Haut im Gebiet der Klavikula sensibel versorgt.

Am Punctum nervosum untersucht man vom Plexus cervicalis ausgehende Schmerzen und Druckempfindlichkeit. Außerdem können an dieser Stelle Plexusbeschwerden behandelt werden.

V. jugularis externa (Abb. 11.12 und 11.14)

Die V. jugularis externa entspringt in Höhe des Kieferwinkels und zieht dann zwischen Platysma und M. sternocleidomastoideus hindurch nach distal, um schließ-

---

* Erb, Wilhelm Heinrich; Neurologe, Heidelberg, 1840–1921

Abb. 11.14: Strukturen im lateralen Kopf- und Halsgebiet.

1. Trigonum submandibulare
2. Trigonum caroticum
3. Fossa supraclavicularis
4. Regio colli lateralis
5. Punctum nervosum
   a) N. occipitalis minor
   b) N. auricularis magnus
   c) N. transversus colli
   d) N. supraclavicularis
6. M. trapezius
7. M. sternocleidomastoideus
8. M. omohyoideus
9. M. stylohyoideus
10. M. digastricus
11. Os hyoideum
12. Cartilago thyreoidea
13. Cartilago cricoidea
14. Trachea
15. Palpationsstelle der A. facialis
16. M. masseter
17. Angulus mandibulae
18. M. temporalis
19. V. jugularis interna
20. A. carotis externa
21. N. vagus
22. V. jugularis externa (nach Entfernung des kranialen Anteils)
23. Arcus zygomaticus

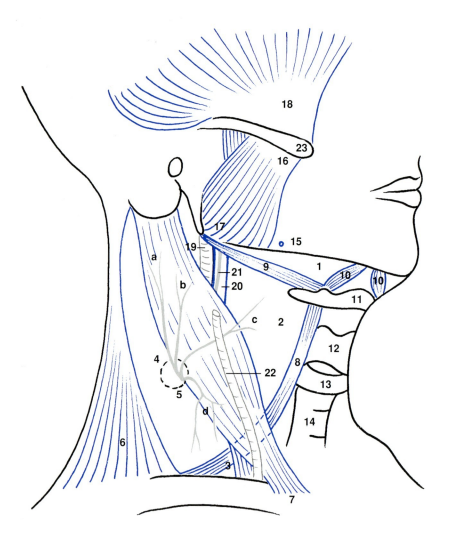

lich hinter dem Schlüsselbeinansatz des Sternokleidomastoideus in die V. subclavia zu münden bzw. gemeinsam mit der V. subclavia die V. brachiocephalica zu bilden.

Die V. jugularis externa ist oft am Hals sichtbar. Ihr kaudaler Anteil ist vielfach deutlich erkennbar gefüllt. Weiter oben ist sie flach und nicht palpabel. Ihr Füllungsgrad hängt von der Höhe des Drucks im rechten Atrium ab.

M. omohyoideus (Abb. 11.14)

Der M. omohyoideus entspringt an der Margo superior scapulae zwischen dem Angulus superior und der Incisura scapulae. Sein Venter inferior zieht zunächst in Richtung des zervikalen Gefäß-Nerven-Stranges. Dort besteht der Muskel aus einem sehnigen Zwischenstück, das vom M. sternocleidomastoideus bedeckt wird. Der Venter superior des Muskels zieht schließlich kopfwärts und setzt am unteren Außenrand des Os hyoideum an.

Ein kleiner Abschnitt des Venter inferior ist über dem Plexus cervicalis in Höhe der vorderen Skalenuslücke palpabel. Man bittet die Versuchsperson, aktiv den Kehlkopf zu heben oder kräftig den Mund zu schließen. Der Muskel ist nun als schräg verlaufender Strang fühlbar. Folgt man ihm weiter nach vorne, palpiert man noch ein kurzes Stück der vom Sternokleidomastoideus bedeckten Zwischensehne.

Palpation der Strukturen am Kopf

Ausgangshaltung: Rückenlage

Mandibula (Abb. 11.14 und 11.15)

Die Palpation des äußeren Mandibularandes ist einfach. Der Angulus mandibulae dient als wichtiger Orientierungspunkt. Der Ramus mandibulae ist vom M. masseter bedeckt. Palpieren Sie den Processus condylaris vor dem Ohr. Tastet man von der Wange aus nach dorsal, so trifft man als erste knöcherne Struktur auf den Processus coronoideus mandibulae. Am Foramen mentale ist der N. mentalis, ein sensibler Ast des N. trigeminus, palpabel.

Processus transversus atlantis

Palpieren sie den Processus transversus des Atlas in der Spitze des Trigonum caroticum, wo er, bedeckt vom M. sternocleidomastoideus, zwischen dem Angulus mandibulae und dem Processus mastoideus liegt.

Der Processus transversus atlantis ist nun indirekt palpabel. Man fühlt ihn als harte Struktur durch die bedeckende Muskulatur hindurch.

Die Palpation ist nur selten notwendig und wird, da sie schmerzhaft und unangenehm ist, mit der entsprechenden Vorsicht durchgeführt.

Articulatio temporomandibularis

Man fühlt die Bewegungen des Processus condylaris mandibulae, indem man einen Finger in den äußeren Gehörgang des Patienten bringt und diesen Kaubewegungen ausführen lässt. Die gleiche – für den zu Untersuchenden angenehmere – Palpation ist auch 0,5 cm weiter vorne möglich.

Man fühlt, wie sich der Processus condylaris beim Öffnen des Mundes nach ventral-kaudal verschiebt und schließlich unter dem Tuberculum articulare ruht.

Glandula submandibularis (Abb. 11.12 und 11.16)

Die Glandula submandibularis ist vor dem Angulus und unterhalb des Corpus mandibulae im Trigonum submandibulare palpabel. Bei Verlegung des Ausführungsganges und Entzündung der Speicheldrüse findet man hier eine schmerzhafte Schwellung.

A. facialis (Abb. 11.14 und 11.16)

Man fühlt den Puls der A. facialis auf der Grenze zwischen dem ersten und zweiten Drittel der Mandibula vor dem Angulus mandibulae.

Glandula parotis (Abb. 11.16)

Die Ohrspeicheldrüse liegt oberflächlich vor dem Ohr und erstreckt sich bis zum Ramus mandibulae. Bei Entzündungen steht das Ohrläppchen seitlich ab.

Abb. 11.15: Mandibula.

1. Angulus mandibulae
2. Ramus mandibulae
3. Processus condylaris
4. Processus coronoideus
5. Corpus mandibulae
6. Foramen mentale
7. Protuberantia mentalis
8. N. mentalis

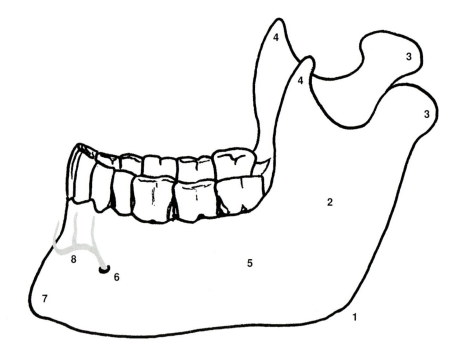

Arcus zygomaticus (Abb. 11.14)

Palpiert man ab dem Processus condylaris mandibulae nach ventral, dann stößt man auf den Arcus zygomaticus, der vom Os temporale und vom Os zygomaticum gebildet wird. Über ihm liegt der M. temporalis, unter ihm der M. masseter.

M. masseter (Abb. 11.14 und 11.16)

Der M. masseter schließt den Mund. Er zieht mit einem oberflächlichen und einem tiefen Anteil vom Jochbogen zum Ramus mandibulae. In Höhe des Ramus ist er gut zu fühlen. Legen Sie die palpierenden Finger gegen den Ramus, und lassen Sie den Patienten kräftig den Mund schließen.

Mm. pterygoidei

Auch der M. pterygoideus medialis ist ein Schließer des Mundes. Der M. pterygoideus lateralis öffnet den Mund. Beide Muskeln liegen tief, und ihre Palpation ist schwierig. Sie werden hier nicht näher behandelt.

M. temporalis (Abb. 11.14)

Der M. temporalis zieht von der Fossa temporalis *unter* dem Jochbogen hindurch zum Processus coronoideus. Auch er ist ein Schließer des Mundes. Vor dem Ohr ist er sehr gut und über dem Ohr noch relativ einfach zu palpieren. Legen Sie die palpierenden Finger an die Schläfe, und lassen Sie den Patienten kräftig den Mund schließen.

A. temporalis superficialis (Abb. 11.16)

Die Pulsschläge der A. temporalis superficialis sind über dem M. temporalis an der Schläfenoberfläche palpabel. Die Schlagader ist vor allem bei älteren Men-

Abb. 11.16: Blutgefäße und Nerven des Kopfes.

1. Glandula parotis
2. M. masseter
3. M. sternocleidomastoideus
4. A. facialis
5. A. temporalis superficialis
6. A. occipitalis
7. N. occipitalis major
8. N. occipitalis minor
9. N. auricularis magnus
10. Äste des N. facialis
11. Äste des N. trigeminus

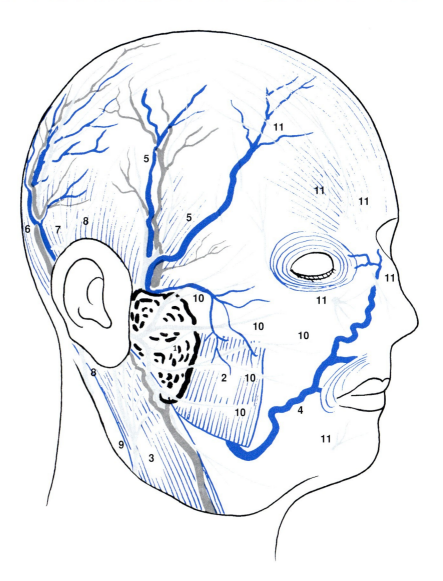

schen oft stark geschlängelt und mit bloßem Auge sichtbar. Ihre Palpation kann bei bestimmten Gefäßerkrankungen äußerst schmerzhaft sein. Eine fachärztliche Untersuchung ist dann angezeigt.

N. trigeminus (Abb. 11.16)

Der N. trigeminus innerviert die Kaumuskulatur und ist für die sensible Versorgung des Gesichtes verantwortlich. Eine Trigeminusneuralgie kann äußerst schmerzhaft sein.

Äste des N. trigeminus sind nur selten separat zu tasten.

Der N. mentalis ist nach Verlassen des Foramen mentale gut palpabel (Abb. 11.15).

Der aurikulotemporale und der zygomatikotemporale Ast des N. trigeminus sind manchmal im Gebiet der A. temporalis superficialis zu tasten.

Die über die Stirn ziehenden Äste des N. frontalis sind manchmal am oberen Rand der Orbita palpabel. Sie treten hier an die Oberfläche.

Die die Nase versorgenden Rami nasales externi, der unter der Augenhöhle liegende N. infraorbitalis und der lateral der Augenhöhle verlaufende Ramus zygomaticofacialis sind nur selten gesondert palpabel.

N. facialis (Abb. 11.16)

Die Äste des N. facialis treten vor dem Ohr an die Oberfläche und ziehen anschließend über die Glandula parotis hinweg. Gelegentlich sind sie dort auch separat tastbar.

Cavum oris

Die Inspektion der Mundhöhle gehört im Allgemeinen nicht zur Untersuchung des Bewegungsapparates.

Es wird behauptet, dass die Farbe der Zunge einen Eindruck vom allgemeinen Gesundheitszustand des Untersuchten vermittelt.

Die Zungenbeweglichkeit gibt Aufschluss über das Funktionieren des N. hypoglossus; ein intakter N. glossopharyngeus sorgt für die symmetrische Wölbung der beiden Gaumenbögen.

Regio orbitalis

Die Nn. oculomotorius, trochlearis und abducens sorgen für die Beweglichkeit der Augäpfel.

Auch die Pupillenreaktion auf Licht ist eine Prüfung des N. oculomotorius.

Die Farbe der Bindehaut des unteren Augenlides vermittelt einen Eindruck vom Hämoglobingehalt des Blutes. Die Bindehaut kann bei einer Anämie sehr bleich sein.

Manchmal sind am oberen Orbitarand Äste des N. frontalis palpabel.

12 Schematische Topographie der Gefäß- und Nervenstrukturen im Gebiet von Kopf, Hals und Rumpf

Hirnnerven

Obwohl die meisten Hirnnerven nicht palpabel sind, geben wir an dieser Stelle eine kurze und schematische Übersicht ihrer Topographie und ihrer Funktionen. Beeinträchtigungen der Hirnnervenfunktion sind im Allgemeinen durch einfache Funktionsprüfungen festzustellen und erfordern immer fachärztliches Eingreifen. Solche Schädigungen können auf pathologische Hirnprozesse hindeuten und sind darum unbedingt ernst zu nehmen.

1. *Nervus olfactorius:* Der N. olfactorius verbindet das Riechepithel mit den Stirnlappen. Bei Schädigungen ist der Geruchssinn beeinträchtigt.
2. *N. opticus:* Der N. opticus verbindet das Auge mit dem Zwischenhirn. Bei Schädigungen ist der Visus vermindert. Der Ort der Schädigung ist gewöhnlich durch genaue Diagnostik lokalisierbar.
3. *Nervus oculomotorius:* Dieser Nerv zieht vom Hirnstamm zur Orbita. Er innerviert die meisten Augenmuskeln und die Pupille. Bei seinem Ausfall entstehen Ptosis (Herabhängen des oberen Augenlides), lichtstarre und weite Pupille und Augenschiefstand nach kaudolateral.
4. *Nervus trochlearis:* Der N. trochlearis zieht vom Hirnstamm zum M. obliquus superior der Orbita. Bei seinem Ausfall ist der Blick nach kaudolateral unmöglich. Kompensatorisch kann ein Tortikollis (= Schiefhals) zur nicht betroffenen Seite entstehen.
5. *Nervus trigeminus:* Der N. trigeminus entspringt im Hirnstamm. Ein Ast (N. mandibularis) verlässt den Schädel durch das Foramen ovale und versorgt die Kaumuskulatur motorisch. Gleichzeitig innerviert er die Wange, die Regio temporalis und das Gebiet von Unterkiefer und Zunge (u.a. durch den N. mentalis) sensibel. Ein zweiter Ast ist der N. maxillaris, der den Oberkiefer, das Jochbein und die Regio infraorbitalis sensibel innerviert. Schließlich verlässt der N. ophthalmicus als dritter Ast des N. trigeminus den Schädel durch die Orbita. Sein wichtigster Zweig ist der N. frontalis, der die Stirn sensibel versorgt. Andere Zweige ziehen zur Regio nasalis (zu den oberflächlichen Ästen des N. trigeminus, vgl. Abb. 11.16). Die recht häufig vorkommende Trigeminusneuralgie kann äußerst schmerzhaft sein.
6. *N. abducens:* Dieser Nerv zieht vom Hirnstamm zum M. rectus lateralis in der Orbita. Bei seinem Ausfall ist der Blick nach medial gerichtet («Schielen»). Der Nerv fällt bei raumgreifenden Prozessen im Schädel und bei intrakranieller Drucksteigerung oft als erster aus.
7. *Nervus facialis:* Der N. facialis zieht vom Hirnstamm aus am Innenohr vorbei und durch das Os temporale nach außen. Sowohl Innenohrprozesse als auch Traumata (z.B. Operationen) im Bereich der Glandula parotis können zu einem Ausfall führen (periphere Parese). Oft ist er auch bei Durchblutungsstörungen des Gehirns betroffen (zentrale Parese). Beide Lähmungstypen unterscheiden sich dadurch, dass der Patient bei einer peripheren Parese im Gegensatz zur zentralen Parese das Auge nicht mehr ganz schließen und nicht mehr die Stirn runzeln kann. Der N. facialis innerviert die mimische Musku-

latur motorisch. Einseitiger Ausfall führt zum Schiefstand des Mundes (Herabhängen des Mundwinkels). Gleichzeitig versorgt der Nerv einen Teil des Geschmackssinnes und einige Speicheldrüsen (zu den oberflächlichen Ästen des N. facialis siehe Abb. 11.16).

8. *Nervus vestibulocochlearis* (statoacusticus): Der N. vestibulocochlearis zieht vom Hirnstamm zum Innenohr und versorgt das Gehör und den Gleichgewichtssinn.
9. *Nervus glossopharyngeus:* Der Nerv entspringt im Hirnstamm und verlässt den Schädel gemeinsam mit dem N. vagus und dem N. accessorius durch das Foramen jugulare. Er innerviert Teile des Rachens, der Zunge und des Geschmacksepithels. Außerdem versorgt er die Glandula parotis.
10. *Nervus vagus:* Der N. vagus zieht vom Hirnstamm durch das Foramen jugulare zum Gefäß-Nerven-Strang des Halses. Er gehört zum parasympathischen System und innerviert die glatte Muskulatur einiger Rachenabschnitte, der Speiseröhre, der Larynx und des Verdauungstraktes. Er ist ein Mitregulator der Herzfrequenz.
11. *Nervus accessorius:* Der Nerv zieht vom Hirnstamm durch das Foramen jugulare kaudalwärts und ist dorsal in der Regio colli lateralis an der Oberfläche des M. levator scapulae palpabel (Abb. 11.12). Er versorgt die Mm. trapezius und sternocleidomastoideus motorisch.
12. *Nervus hypoglossus:* Der N. hypoglossus zieht vom Hirnstamm durch eine eigene Öffnung in der Schädelbasis kaudalwärts und sorgt für die motorische Innervation der Zunge.

Plexus cervicalis

Gemeinsam mit dem N. hypoglossus und verbunden mit dem N. accessorius bilden die ventralen Spinalnerven oberhalb von C4 den Plexus cervicalis. Der Plexus cervicalis tritt, bedeckt vom M. sternocleidomastoideus, zwischen den Ursprüngen des M. scalenus anterior, des M. scalenus medius und des M. levator scapulae nach außen. Die folgenden Äste passieren das Punctum nervosum (vgl. unter «Palpation der Strukturen im Halsgebiet»):

- Der *N. auricularis magnus* innerviert die Region des Ohres sensibel und ist gelegentlich auf dem M. sternocleidomastoideus palpabel.
- Der *N. occipitalis minor* kann dorsal davon palpabel sein; er innerviert den lateralen Abschnitt der Regio occipitalis sensibel.
- Der *N. transversus colli* ist manchmal vor dem N. auricularis magnus palpabel. Er versorgt Teile der Halshaut sensibel.
- Der *N. suprascapularis* zieht, bedeckt vom Platysma, mit einigen Ästen nach kaudal und innerviert einen Hautabschnitt in der Klavikularregion.

Verschiedene Äste des Plexus cervicalis innervieren die Mm. scaleni. Auch der N. phrenicus (vornehmlich C4) entsteht im Plexus cervicalis. Dieser Nerv zieht ausgehend vom M. scalenus anterior am medialen Pleurablatt entlang bis zum Diaphragma.

Dorsale Rückenmarksäste

Aus den dorsalen Spinalnerven entstehen kranial der N. suboccipitalis und der N. occipitalis major. Der erste versorgt u.a. den M. semispinalis capitis, der zweite kann seitlich der Protuberantia occipitalis externa palpabel sein (Abb. 11.1). Die übrigen dorsalen Spinalnerven versorgen den gesamten M. erector spinae. Sie sind nicht palpabel.

Ventrale Rückenmarksäste im Rumpfgebiet

Von Th1 abwärts wird die Rumpfwand von ventralen Rückenmarksästen innerviert. Im Thoraxbereich entspringen die Nn. intercostales, die jeweils einen Zwischenrippenraum versorgen. Sie innervieren dort die Zwischenrippenmuskulatur und die Haut, die unteren Nn. intercostales versorgen Muskulatur und Haut der oberen Bauchwand. Sie sind nicht palpabel.

Die lumbalen Äste bilden den Plexus lumbalis (vgl. Abschnitt «Innervation der unteren Extremität»). Einige davon versorgen die untere Rumpfwand. Der am höchsten gelegene lumbale Ast ist der oberhalb der Crista iliaca durch die Bauchwand ziehende N. iliohypogastricus. Darunter verläuft der N. ilioinguinalis. Beide Nerven versorgen außer der Bauchwand auch Teile des Beines und die äußeren Geschlechtsorgane (vgl. Abschnitt «Innervation der unteren Extremität»). Der N. genitofemoralis spielt für die Innervation der Bauchwand praktisch keine Rolle.

Die sympathische Innervation von Kopf, Hals und Rumpf geschieht mit Hilfe zahlloser Netzwerke und Verzweigungen, die zum größten Teil dem Lauf der Gefäße folgen. Im Hals befinden sich einige sympathische Ganglien, im Rumpf liegt vor der Wirbelsäule der Grenzstrang, in der Nähe der großen Bauchgefäße befinden sich einige Plexus. Keine dieser Strukturen ist jedoch palpabel oder wird dem Bewegungsapparat zugeordnet.

Arterielle Durchblutung

Aorta thoracica (Abb. 12.1)

Die Aorta ascendens entspringt aus der linken Herzkammer. Ihre ersten Äste sind die Herzkranzgefäße. Links parasternal krümmt sich ungefähr in Höhe des zweiten Interkostalraumes der Arcus aortae; zuerst nach dorsal, dann nach kaudal. Dorsal im Thorax beginnt in Höhe des vierten Thorakalwirbels die Aorta descendens, die auf ihrem Weg nach distal das Diaphragma durchbohrt.

Rechts am Arcus aortae entspringt der Truncus brachiocephalicus, von dem die A. subclavia dextra und die A. carotis communis dextra abzweigen. Links entspringen die A. carotis communis sinistra und die A. subclavia sinistra. Aus der Aorta thoracica entspringen eine Vielzahl von Aa. intercostales, die die Zwischenrippenräume und einen Großteil der Thoraxwand sowie die obere Bauchwand mit Blut versorgen.

Die A. subclavia verlässt den Thorax durch die hintere Skalenuslücke. Dort gibt sie einige Äste ab, die den Hals mit Blut versorgen. Auch die A. thoracica (mammaria) interna ist ein Ast der A. subclavia. Sie zieht innen an der Thoraxwand, die sie zum Teil mit Blut versorgt, nach distal. Die A. vertebralis ist ein dorsaler Ast der A. subclavia. Sie entspringt vor der hinteren Skalenuslücke und läuft dann gerade-

12 Schematische Topographie der Gefäß- und Nervenstrukturen im Gebiet von Kopf, Hals und Rumpf

Abb. 12.1: Schematische Darstellung der arteriellen Blutversorgung.

A. Symphysis pubica
B. Crista iliaca
C. Diaphragma

1. Aorta ascendens
2. Arcus aortae
3. Aorta descendens
4. Truncus brachiocephalicus
5. A. subclavia
6. A. carotis communis
7. A. carotis externa
8. A. carotis interna
9. Aa. intercostales
10. Aorta abdominalis
11. Arterien des Verdauungstraktes
11.a. Truncus coeliacus
12. Aa. lumbales
13. A. iliaca communis
14. A. iliaca interna
15. A. iliaca externa

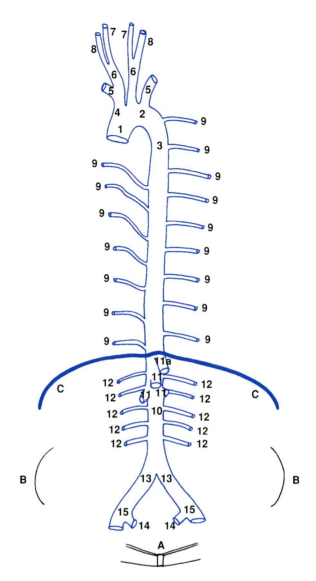

wegs nach dorsal. Dort stößt sie am Tuberculum caroticum des sechsten Halswirbels auf die Wirbelsäule (vgl. Abschnitt «Palpation der Strukturen im Halsgebiet»), wonach sie durch die Querfortsätze der Halswirbel bis in den Schädel zieht. Sie ist für die Durchblutung der hinteren Hirnanteile verantwortlich. Durch ihre Lage in der Halswirbelsäule kann sie bei einer zervikalen Arthrose eingeklemmt werden, wodurch die Blutversorgung der hinteren Hirnanteile in Gefahr gerät.

Arteriae carotides

Zu beiden Seiten der Trachea ziehen die Aa. carotides communes kranialwärts. Beide Arterien spalten sich etwa in Höhe des Tuberculum caroticum in eine A. carotis interna und eine A. carotis externa. Die A. carotis interna läuft hinter der A. carotis externa und tritt im Canalis caroticus in den Schädel ein. Ihre Äste sind für die Blutversorgung der vorderen und mittleren Hirnanteile verantwortlich. Auch die Orbita wird von ihr mit Blut versorgt.

Die A. carotis externa zieht im Gefäß-Nerven-Strang des Halses kopfwärts. In der Tiefe kreuzt sie den Angulus mandibulae. In ihrem unteren Abschnitt gibt sie

Äste zum Larynx und zur Schilddrüse ab, im oberen Abschnitt entspringen die Arterien für die Zunge und einen Teil des Rachens. Ihr nächstfolgender wichtiger Ast ist die A. facialis, die auf ihrem Weg nach vorne zuerst die Glandula submandibularis durchquert und dann in einer Spiralbewegung um das Corpus mandibulae nach oben abbiegt. An dieser Stelle ist sie palpabel (Abb. 11.16). Die Arterie versorgt einen Teil des Gesichtes mit Blut.

Noch weiter oben gibt die A. carotis externa dorsal die A. occipitalis ab, die hinter dem Ursprung des M. sternocleidomastoideus zum Hinterhaupt zieht. Dort ist sie palpabel (Abb. 11.1). Schließlich gibt die A. carotis externa noch eine A. auricularis posterior für die Ohrregion ab.

Der oberste Abschnitt der A. carotis externa befindet sich, unerreichbar für eine Palpation, tief hinter dem Ramus mandibulae. Etwas oberhalb des Jochbogens spaltet sie sich in ihre beiden Endäste, die A. maxillaris und die A. temporalis superficialis. Die erste Arterie zieht in der Regio infratemporalis, einem tief unter dem Jochbogen gelegenen Gebiet mit komplizierter Topographie, nach vorne. Sie ist hier nicht palpabel. Von ihr versorgt werden ein Teil des Kiefergelenks, die Kiefer, die Kaumuskulatur und teilweise die Hirnhäute. Die zweite Arterie biegt um den Ramus mandibulae nach vorne ab und tritt oberhalb der Glandula parotis an die Oberfläche. Danach zieht sie über den Jochbogen und versorgt die frontale und parietale Schädelregion. In der Fossa temporalis ist sie deutlich palpabel (Abb. 11.16).

Aorta abdominalis

Die Aorta abdominalis zieht unterhalb des Zwerchfells links vor der Wirbelsäule nach unten und spaltet sich in Höhe der Crista iliaca in die beiden Aa. iliacae communes, die über den Rand des kleinen Beckens hinweg nach kaudolateral ziehen. Diese spalten sich wiederum in Höhe der Art. sacroiliaca in eine A. iliaca interna und eine A. iliaca externa. Erstere versorgt das kleine Becken, einen Teil des Beines und die äußeren Geschlechtsorgane. Letztere zieht am Rand des kleinen Beckens entlang zur Lacuna vasorum und heißt danach A. femoralis. Kurz vor der Lacuna vasorum gibt sie die A. epigastrica inferior ab, die innen an der Bauchwand nach oben zieht, wo sie schließlich mit den Endästen der A. thoracica interna anastomosiert.

Hinten in der Bauchhöhle gibt die Aorta abdominalis einige Aa. lumbales zur Bauchwand ab. An ihrer Vorderseite entspringen die großen Schlagadern des Verdauungstraktes. Etwas weiter unten werden links und rechts je eine A. renalis zu den Nieren abgegeben und noch etwas später (rechts) die A. testicularis (A. ovarica), die an der Rückwand der Bauchhöhle zu den Testes bzw. zu den Ovarien zieht.

Venöse Durchblutung

Das venöse Blut des Schädels sammelt sich in den Sinus, aus denen im Foramen jugulare die V. jugularis entsteht. Mit dieser gemeinsam verlassen der N. glossopharyngeus, der N. vagus und der N. accessorius den Schädel. Diese vier Strukturen treten in den Gefäß-Nerven-Strang des Halses ein, wo sie seitlich hinter den Arterien nach distal ziehen. Die meisten Äste der A. carotis communis werden von einer gleichnamigen Vene begleitet, die jeweils in die V. jugularis interna mündet. Der venöse Abfluss der Nasenregion verläuft durch den Schädel. Um Verschleppung von Infektionskeimen in den Schädel zu vermeiden, müssen Entzündungen in diesem Gebiet mit Vorsicht behandelt werden.

Die V. jugularis externa sammelt das Blut aus der Hinterhauptsregion, vom äußeren Ohr und aus dem Trigonum submandibulare. Die Vene entsteht unterhalb des Angulus mandibulae, von wo sie, nur vom Platysma bedeckt, nach distal zieht (Abb. 11.12). Vor dem Larynx läuft an beiden Seiten eine V. jugularis anterior, deren topographische Lage stark variieren kann. Diese Vene mündet entweder in den unteren Abschnitt der V. jugularis externa oder gleich daneben in die V. subclavia.

Die Vv. jugulares interna, externa und anterior vereinigen sich hinter dem Schlüsselbeinansatz des M. sternocleidomastoideus, wo sie vor den Arterien liegen, zur kaudomedial ziehenden V. brachiocephalica. Beide Vv. brachiocephalicae münden etwas oberhalb und rechts vor dem Arcus aortae in die V. cava superior, die zum rechten Vorhof des Herzens weiterzieht. Die meisten Vv. intercostales münden in die V. azygos, die rechts vor der Brustwirbelsäule nach oben zieht und schließlich in die V. cava superior mündet.

Die großen Beckenarterien werden von gleichnamigen Venen begleitet. Diese vereinigen sich rechts von der Bifurcatio aortae zur V. cava inferior, die an der rechten Seite der Aorta abdominalis kranialwärts zieht und das Blut der Vv. lumbales, der Vv. renales und der Vv. testiculares (ovaricae) aufnimmt. Die linke V. testicularis (ovarica) mündet in die linke V. renalis. Fast das gesamte Blut des Verdauungstraktes fließt über die V. portae zur Leber, wo es in einem mächtigen kapillären Netz «gereinigt» wird. Anschließend sammelt es sich wieder in den Vv. hepaticae, die oben in der Bauchhöhle in die V. cava inferior münden. Diese durchbohrt das Diaphragma und endet im rechten Herzvorhof.

Bei einer venösen Obstruktion im Abdomen (z. B. aufgrund pathologischer Leberprozesse) kann der venöse Abfluss der Bauchhöhle über portokavale Anastomosen verlaufen. Die Hautvenen der Bauchwand sind dann geschwollen und deutlich sichtbar (Caput medusae).

Literatur

Arora, A., S. R. Bollen, R. Setia: The Mercedes-Benz Sign of the Knee. Journal of Bone and Joint Surgery (Br); 81–B: Supp III, 277 (1999).

Bassett, F. H., R. J. Spinner, T. A. Schroeder: Brachial Artery Compression by the Lacertus Fibrosus. Clinical Orthopaedics and Related Research; 307: 110–116 (1994).

Clain, A. (ed.): Hamilton Bailey's demonstrations of physical signs in clinical surgery. John Wright & Sons, Bristol 1965.

Cobb, T. K.: Lumbrical Muscle Excursion into the Carpal Tunnel during Finger Flexion. Journal of Hand Surgery; 19: 434 (1994).

Crawford Adams, J.: Outline of orthopaedics. 6th edition. Churchill Livingstone, London 1967.

Cyriax, J.: Textbook of orthopaedic medicine. Volume I. 7th edition, Bailliere Tindall, London 1978.

Davidson, P. A., M. Pink, J. Perry, F. Jobe: Functional Anatomy of the Flexor Pronator Muscle Group in Relation to the Medial Collateral Ligament of the Elbow. American Journal of Sports Medicine; 23,2: 245–259 (1995).

Demirhan, M., A. B. Imhoff, R. E. Debski: The Spinoglenoid Ligament and its Relationship to the Suprascapular Nerve. Journal of Shoulder and Elbow Surgery; 7,3: 238–243 (1998).

Elias, N.: Über den Prozess der Zivilisation. Zwei Bände, fünfte Auflage. Suhrkamp, Baden-Baden 1978.

Gardner, E., D. J. Gray, R. O'Rahilly: Anatomy. J. B. Saunders Company, Philadelphia 1975.

Glowczewskie, B. A. Jr., D. Wheeler, G. Miller, D. Cowin: Excursion and Strain of the Median Nerve. Journal of Bone and Joint Surgery 78A: 1897–1903 (1996).

Gray, H., P. L. Williams, R. Warwick: Gray's Anatomy. 36th edition, Churchill Livingstone, Edinburgh–London–Melbourne–New York 1980.

Haak, A., R. Steendijk, I. F. de Wijn: De samenstelling van het menselijk lichaam. Van Gorcum, Assen 1968.

Hafferl, A.: Lehrbuch der topographischen Anatomie des Menschen. Springer, Berlin–Heidelberg–New York 1957.

Hamilton, W. J., G. Simon, S. G. I. Hamilton: Surface and radiological anatomy. 5th edition. The Macmillan Press Ltd., London 1976.

Harte, M.: Preliminary Report on the Innervation of the Patella. Journal of Bone and Joint Surgery (Br); 81–B: Supp III, 277 (1999).

Healy, E. J., W. D. Seybold: A synopsis of clinical anatomy. W. B. Saunders Company, Philadelphia 1969.

Heerkens, Y. F., O. G. Meijer: Tractus-anatomie. Interfaculteit lichamelijke opvoeding, Amsterdam 1980.

Hoppenfeld, S.: Physical examination of the spine and extremities. Appleton-Century-Crofts, New York 1976.

Janis, J. L., G. F. Mahl, J. Kagan, R. R. Holt: Personality, dynamics development, and assessment. Harcourt, Brace and World, Inc., New York 1969.

Kim, Y. C., W. K. Yoo: Tendinous Insertion of Semimembranosus Muscle in the lateral Meniscus. Journal of Surgical Radiological Anatomy; 19: 365–369 (1997).

Lohmann, A. H. M.: Vorm en beweging. Leerboek van het bewegingsapparaat van de mens; 2 delen, 4e druk. Bohn, Scheltema & Holkema, Utrecht 1977.

Maas, G. D.: An anthropometric study of dutch sportsmen. Dissertation, Universitaire Pers, Leiden 1974.

Mc. Minn. R. M. H., R. T. Hutching: A color atlas of human anatomy. Wolfe Medical Publications Ltd., London 1977.

Meijer, O. G.: Inleiding onderzoeksmethodiek. Skript der Vrije Universiteit, Amsterdam 1981.

Nomina Anatomica. Exerpta Medica, Amsterdam 1968.

Literatur

Oxborrow, N. J., S. Gopal, A. N. Walder, D. Sharples, P. A. Millner, R. A. Dickson: A New Surface Topographical Measure of Spinal Shape in Scoliosis. Journal of Bone and Joint Surgery (Br); 81–B: Supp III, 305.

Poynton, A. R., R. Moran, J. McElwain, M. O'Brien: The Meniscofemora Ligaments of the Human Knee - Functional or Vestigial? Journal of Bone and Joint Surgery (Br); 81–B: Supp III, 303 (1999).

Rawling's landmarks and surface markings of the human body. 9th edition. H. K. Lewis and Co. Ltd., London 1973.

Rozendal, R. H.: Inleiding in de kinesiologie van de mens. Stam-Kemperman, Culemborg 1974.

Rozendal, R. H., O. G. Meijer: Human kinesiological electromyography: Some methodological problems. Human Movement Science 1,7–26 (1982)

Russe, O., J. J. Gerhardt, P. S. King: An atlas of examination, standard measurements and diagnosis in orthopaedics and traumatology. Hans Huber Verlag, Bern 1972.

Sobotta, J., Ph. H. Becher: Atlas of human anatomy. Volumes 1, 2 and 3. 9th english edition. Urban & Schwarzenberg, München–Berlin–Wien 1975.

Tanner, J. M.: The physique of the olympic athlete. Allen and Urwin, London 1964.

Tansey, P., P. J. Briggs: Heel Supination: The Role of the Plantar Fascia, Metatarsal Obliquity, and Muscular action. Journal of Bone and Joint Surgery (Br); 81–B: Supp III, 305 (1999).

Veltri, D. M., D. Xiang-Hua: The Role of the Cruciate and Posterolateral Ligaments in Stability of the Knee: A Biomechanical Study. American Journal of Sports Medicine; 23,4: 436–443 (1995).

Winkel, D.: Painful arc van de schouder. Tijdschrift van de Nederlandse en Belgische vereniging voor orthopedische geneeskunde 1981 no. 2, 1982 no. 1.

Winkel, D., S. Fisher: Schematisch handboek voor onderzoek en behandeling van weke delen aandoeningen van het bewegingsapparaat. 6e druk. Nederlandse Akademie voor Orthopedische Geneeskunde, Delft 1982.

Personen- und Sachregister

A

Abduktion
- Hüfte 175, 176
- humeroglenoidale 52
- Oberarm 77

Abduktionstest
- Hand 56

Abduktionstrauma
- M. adductor pollicis 69

Abduktoren
- Hüfte
   - Prüfung 176

Abduktorentest
- Schulter 54

Abrissfraktur
- Spina iliaca anterior inferior 195
- Spina iliaca anterior superior 195

Achillessehne 236, 237, 238, 251
- knöcherner Ansatz 239
- Kontur 167
- Querpalpation 239
- Vorderseite 239

Achselbogen
- dorsaler 98
- hinterer 106, 107
- vorderer 101, 106

Achselhöhle
- Boden 107
- Hinterwand 106
- Medialwand 106
- Rückansicht 98
- Rückwand 106
- Topographie 106
- Vorderansicht 97

Achselkontakt 45

Achsellücke
- laterale 102, 107
- mediale 102, 107

Achsellymphknoten 107

Adamsapfel 309

Adduktion
- Hüfte 175, 176

Adduktionstest
- Hand 56

Adduktorenloge 265

Adduktorentest
- Hüfte 176
- Schulter 54

ADL (Activities of Daily Living) 14, 34

Adson-Test 50

ältere Patienten
- Beurteilungsbogen 15

Akren
- Blauverfärbung 12

akromioklavikularer painful arc 51

Akromioklavikulargelenk 102
- Erkrankungen 52
- Injektionen 78
- Palpation 79
- Subluxation 78
- ventrale Grenze 81

Akromion 45, 77, 87, 88, 102

Allgemeineindruck 27, 28
- Ausgangssituation 28

Analregion 300

Angulus
- costarum 299
- inferior scapulae 52, 80, 86, 98, 296
- inguinalis 197
- mandibulae 312, 313, 314, 322
- sterni 307, 308
- superior scapulae 80, 296

Anteversion
- Oberarm 77

Anthropometer 18
- Körperlängenmessung 19

Anthropometrie 7

anthropometrische Maße 18

anthropometrische Untersuchung 18

Anulus
- inguinalis profundus 302, 303
- inguinalis superficialis 302, 303

Aorta 265
- abdominalis 305, 306, 308, 320, 321
- ascendens 319, 320
- descendens 320
- Okklusion, kaudale 210
- thoracica 319

Apex
- cordis 308
- patellae 214, 215

Aponeurosis
- palmaris 139
- plantaris 242, 259

Appendix 305

Arcus
- aortae 319, 320, 322
- costalis 276, 277
- palmaris profundus 159, 160
- palmaris superficialis 159, 160
- zygomaticus 312, 314

Arm
- Beziehungen der wichtigsten Gefäße und Nerven 157
- Elevation 51, 52
- Funktionsprüfung 46
- Inspektion 45
- Lateralansicht 115
- Medialansicht 119
- Palpation 75
- Symmetrie 45
- Vorderansicht 121

Arteria(-ae)
- auricularis posterior 321
- axillaris 107, 149, 157
- brachialis 107, 112, 150, 154, 157, 158
   - Palpierbarkeit 159, 160
   - Verlauf 159, 160
- carotis 311
- carotis communis 311, 319, 320, 321
- carotis externa 311, 312, 320, 321
- carotis interna 281, 320
- circumflexa humeri anterior 107
- circumflexa humeri posterior 107, 157
- dorsalis pedis 242, 256, 257, 265
- epigastrica inferior 197, 321
- facialis 312, 313, 315, 321
- femoralis 168, 169, 197, 208, 209, 260, 265, 266, 302, 303, 321
   - Palpierbarkeit 267
   - Schädigung 267
- glutea inferior 170, 265
- glutea superior 168, 170, 265
- iliaca communis 265, 320, 321
- iliaca externa 265, 320, 321
- iliaca interna 265, 320, 321
- intercostales 319, 320
- lumbales 320, 321
- maxillaris 321

325

Arteria(-ae)
- obturatoria 265
- occipitalis 293, 294, 315
- ovarica 321
- plantaris lateralis 265
- plantaris medialis 265
- poplitea 225, 231, 265, 267
- profunda brachii 149
- profunda femoris 265
- radialis 121, 124, 157, 158
  - Palpierbarkeit 159, 160
- subclavia 91, 92, 107, 157, 311, 320
- temporalis 279
- temporalis superficialis 314, 315, 321
- testicularis 321
- thoracica interna 321
- tibialis anterior 233, 262, 265
- tibialis posterior 232, 240, 245, 248, 265, 267
- ulnaris 120, 135, 143, 157, 158, 159
  - Palpierbarkeit 159
  - R. palmaris profundus 135
- vertebralis 157, 281

Arteria-femoralis-Linie 169
arterieller Belastungstest 50
Arterien
- Extremität, obere 157
- Extremität, untere 265

Arthritis
- Radioulnargelenk, distales 62
- rheumatoide 113

Arthrose
- Sternoklavikulargelenk 77

Articulatio(-nes)
- acromioclavicularis 48, 78
  - Injektionen 78
- calcaneocuboidea 186, 191, 251, 252
- carpometacarpea II 138
- carpometacarpea pollicis 67, 68
  - Kapselmuster 68
  - Widerstandstests 68
- coxae 205
- cubiti 113
- humeroradialis 113
- humeroscapularis 107
- metacarpophalangea I 140
- metacarpophalangeae 139, 141
- metatarsophalangea 250
- metatarsophalangea I 186, 193, 245
- sacroiliaca 200

- scapulohumeralis 51
  - Bewegungen, passive 52, 53
- sternoclavicularis 48, 76
- talocalcaneonavicularis 185, 190
- talocruralis 185, 188
- talonavicularis 186, 191, 246
- tarsometatarsea 241
- tarsometatarsea I 243, 244, 246, 251
- temporomandibularis 279, 280, 313

Asymmetrie 15
Atlas 294
Atlasquerfortsätze 295
Atmungsrhythmen
- Palpation 37

Atmungsschmerz 297
Augenschiefstand 317
Auskultation 7
Auskultatorisches Dreieck 92, 93
Außenmeniskus 223
Außenrotation
- Hüfte 175, 178
- Knie 181

Außenrotatorentest
- Hüfte 178
- Schulter 55

Avulsionsfraktur
- Spina iliaca anterior superior 195

Axilla 98
Axillarlinie
- hintere 276
- mittlere 276
- vordere 276, 278

B

Baker-Zyste 226
Ballottement 307
Bänder
- Palpation 40

Basis
- ossis metacarpalis I 138
- ossis metacarpalis II 138

Bauchfellentzündung 304
Bauchmuskelfasern 302
Bauchorgane 300
Bauchraum
- Organprojektionen 304

Bauchraumorgane
- Vorderansicht 305

Bauchwand 300

Bauchwandfaszie 207
Becken
- Inspektion 167
- Neigungsgrad 167

Becken, kleines
- der Frau 298
- des Mannes 299

Becken, knöchernes
- Palpation 199

Beckenstand 167
Bein
- Inspektion 167
- Luftfigur 167
- Rückansicht 211, 212, 225
- Umfangsmessungen 25
- Untersuchung 167
- Vorderansicht 206

Beinlänge 11, 20
- Messung 20, 21

Beinlängendifferenz 167
- Asymmetrie 15

Belastungstest, arterieller 50
Beuger
- tiefe
  - Unterschenkel 240
- Unterschenkel 237

Beurteilungsbogen
- ältere Patienten 15

Beweglichkeit 12
Bewegungen
- aktive 15, 34, 47
  - Funktionsprüfung 34
  - Schultergürtel 48
- Inspektion 41
- Palpation 41
- passive 15, 34, 47
  - Funktionsprüfung 34
- überflüssige 16

Bewegungsapparat
- Routineuntersuchung 26

Bewegungsbereitschaft 15
Bewegungsbild
- allgemeines 15

Bewegungsendgefühl
- Hüfte 174
- Knie 180

Bewegungsinspektion
- Gang 168

Bewegungskoordination 15
Bewegungsumfang
- aktiver 15
- Knie 180
- passiver 15
- Schultergürtel 48, 49

Bifurcatio aortae 322

Bizepsfalte
 – Messung 22
Blässe 12
Blutgefäße
 – Palpation 40
Brachialisblock 145
Bradykardie 311
Bräune
 – lokale 12
Bronchoskopie 8
Bruchpforten
 – Leistenregion 197
Brustdrüsen 277
Brustkyphose 32
Brustwarzen 277
Brustwirbelsäule 286, 287
 – Bewegungen, passive 289
 – Extension 288
 – Flexion 287, 290
 – Rotation 288, 289, 290
 – Seitneigung 288
 – Widerstandstests 289, 290
Bryant-Dreieck 171, 172
Buckel 287
Bulbus penis 300
Bursa(-ae)
 – iliopectinea 206, 209
 – infrapatellaris profunda 217
 – infrapatellaris superficialis 218
 – ischiadica 210
 – ischiadica m. glutei maximi 211, 212
 – subdeltoidea 101
 – subtendinea m. sartorii 219, 220
 – trochanterica m. glutei maximi 211, 212
 – zwischen M. semitendinosus und Lig. collaterale tibiale 219
Bursitis
 – iliopectinea 209
 – subacromiodeltoidea 54
 – trochanterica musculi glutaei maximi 175

C

Canalis
 – adductorius 168, 206, 209, 260, 264, 266
 – carpi 133
 – inguinalis 303
 – obturatorius 260
Capitulum humeri 113

Caput breve
 – M. biceps brachii 77, 88, 95
 – M. biceps femoris 212
Caput fibulae 223, 235
Caput laterale
 – M. gastrocnemius 225
 – M. triceps brachii 110, 148
Caput longum
 – M. biceps brachii 55, 79, 88, 95
 – M. biceps femoris 211, 212
 – M. triceps brachii 98, 110, 148
Caput mediale
 – M. gastrocnemius 225
Caput medusae 322
Caput obliquum
 – M. adductor pollicis 141
Caput profundum
 – M. flexor pollicis brevis 154
Caput radii 113, 114
Caput superficiale
 – M. flexor pollicis brevis 142, 150
Caput transversum
 – M. adductor pollicis 141
Caput ulnae 117, 130
Caput ulnare
 – M. flexor digitorum superficialis 111
 – M. pronator teres 111
Cartilago
 – cricoidea 309, 312
 – thyreoidea 309, 312
Cavum oris 316
Charakter 27
Chopart-Gelenklinie 253, 254
Claudicatio intermittens 233
Colles-Fraktur 134
Colon
 – ascendens 304, 305
 – descendens 305
 – sigmoideum 304, 305, 306
 – transversum 305
Commissura posterior 300
Computertomographie 8
Condylus
 – medialis femoris 207
Connexus intertendinei 142
Cornu
 – sacrale 199
coronary ligament
 – lateral 214
 – medial 214
Corpus
 – mandibulae 314, 321
 – sterni 307

Corpus liberum
 – Knie 180
Crista
 – iliaca 198, 199, 296, 320, 321
  – Tuberkulum 198
 – sacralis mediana 199
 – tuberculi majoris 106
 – tuberculi minoris 98

D

Damm s. Perineum 275
Daumen
 – Abduktion 136
 – Reposition 136
Daumenphalangen 140
Depression 47
 – Schultergürtel 48
Dermograph 40
Diagnose 11
Diaphragma 318, 319, 320
DIP-Gelenk 70
 – Extension, passive 72
 – Flexion, passive 72
Dornfortsätze 294, 296
Dorsalflexion
 – Hand 60
 – Radioulnargelenk, distales 62
 – Volarflexion 60
Dorsalflexoren
 – Ellenbogen 60
 – Fuß 192
Dreher 294
Ductus
 – deferens 303
Dupuytren-Kontraktur 119, 139

E

Eden-Test 50
Eiweißabfälle
 – Bräune, lokale 12
Elektroenzephalographie 7
Elektrokardiographie 7
Elektromyographie 7
Elevation
 – Arm 51
 – Schultergürtel 48
Ellenbogen
 – Beugung 35
 – Bewegungen, aktive 56
 – Bewegungen, passive 57
 – Dorsalflexoren 60

Ellenbogen
- Flexionstest 59
- Hyperextension 58
- Pronation 58, 60
- Pronatorentest 60
- Supination 58, 59
- Supinatorentest 59
- Widerstandstests 35, 59

Ellenbogenextension
- gegen Widerstand 55

Ellenbogenflexion 55
- gegen Widerstand 55

Ellenbogenflexorentest 59

Ellenbogenfrakturen
- suprakondyläre 113

Ellenbogenregion
- Palpation der Knochen und Bandstrukturen 113

Ellenbogentest 60
Eminentia iliopectinea 207
Endgefühl 17
Enophthalmus
- Fazialislähmung 279

Entzündung
- Rötung 13

Epicondylus
- lateralis humeri 149
- medialis humeri 60, 112, 113, 119

Epigastrium 276, 304
Erbscher Punkt 311
Erb-Test 50
Ermüdung 14, 27
Exostosen
- Sakrokokzygealgelenk 200

Extension
- Hüfte 177
- Knie 178, 180, 184

Extensionstest
- Finger 56

Extensoren
- Hüfte
  - Prüfung 178

Extensorenloge 266
- Unterschenkel 233

Extensorentest
- Handgelenk 66
- Kopf 285

Extremitas
- sternalis claviculae 76

Extremität, obere
- Arterien 157
- Untersuchung 45
- Venen 161

Extremität, untere
- Arterien 265
- Innervation 260
- Venen 267

F

Facies
- medialis tibiae 220, 233

Fallhand 149
Fascia
- cervicalis 89
- cruris 237, 263
- lata 198
- superficialis abdominis 207
- thoracolumbalis 297, 298

Fasciculus lateralis
- Plexus brachialis 145, 146

Fasciculus medialis
- Plexus brachialis 145, 146

Fasciculus posterior
- Plexus brachialis 145, 146

Fazialisparese 279
- periphere 317
- zentrale 317

Femurkondylus
- lateraler 221
- medialer 219

Femurkopf
- Luxation 171

Fesseln
- Schwellungen 167

Fettgewicht 22
Fibula 233, 234, 254
Fibulaköpfchen 222
Finger
- Extensionstest 56
- Widerstandstests 72

Fingerextensoren 142
Fingergrundgelenke 141
Flankenschmerz 307
Flexion
- Hüfte 174, 176
- Knie 178, 180, 184

Flexionstrauma
- Handgelenk 64
- Kapselmuster 64

Flexoren
- Handgelenk 111, 120
- Hüfte
  - Prüfung 176
- Knie
  - Prüfung 178, 184
- Unterarm 118

Flexorentest
- Ellenbogen 59
- Handgelenk 66

Fluktuation
- Palpation 14

Foramen
- infrapiriforme 262
- jugulare 318, 321
- mentale 314

Fossa
- axillaris 110
- cubiti 110, 114, 118, 119, 159
- infraclavicularis 77, 79, 83, 89, 95, 99, 110, 112, 163
- jugularis 278, 309
- mandibularis 279
- occipitalis 278, 295, 296
- poplitea 224, 225, 227, 262
- supraclavicularis 312
- supraclavicularis major 77, 79, 90
- supraclavicularis minor 278
- temporalis 321

Fovea
- radialis 124, 131

Fühlkontakt
- Palpation 37

Funiculus spermaticus 197, 302, 303
Funktionsprüfung 14
- allgemeine 34
- Arm 46
- Hüfte 173
- Knie 179, 180
- Korrelationskoeffizient 10, 17
- praktische Ausführung 27
- Pronation 185
- Schultergürtel 46
- spezielle 34
- Sprunggelenk 185
- Standard-Klassifizierungen 14
- Supination 185

Fuß 186, 259
- Außenseite 248
- Dorsalflexoren 192
- Inversion 237
- Lateralseite 251
- Ligamente, laterale 252
- Ligamente, mediale 247
- Medialansicht 245
- mediale Orientierungspunkte 243
- Medialseite 258
- Nullstellung 192
- Orientierungspunkte, dorsale 254

– Orientierungspunkte, laterale 248
– Palpation des Gelenkspalts 244
– Plantarflexion 237
– Plantarflexoren 192
– Widerstandstests 186, 192
Fußgewölbe
– eingesunkenes 167
Fußpronatoren 192
Fußregion 241
– Inspektion 167
Fußrücken 253
– Muskulatur 255
– Nervenbahnen 257
– Palpationsstellen 256
Fußsohle 259
Fußstellung
– symmetrische 32
Fußsupinatoren
– Prüfung 192

G

Gallenblase 304
Gang
– Bewegungsinspektion 168
Ganglion
– cervicale medium 309
– Handgelenk 64
Gastroknemiuskopf
– lateraler 230
– medialer 231
Gastroskopie 8
Gehör 318
Gehstörungen 233
Gelenke
– Nullstellung 47
Gelenkprüfung
– Schultergürtel 75
Genua
– vara 219
Gerdy-Tuberkulum 222
Gesäßfalten
– Verlauf 29
Gesäßnaht
– Verlauf 29
Gesundheitszustand 27
Gewicht 11
Gewichtsbestimmung 24
Glandula
– parotis 279, 313, 315, 318, 321
– submandibularis 313
– thyreoidea 76, 309
Gleichgewicht 14

Gleichgewichtssinn 318
Gleichmaß
– Palpation 13
Gluteus-medius-Lähmung 205
Golferellenbogen 60, 120, 121
Gonarthrose 220
Großzehe
– Grundgelenk 186
Großzehengelenk 193
Großzehenphalanx 193
Grübchen
– laterales 217
– mediales 217
Gültigkeit
– Messresultate 11
Guyon-Loge 134, 135, 159

H

Hämarthros
– Knie 180
Hallux 241, 245
Hallux rigidus 193
Hals 273
– Palpation 293
– Regionen 278
Halslordose 32
Halsrippe 92
Halswirbel
– erster 294
– zweiter 294
Halswirbelsäule 281
– Bewegungen, passive 283
– Bewegungsendgefühl 283
– Bewegungsumfang 282, 283
– Extension 282, 283, 285
– Flexion 282, 284
– Gefäßuntersuchung 281
– Kennmuskeluntersuchung 281
– Rotation 282, 284, 285
– Seitneigung 284, 285
– Sensibilitätsuntersuchung 281
– Untersuchung 50
– Widerstandstests 281, 284
Hamulus
– ossis hamati 133, 135, 144
Hand
– Abduktionstest 56
– Adduktionstest 56
– Dorsalflexion 60
– Palmarmuskeln 141
– Radialansicht 116
– Traktionstest 56
– Translationstest 56

Handextensoren 60
Handgelenk 121
– Bewegungen, passive 64
– Extensorentest 66
– Flexionstrauma 64
– Flexoren 111, 120
– Flexorentest 66
– Frakturen 134, 137
– Ganglion 64
– knöcherne Strukturen 121
– Nullstellung 66, 73
– Radialdeviation 66, 118
– Radialseite 132
– Traktionstest 67
– Translationstest 67
– Ulnardeviation 65, 66, 120
– Volarflexion 118
– Volarseite 135
– Widerstandstests 66
Handikap 28
Handkraft
– Messung 17
Handrücken 121
– Hautvenen 144
Handwurzel 123, 124
Handwurzelrücken
– Sehnenfächer 136
Harnblase 298, 299
Haut
– Inspektion 32
– Palpation 40
Hautfaltendicke
– bei Männern und Frauen 22
– Messung 21
Hautfaltenmeter 19
Hautvenen
– Handrücken 144
Head-Zonen 88
Hernia
– femoralis 197
– inguinalis 197, 300, 303
– nuclei pulposi 283
Herzfrequenz 318
Herzspitzenstoß 308
Hiatus
– adductorius 169, 266
– basilicus 108, 110, 112
– saphenus 202, 207
Hinterhauptsmigräne 92
Hinterkopf 273, 274, 293
– Orientierungslinien 274
Hirnnerven 317
Hoffa-Fettkörper 217, 218
Hohlfuß 29, 167
Horner-Trias 279

Hüftabduktoren
- Prüfung 176

Hüftbeugung 287

Hüfte
- Abduktion 175, 176
- Adduktion 175, 176
- Adduktorentest 176
- Außenrotation 175, 178
- Außenrotatorentest 178
- Bewegungen, aktive 173
- Bewegungen, passive 173
    - in Bauchlage 177
    - in Rückenlage 174, 175, 176
- Bewegungsendgefühl 174
- Bewegungsumfang 174
- Extension 177
- Extensoren
    - Prüfung 178
- Flexion 174, 176
- Flexoren
    - Prüfung 176
- Funktionsprüfung 173
- Innenrotation 174, 178
- Innenrotatorentest 178
- Kapselmuster 174
- Nullstellung 175
- Traktionstests 173
- Translationstest 173
- Widerstandstests 173
- in Bauchlage 178

Hüftluxationen 171

Hüftstand 167

Hühneraugen 245

humeroglenoidale Abduktion
- passive 52

Humerus 102

Humerusfrakturen
- N.-radialis-Schädigung 149

Humeruskopfluxationen 157

Humerusluxation 107

Hydrops 216
- Knie 180

Hygiene
- des Untersuchers 28

Hyperextension
- Ellenbogen 58

Hypochondrium 276

Hypothenarmuskeln 142

I

Ictus cordis 308
Iliakusfaszie 207
Iliosakralfuge 200

Iliosakralgelenke 290

Incisura
- jugularis 76, 79, 89, 307

Incisura jugularis 89

Infraskapulärfalte
- Messung 22

Inguinalhernie 300

Inguinalpunkt
- mittlerer 169

Injektionen
- Akromioklavikulargelenk 78

Innenmeniskus 219

Innenrotation
- Hüfte 174, 178
- Knie 181

Innenrotatorentest
- Hüfte 178
- Schulter 54

Insertionstendopathie
- M. biceps brachii 58
- M. triceps brachii 113

Inspektion 7, 12
- allgemeine 28
- Arm 45
- Becken 167
- bei Bewegung 41
- Bein 167
- dorsale 29, 31
- Ergebnisse 12
- Fußregion 167
- Haut 32
- laterale 32, 33
- praktische Ausführung 27
- Schultergürtel 45, 75
- spezielle 37
- Standard-Farbkärtchen 12
- ventrale 29, 30
- Wahrnehmungen 13

Inspiration
- Rippen 280

interphalangeale Gelenke 140

Intersectiones tendineae 276, 301

ischiokrurale Muskulatur 287

J

Jendrassik-Handgriff 92

K

Kalkaneokuboidalgelenk 250
Kalkaneus 241, 242, 247, 250, 251, 252, 254

Kapselabriss
- Knie 184

Kapselmuster
- Articulatio carpometacarpea pollicis 68
- Articulatio scapulohumeralis 52
- Flexionstrauma 64
- Hüfte 174
- Knie 180

Karotisreflex 311

Karpalia 133

Karpaltunnel 133, 134, 139

Karpaltunnel-Syndrom 134, 151

Karpus 138

Kehlkopf 278, 309

Kiefergelenk
- Bewegungen 280
- Drehbewegung 280
- Funktionsstörungen 279
- Mahlbewegung 280
- Schiebebewegung 280

Klaviertastenphänomen 78

Klavikula 45, 76, 77, 88, 89, 91, 95, 102, 276, 278, 295

Kleinfingerballen 141

Knie
- Außenrotation 181
- Bewegungen, aktive 179
- Bewegungen, passive 179
- Bewegungsendgefühl 180
- Bewegungsumfang 180
- Corpus liberum 180
- Extension 178, 180, 184
- Fettkörper 218
- Flexion 178, 180, 184
- Funktionsprüfung 179, 180
- Hämarthros 180
- Hydrops 180
- Innenrotation 181
- Innenseite 218
- Kapselabriss 184
- Kapselmuster 180
- Lateralansicht 222
- Medialansicht 219
- Palpation des lateralen Gelenkspalts 222
- Rückseite 225
- Schubladenphänomen 183
- Valgustest 182
- Varustest 182
- Vorderansicht 214
- Vorderseite 214
- Widerstandstests 179, 184

Knieflexoren
– Prüfung 178, 184
Kniegelenksarthrose 220
Kniekehlen
– Links-rechts-Symmetrie 32
Knieregion
– Palpation 213
Kniestellung 32
Knieumfang
– Messung 24
Knöchel 241, 259
Knöchelbänder
– laterale 242, 253
Knochenstrukturen
– Palpation 40
Knochentumoren
– Tibiapalpation 233
Körperbau 27
Körperhaltung
– Schulterstellung 45
Körperlänge 11
Körperlängenmessung 19
– Anthropometer 19
– Instrumentarium 19
– Messvorschrift 20
körperliche Untersuchung 7
Körpermerkmale 8
Körperteile
– Form 12
– Symmetrie 12
Kokzygodynie 200
Kollateralgelenke
– Prüfungen 189
Kollateralligamente
– radiale, Schädigung 65
– Sprunggelenk, oberes 185
– ulnare, Schädigung 65
Kompressionsneuropathie
– N. ulnaris 155
Konturen
– Form 37
– Symmetrie 37
Kopf 273
– Blutgefäße und Nerven 315
– Extensorentest 285
– Palpation 293
– Regionen 278
– Rotatorentest 285
Korrelationskoeffizient 10
– Funktionsprüfung 10, 17
Kraft 17
Krampfadern 167
Krepitation 41, 76

Krümmung der Wirbelsäule
   s. Skoliose 29
Kuneiformia 242, 254
Kyphoskoliose 9, 287

L

Labia
– majora 300, 303
Labrum
– articulare 88
Lacertus fibrosus 108, 109, 110, 111, 118, 119, 157
Lacuna
– musculorum 209, 260
– vasorum 207, 260, 265, 303, 321
Lähmungen
– Asymmetrie 15
– schlaffe 15
Längenmessung
   s. Körperlängenmessung 20
Lange-Finger-Technik 39
– M. trapezius 39
– Spina scapulae 81, 87
Laparotomie 8
Larynx 76, 278, 309
lateral coronary ligament 214
Leber 305, 307
Leberrand
– unterer 304
Leistenbeuge 207
Leistenbruch 197, 303
– gerader (medialer, direkter) 303
– schräger (lateraler, indirekter) 303
Leistenfalten 276
Leistenkanal 303
– Sagittalschnitt 303
Leistenregion
– Bruchpforten 197
Leistenring
– oberflächlicher 303
– tiefer 303
Lendenlordose 32, 290
Lendenwirbelsäule 286, 287
– Bewegungen, passive 289
– Extension 288
– Flexion 287, 290
– Rotation 288, 289, 290
– Seitneigung 288
– Widerstandstests 289, 290

Ligamente
– sakroiliakale 290
Ligamentum(-a)
– acromioclaviculare superius 78
– anulare radii 113
– bifurcatum 191, 247
– calcaneocuboideum 191
– calcaneofibulare 189, 252
– calcaneonaviculare plantare 241, 246, 247
– carpi transversum 133
– collaterale fibulare 214, 223
– collaterale radiale 113
– collaterale tibiale 214, 219, 220, 222
– coracoacromiale 77, 78, 101
– coracoclavicularia 77, 78, 79
– deltoideum 189, 241, 247
– inguinale 197, 202, 206, 207, 209, 260, 265, 267, 276, 303
– interspinalia 299
– lacunare 208
– longitudinale posterius 283
– metacarpeum transversum superficiale 140
– nuchae 92, 295
– patellae 202, 214, 216, 218, 219, 220
– patellofemorale laterale 215
– patellofemorale mediale 215
– sacrospinale 200
– sacrotuberale 200, 211
– supraspinale 299
– talofibulare anterius 189, 252
– talofibulare posterius 252
– teres uteri 303
– tibiocalcaneare 189, 247
– tibiofibulare 189
– tibiofibulare anterius 252
– tibionaviculare 189, 247
– tibiotalare anterius 189, 247
– tibiotalare posterius 247
– transversum carpi 151
– transversum humeri 86
Linea
– alba 276, 297, 301, 302
– axillaris 274, 277
– mediana anterior 277
– mediana posterior 274
– medioclavicularis 277
– nuchae 273, 293
– nuchae superior 92
– scapularis 274
– semilunaris 276, 277, 301

Personen- und Sachregister

Links-rechts-Asymmetrie
– M. pectoralis major 96
Links-rechts-Symmetrie 29
Lippen
– Blauverfärbung 12
Lisfranc-Gelenklinie 253, 254
Lisfrancsche Orientierungslinie 253
Listersches Tuberkulum 116, 124, 126, 130, 133, 137
Lordose
– aufgehobene 167
– verstärkte 167
Luftfiguren 29
– Bein 167
– Links-rechts-Symmetrie 29
Lumbosakralübergang 298
Luxatio
– subcoracoidea 79
Luxation
– Femurkopf 171
– Humerus 107
– Rippen 297
– Sternoklavikulargelenk 76
Lymphknoten
– inguinale 209
– Palpation 40

M

MacBurneyscher Punkt 304, 305
Magen 305
Malleolus
– lateralis 233, 235, 242, 248, 250
– Links-rechts-Symmetrie 29
– medialis 21, 233, 234, 241, 242, 243, 244, 258
Mamilla 276, 277, 308
– Links-rechts-Symmetrie 29
Mamillensekretion 308
Mammae 277, 308
Mammakarzinom
– Metastasierung 107
Mandibula 279, 313, 314
Mandibularand 313
Manubrium sterni 76
Margo
– anterior tibiae 233
– lateralis scapulae 80
– medialis scapulae 80, 94, 274
– posterior ulnae 113, 117, 120, 123
– vertebralis
– Skapula 86
– vertebralis scapulae 87

Maskengesicht 279
Maßband 19, 24
MCP-Gelenk 70, 71
– Extension, passive 71
– Flexion, passive 71
medial coronary ligament 214
Medianlinie 29
Medianusstraße 151
Medioklavikularlinie 277, 308
mediotarsale Gelenke 187
Membrana
– interossea cruris 266
– vastoadductoria 265
meniskotibiales Ligament
– laterales 214
– mediales 214
Meniskus
– lateraler 223
– medialer 219
Meniskuseinriss 219
Messinstrumente 9
Messresultate
– Genauigkeit 9
– Gewinnung 9
– Gültigkeit 11
– Korrelationskoeffizient 10
– Rubrizierung 9
– Standard-Messfehler 10
– Übereinstimmungsgrad 10
– Validität 11
– Zufallsfaktoren 9, 10
Messung
– Beinlänge 20, 21
– Bizepsfalte 22
– Hautfaltendicke 21
– Infraskapulärfalte 22
– Knieumfang 24
– Körperlänge 19
– Oberarmumfang 24
– Sitzhöhe 20
– Spinahöhe 21
– Suprailiakalfalte 22
– Trizepsfalte 22
– Trochanterkuppenhöhe 21
– Wadenumfang 24
Messvorschriften 8
– Körperlängenmessung 20
Metakarpalia 138
Metatarsalgie 259
Metatarsalia 242, 253
Metatarsalköpfchen 242
methodologische Erwägungen 8
Michaelis-Raute 275
Midtarsalgelenk 186, 187, 189, 191
Mikulicz-Linie 29

Milz 307
Milzvergrößerung 305
mimische Muskulatur 279
Miosis
– Fazialislähmung 279
Mittelfingerphalanx
– proximale 140
Mittelfußschmerz 259
Mohrenheim-Grube 95, 161
MohrenheimGrube 95
Mons pubis 300
Morbus
– Parkinson 279
Morton-Neuralgie 263
Mund
– Schiefstand 279, 318
Musculus(-i)
– abductor digiti minimi 73, 141, 154, 242, 251
– abductor hallucis 245
– abductor pollicis brevis 132, 141, 150
– abductor pollicis longus 69, 116, 118, 130, 132, 136, 148
– Tendovaginitis 69
– adductor longus 202, 205, 206, 207, 208, 209
– adductor magnus 206, 211, 212, 214, 219, 220, 225, 266
– adductor pollicis 69, 141, 142, 154
– Abduktionstrauma 69
– Caput obliquum 141
– Caput transversum 141
– anconeus 112, 115, 148
– biceps brachii 51, 55, 59, 88, 95, 107, 108, 111, 115, 119, 152, 157
– Caput breve 77, 88, 95
– Caput longum 79, 88, 95
– Insertionstendopathie 58
– Tendovaginitis 110
– biceps femoris 203, 211, 212, 222, 223, 225, 230
– Caput breve 212
– Caput longum 211, 212
– brachialis 88, 110, 111, 148, 152
– brachioradialis 108, 111, 114, 115, 116, 119, 132, 148
– coracobrachialis 77, 88, 96, 97, 101, 106, 107, 110, 152
– deltoideus 54, 77, 78, 79, 84, 88, 93, 95, 97, 98, 99
– Pars acromialis 79, 84, 85, 99, 100

– Pars clavicularis 84, 85, 99, 100
– Pars spinalis 80, 98, 99
– digastricus 312
– erector spinae 92, 297, 298
   – lateraler Trakt 299
   – medialer Trakt 298
   – Transversospinalsystem 299
– erratus anterior 94
– extensor carpi radialis brevis 66, 111, 115, 116, 117, 130, 132, 136, 142, 148
– extensor carpi radialis longus 66, 111, 115, 116, 117, 130, 132, 136, 142, 148
– extensor carpi ulnaris 66, 115, 117, 130, 136, 137, 148
– extensor digiti minimi 115, 130, 142, 148
   – Hand 117, 136
– extensor digitorum 116, 130
   – Hand 115, 132, 136, 142
– extensor digitorum brevis 242, 251, 252, 255
– extensor digitorum communis 116, 148
– extensor digitorum longus 234, 236, 255, 256, 262
   – Fuß 234, 235
– extensor hallucis brevis 242, 255, 256
– extensor hallucis longus 234, 235, 243, 255, 256, 258, 262, 266
– extensor indicis 136, 148
– extensor indicis proprius 142
– extensor pollicis brevis 69, 116, 118, 130, 132, 136, 142, 148
   – Tendovaginitis 69
– extensor pollicis longus 116, 118, 130, 132, 136, 142, 148
– flexor carpi radialis 66, 118, 121, 132, 135, 150
– flexor carpi ulnaris 66, 120, 121, 132, 135, 154
– flexor digiti minimi 154
– flexor digiti minimi brevis 141
– flexor digitorum longus 240, 245, 248, 262
– flexor digitorum profundus 120, 132, 141, 142, 150, 154
– flexor digitorum superficialis 111, 120, 135, 141, 150
   – Caput ulnare 111
– flexor hallucis 248

– flexor hallucis longus 240, 245, 259, 262
   – Sesambeine 242
– flexor pollicis brevis 141, 150, 154
   – Caput profundum 154
   – Caput superficiale 142, 150
– flexor pollicis longus 69, 121, 132, 141, 142, 150
– gastrocnemius 212, 225, 230, 234, 236, 237, 262
   – Caput laterale 225
   – Caput mediale 225
– gemellus inferior 211
– gemellus superior 211
– gluteus maximus 200, 210, 211, 212, 225, 261, 274, 298
– gluteus medius 204, 211, 212
– gluteus minimus 205
– gracilis 202, 206, 207, 208, 211, 212, 214, 219, 220, 225, 266
– iliacus 208, 209, 260, 264
– iliocostalis 299
– iliopsoas 197, 202, 206, 209, 266, 302
– infraspinatus 51, 55, 81, 93, 98, 102, 103
   – Dehnungsschmerz 52
   – Injektion 106
   – Palpationsschema der knöchernen Insertion 103
– interossei
   – Hand 139, 154
– interossei dorsales
   – Atrophie 45
   – Hand 73, 143
– interosseus palmaris I 74
– interosseus palmaris II 74
– interosseus palmaris III 74
– intertransversarii 299
– ischiocavernosus 300
– latissimus dorsi 54, 79, 80, 93, 94, 95, 97, 98, 198, 275, 297, 298
– levator scapulae 80, 87, 90, 91, 94, 278, 295, 310, 318
– lumbricales
   – Hand 150, 154
– masseter 312, 313, 314, 315
– multifidi 299
– obliquus externus abdominis 96, 98, 198, 207, 297, 301, 302, 303
– obliquus internus abdominis 98, 198, 275, 297, 302, 303
– obturatorius internus 211

– omohyoideus 90, 91, 295, 312
– opponens digiti minimi 141, 154
– opponens pollicis 141, 142, 150
– palmaris brevis 139, 154
– palmaris longus 119, 135, 139, 150
– pectineus 202, 206, 207, 208, 209, 264, 266
– pectoralis 96
– pectoralis major 54, 77, 79, 88, 95, 96, 97, 301
   – Links-rechts-Asymmetrie 96
   – Pars abdominalis 95, 96
   – Pars clavicularis 79, 95
   – Pars sternocostalis 95
– pectoralis minor 77, 94, 97
– peroneus brevis 234, 236, 237, 248, 249, 251, 262
– peroneus longus 234, 235, 236, 248, 251, 262
– peroneus tertius 234, 236, 251, 255
– piriformis 169, 170, 171, 211, 261, 262
– plantaris 212, 230, 232, 237, 262
– popliteus 262, 266
– pronator quadratus 132, 150
– pronator teres 111, 115, 118, 119, 121, 150, 157
   – Caput ulnare 111
– psoas major 208, 209, 264, 297, 298
– pterygoideus lateralis 314
– pterygoideus medialis 314
– quadratus femoris 211
– quadratus lumborum 260, 297, 298
– quadriceps femoris 212, 218
– rectus abdominis 276, 297, 301, 302
– rectus femoris 195, 202, 203, 204, 206, 208, 213, 214, 215, 264, 266
   – Palpation 39
– rhomboideus 87
– rhomboideus major 92, 94
– rhomboideus minor 94
– sartorius 195, 196, 201, 202, 203, 204, 206, 207, 208, 212, 214, 219, 220, 225, 264, 266
– scalenus anterior 90, 91, 295, 311, 318

Personen- und Sachregister

Musculus(-i)
- scalenus medius 90, 91, 295, 311, 318
- scalenus posterior 91, 295, 311
- semimembranosus 210, 211, 212, 214, 219, 220, 225, 228, 229
- semispinalis capitis 295, 296, 299
- semispinalis cervicis 296
- semitendinosus 210, 211, 212, 214, 219, 225, 226
  - Palpation nach proximal 227
- serratus anterior 87, 94, 95, 97, 301
  - Lähmung 87
- soleus 234, 236, 237, 262, 266
- sphincter ani externus 300
- spinales 298
- splenius capitis 91, 295, 296, 310
- sternalis 96
- sternocleidomastoideus 76, 77, 89, 90, 91, 95, 278, 295, 310, 311, 312, 315
  - Kontraktur/Spastizität 90
  - M. sternocleidomastoideus 89
  - Pars clavicularis 77, 89, 91
  - Pars sternalis 77, 91
- sternohyoideus 89, 90
- sternothyreoideus 90
- stylohyoideus 312
- subscapularis 51, 54, 88, 97, 100, 101, 107
  - Insertionstendopathie 52
- supinator 59, 111, 115, 148
- supraspinatus 51, 101, 102
- temporalis 279, 312, 314
- tensor fasciae latae 195, 196, 202, 203, 204, 205, 266, 302
- teres major 46, 54, 93, 98, 107
- teres minor 46, 93, 98, 102, 103, 107
- tibialis anterior 234, 236, 243, 244, 255, 256, 258, 262, 266
- tibialis posterior 240, 243, 245, 247, 248, 262
- transversus abdominis 208, 297, 302, 303
- trapezius 79, 86, 87, 91, 92, 93, 95, 295, 310, 312
  - Lange-Fingerpalpation 39
  - Pars ascendens 92
- Pars descendens 92
- Pars transversa 92
- triceps brachii 55, 59, 98, 110, 148
  - Caput laterale 110, 148
  - Caput longum 98, 110, 148
  - Insertionstendopathie 113
- vastus intermedius 214, 264
- vastus lateralis 202, 206, 211, 212, 213, 214, 215, 217, 222, 264
- vastus medialis 202, 206, 213, 214, 215, 219, 220, 264, 266
- vastus medialis obliquus 213, 215, 219

Muskeln, entspannte
- Palpation 40

Myositis ossificans 218

N

Nacken 273, 278, 294
- Orientierungslinien 274
- Stellung 45

Nackenregion 274

Nacken-Schulter-Linie 45
- Links-rechts-Symmetrie 29

Neigungsgrad
- Becken 167

Nélatonsche Linie 170

Nerven
- Palpation 40

Nervus(-i)
- abducens 317
- accessorius 90, 310, 318
- auricularis magnus 90, 310, 311, 312, 315, 318
- axillaris 88, 107, 145, 146, 147, 148
  - Einklemmung 99
  - Verletzungen 54
  - Versorgungsgebiete 148
- cutaneus antebrachii medialis 145, 147
- cutaneus brachii medialis 145, 147
- cutaneus dorsalis intermedius 257
- cutaneus femoris lateralis 195, 208
- cutaneus femoris posterior 261
- cutaneus surae lateralis 261
- cutaneus surae medialis 236, 262
- dorsalis scapulae 146, 147
- facialis 279, 315, 316, 317
- femoralis 197, 208, 260, 264
  - Palpierbarkeit 265
  - Schädigungen 265
- frontalis 315, 316, 317
- genitofemoralis 197, 260, 319
- glossopharyngeus 318
- gluteus inferior 170, 261
- gluteus superior 168, 170, 261
- hypoglossus 318
- iliohypogastricus 260, 319
- ilioinguinalis 197, 260, 303, 319
- ischiadicus 169, 170, 210, 211, 212, 261, 262
  - Palpierbarkeit 263
  - Schädigungen 263
- mandibularis 317
- medianus 107, 110, 112, 119, 134, 135, 145, 146, 147, 150, 154, 157
  - Palpierbarkeit 151
  - Schädigungen 151
  - Verlauf 151
  Versorgungsgebiete 150
- mentalis 313, 314, 315, 317
- musculocutaneus 145, 146, 147, 152
  - Palpierbarkeit 153
  - Pars anterior 152
  - Pars posterior 152
  - Verlauf 153
  - Versorgungsgebiete 152
- obturatorius 260, 265
- occipitalis major 293, 294, 315, 319
  - Einklemmung 92
- occipitalis minor 90, 293, 310, 311, 312, 315, 318
- oculomotorius 316, 317
- olfactorius 317
- ophthalmicus 317
- opticus 317
- pectoralis lateralis 145, 146, 147
- pectoralis medialis 145, 146, 147
- peroneus communis 170, 211, 224, 225, 226, 231, 232, 261, 262
  - Ausfall 263
- peroneus profundus 233, 242, 257, 261, 262, 263

– peroneus superficialis 235, 242, 257, 261, 262, 263
– phrenicus 318
– plantaris lateralis 262, 263
– plantaris medialis 262, 263
– radialis 107, 114, 144, 145, 146, 147, 148
  – Palpierbarkeit 149
  – Schädigungen 149
  – Verlauf 149
  – Versorgungsgebiete 148
– saphenus 206, 209, 242, 258, 265
– statoacusticus 318
– subclavius 146, 147
– suboccipitalis 319
– subscapularis 145, 146, 147
– supraclavicularis 90, 311, 312
– suprascapularis 146, 147, 318
– suralis 225, 261, 262
– thoracicus longus 146, 147
– thoracodorsalis 145, 146, 147
– tibialis 170, 224, 225, 231, 241, 245, 248, 261, 262
– transversus colli 90, 311, 312, 318
– trigeminus 313, 315, 317
– trochlearis 317
– ulnaris 107, 110, 120, 134, 135, 144, 145, 146, 147, 154, 157
  – Ausfall 73
  – Palpierbarkeit 155
  – R. profundus 135
  – Schädigungen 155
  – Verlauf 155
  – Versorgungsgebiete 154
– vagus 312, 318
– vestibulocochlearis 318
Nervus-femoralis-Neurinom 209
Nieren 304, 305, 306
Nullstellung
 – Fuß 192
 – Gelenke 47
 – Handgelenk 66, 73
 – Hüfte 175
Nussknacker-Effekt 124

O

O-Bein 167, 219
Oberarm
 – Abduktion 77
 – Anteversion 77

Oberarmumfang
 – Messung 24
Oberschenkel
 – Vorderansicht 202
Oberschenkelmuskeln
 – hintere 210
Olekranon 113
Orangenhaut 308
Organprojektionen
 – Bauchraum 304
Orientierung
 – regionale 32
Ortolani-Suchtest 171
Os(-sa)
 – capitatum 130, 131, 133, 138
  – Subluxation 64
 – coccygis 199
 – coxae 207
 – cuboideum 187, 242, 250, 251, 254, 255
 – cuneiforme 244, 246
 – cuneiforme intermedium 254
 – cuneiforme laterale 254
 – cuneiforme mediale 241, 244, 245, 254
 – frontale 279
 – hamatum 130, 132, 138
 – hyoideum 280, 309, 312
 – ischii 200
 – lunatum 125, 130, 133, 138
 – metacarpale I 123, 128, 139
 – metacarpale II 66, 126, 130
 – metacarpale III 125, 126, 127, 138, 140
 – metacarpale IV 138
 – metacarpale V 66, 123, 129, 138
 – metacarpalia 138
 – metatarsale I 241, 244, 245, 254
 – metatarsale V 242, 250, 251
 – naviculare 187, 241, 242, 246, 254
 – occipitale 274, 293
 – parietale 274
 – pisiforme 133, 135, 138
 – pubis 303
 – sacrum 199, 299
 – scaphoideum 124, 130, 131, 132, 133, 138
 – temporale 274
 – trapezium 124, 130, 132, 133, 138
 – trapezoideum 130, 132, 133, 138
 – triquetrum 126, 130, 138

Osgood-Schlattersche Erkrankung 217

P

Pain Questionnaire von McGill und Melzack 15
Painful-arc-Syndrom
 – akromioklavikulares 51
 – subakromiales 51
Palmaraponeurose 119
Palmarmuskeln
 – Hand 141
Palpation 7, 13
 – alternierende 39
 – Arm 75
 – Atmungsrhythmen 37
 – Ausgangssituation 37
 – bei Bewegung 41
 – Fluktuation 14
 – Fühlkontakt 37
 – Genauigkeit 14
 – Klassifizierung 13
 – Konsistenz 13
 – M. rectus femoris 39
 – normale 38
 – praktische Durchführung 38
 – Schlagadern 13
 – Schultergürtel 75
 – spezielle 37
Parasternallinie 277
Parkinson-Syndrom 279
Pars abdominalis
 – M. pectoralis major 95, 96
Pars acromialis
 – M. deltoideus 79, 84, 85, 99, 100
Pars anterior
 – N. musculocutaneus 152
Pars ascendens
 – M. trapezius 92
Pars clavicularis
 – M. deltoideus 84, 85, 99, 100
 – M. pectoralis major 79, 95
 – M. sternocleidomastoideus 77, 89, 91
Pars descendens
 – M. trapezius 92
Pars patellofemoralis
 – Retinaculum patellae laterale 214
 – Retinaculum patellae mediale 214

Pars posterior
- N. musculocutaneus 152
Pars spinalis
- M. deltoideus 80, 98, 99
Pars sternalis
- M. sternocleidomastoideus 77, 89, 91
Pars sternocostalis
- M. pectoralis major 95
Pars supraclavicularis
- Plexus brachialis 145
Pars transversa
- M. trapezius 92
Patella 202, 206, 214, 217, 219
- Links-rechts-Symmetrie 29
Patellagrube
- interkondyläre 218
- Palpation 216
Patellofemoralgelenktest 179
Peitschenhiebverletzung 90
Penis 300
perineale Strukturen 300
Perineum 209, 275
- Inspektion 275
Peritoneum 298, 299, 304
Peritonitis 304
Perkussion 7
Peroneusloge 235
Pes
- anserinus 202, 211
- anserinus profundus 211, 219
- anserinus superficialis 219, 220, 234
- Überlastung 221
- equinovarus 168
- excavatus 167
- planus 167
Pes calcaneovalgus 235
Petit-Dreieck (Trigonum lumbale) 98, 198, 275
Pfannenband 246, 247
Phalangen 140
Photogrammetrie 13
PIP-Gelenk 70, 71
- Extension, passive 71
- Flexion, passive 72
Plantarflexion 187
Plantarflexoren 237
- Fuß 192
Plattfuß 29, 167
Platysma 77, 79, 89, 309, 310

Plexus
- brachialis 90, 91, 92, 107, 145, 147, 295
  - Fasciculus lateralis 145, 146
  - Fasciculus medialis 145, 146
  - Fasciculus posterior 145, 146
  - Pars supraclavicularis 145
- cervicalis 91, 311, 318
- lumbalis 260, 319
- sacralis 260
portokavale Anastomosen 322
Processus
- condylaris 279, 313, 314
- coracoideus 77, 84, 88, 89, 107
  - Fraktur 79
- coronoideus 313, 314
- lateralis tali 242, 248, 251, 252
- mastoideus 91, 273, 274, 294
- spinosi 294, 296
- styloideus III 138
- styloideus radii 123, 125, 130, 132
- styloideus ulnae 122, 126, 130
- transversi 295, 297
- transversus atlantis 313
- xiphoideus 276, 277, 307
Pronation
- Ellenbogen 58, 60
- Funktionsprüfung 185
Pronatoren
- Fuß 192
Pronatorentest
- Ellenbogen 60
Pronator-teres-Syndrom 151
Prostata 299
Protraktion 47
- Schultergürtel 48
Protuberantia
- mentalis 314
- occipitalis externa 92, 273, 293
Psoasbursa 206
Ptosis 317
- Fazialislähmung 279
Punctum nervosum 91, 311, 312

Q

Quadrizepsansatz
- Palpation 215
Querfortsätze 295, 297
Quervain-Krankheit 136

R

Rabenschnabelfortsatz
- Skapula 77
Radialdeviation
- Handgelenk 66, 118
- Radioulnargelenk, distales 62
Radioulnargelenk, distales 56
- Arthritis 62
- Bewegungen, passive 62
- Dorsalflexion 62
- Funktionsprüfung 61, 64
- Radialdeviation 62
- Traktionstest 63
- Translationstest 63
- Ulnardeviation 62
- Volarflexion 62
- Widerstandstests 62
Radius 116
Radiusfraktur 58
Radiusköpfchen
- Palpation 113
Ramus(-i)
- femoralis 260
- genitalis 260
- inferior ossis pubis 300
- infrapatellaris 265
- mandibulae 279, 314
- nasales externi 315
- ommunicans peroneus 262
- palmaris profundus
  - A. ulnaris 135
- profundus
  - N. ulnaris 135
Raphe
- penis et scroti 300
Rectus-femoris-Sehne
- Erkrankungen 202
- Palpation 203
referred pain 75, 86, 87, 88, 100, 198
Regio
- acromialis 273, 278
- analis 273, 275, 276, 300
- auricularis 278
- axillaris 277
- buccalis 278, 279
- clavicularis 277, 278
- colli anterior 278, 310
- colli lateralis 77, 90, 92, 278, 295, 296, 308, 311, 312, 318
- colli posterior 273, 278, 296
- deltoidea 273, 277
- epigastrica 276, 277, 306
- frontalis 278, 279

- glutea 273, 274, 275, 276
- hypochondriaca 273, 274, 277, 278
- infraclavicularis 277, 278
- infraorbitalis 278, 317
- infrascapularis 273, 274
- inguinalis 276, 277
- interscapularis 273
- lateralis 273, 276, 277, 304
- lumbalis 273, 274
- mammaria 277, 278
- mentalis 278
- nasalis 278, 279, 317
- occipitalis 273, 274, 278
- oralis 278, 279
- orbitalis 278, 316
- parietalis 273, 278
- parotideomasseterica 278, 279
- pectoralis lateralis 273, 277
- perinealis 275
- pubica 276, 277, 304
- sacralis 273, 275, 276
- scapularis 273, 274
- sternalis 277, 278
- sternocleidomastoidea 273, 278
- submentalis 278
- suprascapularis 273, 274, 278
- temporalis 273, 274, 278, 279
- umbilicalis 276, 277
- urogenitalis 275, 276, 300
- vertebralis 273, 274
- zygomatica 278, 279

Regio femoris posterior 273
Rektaluntersuchung 300
Rektoskopie 8
Rektum 298, 299, 305
Rektusscheide 297
Retinaculum
 - extensorum 117, 130, 134
 - extensorum superius 256
 - flexorum 133, 139
   - Fuß 245
 - mm. extensorum inferius 255
 - patellae laterale 214, 217, 218
 - patellae mediale 214, 217, 218
 - patellare mediale 213
 - peroneorum 235
Retinakulum
 - dorsales 256
 - laterales 242, 253
 - mediales 248
Retraktion 47
 - Schultergürtel 49
rheumatoide Arthritis 113

Ringknorpel 309
Rippen 308
 - Inspiration 280
 - Subluxation/Luxation 297
Rippenbogen 299
 - Links-rechts-Symmetrie 29
Rippenknorpel 308
Röntgendiagnostik 8
Rosenmüllerscher Lymphknoten 208
Roser-Nélaton-Linie 170, 171, 172
Roser-NélatonLinie 172
Rotatorentest
 - Kopf 285
Rötung
 - Entzündung 13
 - lokale 12
Rubrizierung
 - Messresultate 9
Rücken 273, 274
 - Orientierungslinien 274
 - Strukturen 296
Rückenmarksäste
 - dorsale 319
 - ventrale 319
Rumpf 273
 - Palpation 293
Rumpfrotator 302
Rumpfwand, ventrale 276
 - Orientierungspunkte 277
 - Regionen 277

S

sakroiliakale Ligamente 286, 290
Sakroiliakalgelenk
 - Bewegungen 200
Sakrokokzygealgelenk
 - Exostosen 200
 - Subluxationen 200
Scapula alata 87, 95
Scarpa-Dreieck 207
Schamspalte 300
Schenkelbruch 197
Schenkelhernie 207
Schiefhals 45, 90, 317
Schielen 317
Schildknorpel 309
Schlagadern
 - Palpation 13
Schleudertrauma 90
Schluckakt 280
Schlüsselbeine 76
 - Links-rechts-Symmetrie 29

Schlüsselbeinenden 76
Schmerzen
 - Asymmetrie 15
Schmerzerleben 15, 17
Schneidersitz 201
Schoenmaker-Linien 172
Schubladenphänomen
 - Knie 183
Schulter
 - Abduktorentest 54
 - Adduktorentest 54
 - Außenrotatorentest 55
 - Innenrotatorentest 54
 - Untersuchung 50
 - Widerstandstests 54
Schultergelenk
 - Traktionstests 50
Schultergürtel
 - Bewegungen, aktive 48
 - Bewegungen, passive 52
 - Bewegungsumfang 48, 49
 - Depression 48
 - Elevation 48
 - Funktionsprüfung 46
 - Gelenkprüfung 75
 - Inspektion 45, 75
 - Palpation 75
 - Protraktion 48
 - Retraktion 49
 - Translationstests 50
 - Untersuchung 45, 50
Schulterinjektionen
 - intraartikuläre 81
Schulterluxation 54
Schulterregion
 - Palpation der Knochen und Bandstrukturen 76
Schulterstellung 45
Schultertest 55
Sehnen
 - Palpation 40
Sehnenfächer
 - Handwurzelrücken 136
Serratuslähmung 95
Sesambeine
 - M. flexor hallucis longus 242
Sinus
 - caroticus 90
 - tarsi 242, 252, 254
Sitzhöhenmessung 20
Skalenuslücke 90, 311
 - hintere 90, 91, 92, 161, 311
 - Topographie 90
 - vordere 91, 92, 161, 312
Skaphoidfrakturen 124

Skapula 45, 52, 274
- Angulus inferior 86
- Flügelstellung s. Scapula alata 95
- Margo
  - vertebralis 86
- Rabenschnabelfortsatz 77
Skapula-Thoraxwand 51
skapulothorakale Gleitverbindung 48
Skoliose 29, 287
- Inspektion 32
Skrotum 209, 300
Sonographie 8
Spastizität 14
Spatium
- axiallare quadrangulare 102
- axillare triangulare 102
Spielbein 205
Spina
- iliaca anterior inferior 195, 199
  - Palpation 196
- iliaca anterior superior 21, 168, 169, 172, 195, 196, 197, 198, 199, 202, 204, 206, 276, 290, 303, 304
- iliaca posterior superior 168, 170, 198, 199, 210
- scapulae 78, 80, 99
  - Lange-Finger-Technik 81, 87
Spina scapulae 87
Spinahöhe
- Messung 21
Spinalnerven
- dorsale 319
Spinalwurzelkompression 291
Spinotransversalmuskel 295
Sprunggelenk
- Funktionsprüfung 185
Sprunggelenk, oberes 185, 187, 188
- Kollateralligamente 185
- Varustest 189
Sprunggelenk, unteres 185, 187, 190
S-Skoliose
- Inspektion 32
Stadiometer 18, 19
Standard-Farbkärtchen
- Inspektion 12
Standard-Messfehler 10
Sternoklavikularband 77
Sternoklavikulargelenk 76
- Arthrose 77
- Erkrankungen 52

- Luxation 76
Sternum 76, 276, 278, 307
Sternumrand
- oberer 277
Streckergruppe
- Unterschenkel 233
Stressfrakturen
- Tibiapalpation 233
subakromialer painful arc 51
Bursa(-ae)
- subacromialis 51, 101
Subkostalebene 276
Subluxation
- Akromioklavikulargelenk 78
- Os capitatum 64
Subluxationen
- Sakrokokzygealgelenk 200
Subtalargelenk 187
Sulcus
- bicipitalis lateralis 84, 110, 112
- bicipitalis medialis 84, 108, 110, 112, 113, 149, 159
- deltoideopectoralis 277
- intertubercularis 55, 77, 84, 86, 96, 110
Supination
- Ellenbogen 58, 59
- Funktionsprüfung 185
Supinatorentest
- Ellenbogen 59
Suprailiakalfalte
- Messung 22
Suprakristalebene 276
Supraspinatussehne 102
Sustentaculum tali 241, 243, 244, 245, 246
Symmetrie 29
- Konturen 37
- Körperteile 12
- Links-rechts 29
- Palpation 13
Symphysis
- pubica 298, 299, 304, 320

T

Tabatière 118, 123, 124, 130, 131, 138, 144, 159
- N.-radialis-Tastung 149
Taillendreiecke 29
Talonavikulargelenk 243, 246
Talus 241, 242, 246, 254, 255
Talusstütze 243

Tarsalgelenke
- proximale 187
tenderness 86
Tendovaginitis 136
- M. abductor pollicis longus 69
- M. biceps brachii 110
- M. extensor pollicis brevis 69
Tennisellenbogen 60, 115, 149
Thenar 59, 60
- Sensibilitätsprüfung 151
Thenarmuskeln 142
Thora
- Bewegungsexkursionen 280
thorakale Strukturen
- Palpation 307
Thorax 277, 280
Thoraxapertur, obere 50
Thoraxgeräusch
- auskultatorisches Dreieck 92
Tibia 233, 234, 254
Tibiaplateau
- laterales 223
- mediales 220
Tomographie 8
Tortikollis 90, 317
Trachea 309, 312
Tracheotomie 76
Tractus
- digestivus 305
- iliotibialis 203, 211, 212, 222, 223
Traktionsfraktur 195
Traktionstests
- Hand 56
- Handgelenk 67
- Hüfte 173
- Radioulnargelenk, distales 63
- Schultergelenk 50
Translationstests
- Hand 56
- Handgelenk 67
- Hüfte 173
- Radioulnargelenk, distales 63
- Schultergürtel 50
Transversospinalsystem 299
Trendelenburg-Zeichen 205, 261
Trigeminusneuralgie 317
Trigonum
- caroticum 278, 311, 312, 313
- deltoideopectorale 95, 277
- femorale laterale 195, 196, 202
- femorale mediale 202, 207, 208, 209

– lumbale 198, 275
– lumbale (Petit) 98
– submandibulare 278, 312, 313, 322
Trizepsfalte
– Messung 22
Trochanter
– major 170, 200, 201, 204
– Kuppenhöhe 21
– minor 200
Trochanterkuppenhöhe
– Messung 21
Trochlea
– peronealis 242, 248, 249, 250
Truncus
– brachiocephalicus 157, 320
– coeliacus 320
Tuber
– calcanei 242, 247, 259
– ischiadicum 169, 170, 172, 199, 200, 211
Tuberculum
– adductorium 168, 169, 219, 220
– articulare 280
– caroticum 309, 311, 320
– costae 280
– dorsale 126, 130
– iliacum 199
– infraglenoidale 88, 107
– majus humeri 77, 79, 86, 88
– majus/minus 55
– metacarpale I 138
– minus humeri 77, 84, 85, 88
– ossis metacarpalis III 123, 133
– ossis metacarpalis V 132
– ossis scaphoidei 133, 135
– ossis trapezii 133, 134, 135
– pubicum 168, 169, 195, 197, 199, 200, 202, 206, 303
– Palpation 196
Tuberkulum
– Crista iliaca 198
Tuberkulum, Listersches 116, 126
Tuberositas
– deltoidea humeri 100, 110, 149
– navicularis 246
– ossis metatarsalis V 242, 248, 249
– ossis navicularis 241, 243, 244, 245
– radii 58, 110
– tibiae 202, 214, 216, 217, 233

U

Übereinstimmungsgrad
– Messresultate 10
Ulnardeviation
– Handgelenk 65, 66, 120
– Radioulnargelenk, distales 62
Ulnarislähmung 45
Umbilikus 276
Unteram
– Radialansicht 116
Unterarm
– Flexoren 118
Unterschenkel 221, 233
– Außenseite 236
– Beuger 237
– tiefe 240
– Extensorenloge 233
– Rückseite 236
– Streckergruppe 233
– Vorderansicht 234
Untersuchung
– anthropometrische 18
Untersuchung, körperliche 7
Urethra 298, 299
Urogenitalregion
– weibliche 300
Uterus 298, 304

V

Vagina 298
Valgusstellung 32, 167, 187
Valgustest
– Knie 182
– passiver 190
Valgus-Plantarflexions-Trauma 189
Validität
– Messresultate 11
Varikose 269
Varusstellung 32, 167, 187
Varustest
– Knie 182
– Sprunggelenk, oberes 189
Vena(-ae)
– axillaris 161
– azygos 322
– basilica 108, 112, 144, 161, 162, 163
– brachialis 110, 161
– brachiocephalica 312, 322
– cava inferior 322
– cava superior 322
– cephalica 96, 110, 119, 161, 162, 163
– epigastrica inferior 197
– femoralis 197, 206, 207, 208, 209, 266, 302
– glutea inferior 170
– glutea superior 168, 170
– hepaticae 322
– intercostales 322
– jugularis 321
– jugularis anterior 322
– jugularis externa 310, 311, 312, 322
– jugularis interna 312, 321
– lumbales 322
– mediana cubiti 118, 162, 163
– occipitalis 293, 294
– ovaricae 322
– poplitea 225, 231
– portae 322
– renales 322
– saphena magna 202, 209, 241, 242, 256, 258, 259, 268
– saphena parva 233, 236, 241, 268
– subclavia 91, 92, 311, 312, 322
– testiculares 322
– tibialis posterior 245, 248
Venen
– Extremität, obere 161
– Extremität, untere 267
Verdauungstrakt
– Vorderansicht 305
Vertebra 297
Vertebra prominens 294
Visus 317
Vitalität 27
Volarflexion
– Dorsalflexion 60
– Handgelenk 118
– Radioulnargelenk, distales 62

W

Waage 19
Wadenumfang
– Messung 24
Wahrnehmungen
– Inspektion 13
Warzenfortsatz 274, 294
Whiplash-Trauma 90

Widerstandstests 17, 34, 47
– Articulatio carpometacarpea pollicis 68
– Brustwirbelsäule 289, 290
– Ellenbogen 35
– Fuß 186, 192
– Halswirbelsäule 281, 284
– Handgelenk 66
– Hüfte 173
  – in Bauchlage 178
– Knie 184
– Lendenwirbelsäule 289, 290
– Radioulnargelenk, distales 62
– Schulter 54
Wirbelsäule 282
Wright-Test 50

X

X-Bein 167

Z

Zehe
– kleine 242, 250
zervikothorakaler Übergang 45
Zökum 305
Zunge
– Innervation 318
Zwischenrippenmuskulatur 319
Zyanose 12